全国中医药行业高等教育"十三五"规划教材

全国高等中医药院校规划教材（第十版）

中医骨病学

（供中医学骨伤方向、中西医临床医学、针灸推拿学等专业用）

主　编

徐展望（山东中医药大学）　　　　何　伟（广州中医药大学）

副主编

莫　文（上海中医药大学）　　　　赵晨光（辽宁中医药大学）
卢建华（浙江中医药大学）

编　委（以姓氏笔画为序）

白良川（安徽中医药大学）　　　　齐万里（长春中医药大学）
李念虎（山东中医药大学）　　　　谷福顺（天津中医药大学）
宋　敏（甘肃中医药大学）　　　　张根印（陕西中医药大学）
陈建锋（湖北中医药大学）　　　　周临东（南京中医药大学）
庞智晖（广州中医药大学）　　　　赵文韬（云南中医学院）
曾　平（广西中医药大学）

学术秘书

李念虎（山东中医药大学）　　　　庞智晖（广州中医药大学）

中国中医药出版社

·北　京·

图书在版编目（CIP）数据

中医骨病学/徐展望，何伟主编．—北京：中国中医药出版社，2018.1（2019.1重印）

全国中医药行业高等教育"十三五"规划教材

ISBN 978-7-5132-3958-5

Ⅰ.①中…　Ⅱ.①徐…②何…　Ⅲ.①中医伤科学-高等学校-教材　Ⅳ.①R274

中国版本图书馆 CIP 数据核字（2017）第 006387 号

中国中医药出版社出版

北京市朝阳区北三环东路 28 号易亨大厦 16 层

邮政编码　100013

传真　010-64405750

赵县文教彩印厂印刷

各地新华书店经销

开本 850×1168　1/16　印张 17　字数 407 千字

2018 年 1 月第 1 版　2019 年 1 月第 2 次印刷

书号　ISBN 978-7-5132-3958-5

定价　47.00 元

网址　www.cptcm.com

社 长 热 线　010-64405720

购 书 热 线　010-89535836

维 权 打 假　010-64405753

微信服务号　zgzyycbs

微商城网址　https://kdt.im/LIdUGr

官 方 微 博　http://e.weibo.com/cptcm

天猫旗舰店网址　https://zgzyycbs.tmall.com

如有印装质量问题请与本社出版部联系（010-64405510）

全国中医药行业高等教育"十三五"规划教材

全国高等中医药院校规划教材（第十版）

专家指导委员会

严世芸（上海中医药大学教授）

李灿东（福建中医药大学校长）

李青山（山西中医药大学校长）

李金田（甘肃中医药大学校长）

杨　柱（贵阳中医学院院长）

杨关林（辽宁中医药大学校长）

余曙光（成都中医药大学校长）

宋柏林（长春中医药大学校长）

张欣霞（国家中医药管理局人事教育司师承继教处处长）

陈可冀（中国中医科学院研究员　中国科学院院士　国医大师）

陈明人（江西中医药大学校长）

武继彪（山东中医药大学校长）

范吉平（中国中医药出版社社长）

周仲瑛（南京中医药大学教授　国医大师）

周景玉（国家中医药管理局人事教育司综合协调处处长）

胡　刚（南京中医药大学校长）

谭元生（湖南中医药大学校长）

徐安龙（北京中医药大学校长）

徐建光（上海中医药大学校长）

唐　农（广西中医药大学校长）

彭代银（安徽中医药大学校长）

路志正（中国中医科学院研究员　国医大师）

熊　磊（云南中医学院院长）

秘　书　长

王　键（安徽中医药大学教授）

卢国慧（国家中医药管理局人事教育司司长）

范吉平（中国中医药出版社社长）

办公室主任

周景玉（国家中医药管理局人事教育司综合协调处副处长）

林超岱（中国中医药出版社副社长）

李秀明（中国中医药出版社副社长）

李占永（中国中医药出版社副总编辑）

全国中医药行业高等教育"十三五"规划教材

编审专家组

组　长

王国强（国家卫生计生委副主任　国家中医药管理局局长）

副组长

张伯礼（中国工程院院士　天津中医药大学教授）

王志勇（国家中医药管理局副局长）

组　员

卢国慧（国家中医药管理局人事教育司司长）

严世芸（上海中医药大学教授）

吴勉华（南京中医药大学教授）

王之虹（长春中医药大学教授）

匡海学（黑龙江中医药大学教授）

王　键（安徽中医药大学教授）

刘红宁（江西中医药大学教授）

翟双庆（北京中医药大学教授）

胡鸿毅（上海中医药大学教授）

余曙光（成都中医药大学教授）

周桂桐（天津中医药大学教授）

石　岩（辽宁中医药大学教授）

黄必胜（湖北中医药大学教授）

前 言

　　为落实《国家中长期教育改革和发展规划纲要（2010-2020年）》《关于医教协同深化临床医学人才培养改革的意见》，适应新形势下我国中医药行业高等教育教学改革和中医药人才培养的需要，国家中医药管理局教材建设工作委员会办公室（以下简称"教材办"）、中国中医药出版社在国家中医药管理局领导下，在全国中医药行业高等教育规划教材专家指导委员会指导下，总结全国中医药行业历版教材特别是新世纪以来全国高等中医药院校规划教材建设的经验，制定了"'十三五'中医药教材改革工作方案"和"'十三五'中医药行业本科规划教材建设工作总体方案"，全面组织和规划了全国中医药行业高等教育"十三五"规划教材。鉴于由全国中医药行业主管部门主持编写的全国高等中医药院校规划教材目前已出版九版，为体现其系统性和传承性，本套教材在中国中医药教育史上称为第十版。

　　本套教材规划过程中，教材办认真听取了教育部中医学、中药学等专业教学指导委员会相关专家的意见，结合中医药教育教学一线教师的反馈意见，加强顶层设计和组织管理，在新世纪以来三版优秀教材的基础上，进一步明确了"正本清源，突出中医药特色，弘扬中医药优势，优化知识结构，做好基础课程和专业核心课程衔接"的建设目标，旨在适应新时期中医药教育事业发展和教学手段变革的需要，彰显现代中医药教育理念，在继承中创新，在发展中提高，打造符合中医药教育教学规律的经典教材。

　　本套教材建设过程中，教材办还聘请中医学、中药学、针灸推拿学三个专业德高望重的专家组成编审专家组，请他们参与主编确定，列席编写会议和定稿会议，对编写过程中遇到的问题提出指导性意见，参加教材间内容统筹、审读稿件等。

　　本套教材具有以下特点：

　　1. 加强顶层设计，强化中医经典地位

　　针对中医药人才成长的规律，正本清源，突出中医思维方式，体现中医药学科的人文特色和"读经典，做临床"的实践特点，突出中医理论在中医药教育教学和实践工作中的核心地位，与执业中医（药）师资格考试、中医住院医师规范化培训等工作对接，更具有针对性和实践性。

　　2. 精选编写队伍，汇集权威专家智慧

　　主编遴选严格按照程序进行，经过院校推荐、国家中医药管理局教材建设专家指导委员会专家评审、编审专家组认可后确定，确保公开、公平、公正。编委优先吸纳教学名师、学科带头人和一线优秀教师，集中了全国范围内各高等中医药院校的权威专家，确保了编写队伍的水平，体现了中医药行业规划教材的整体优势。

　　3. 突出精品意识，完善学科知识体系

　　结合教学实践环节的反馈意见，精心组织编写队伍进行编写大纲和样稿的讨论，要求每门教材立足专业需求，在保持内容稳定性、先进性、适用性的基础上，根据其在整个中医知识体系中的地位、学生知识结构和课程开设时间，突出本学科的教学重点，努力处理好继承与创新、理论与实践、基础与临床的关系。

4. 尝试形式创新，注重实践技能培养

为提升对学生实践技能的培养，配合高等中医药院校数字化教学的发展，更好地服务于中医药教学改革，本套教材在传承历版教材基本知识、基本理论、基本技能主体框架的基础上，将数字化作为重点建设目标，在中医药行业教育云平台的总体构架下，借助网络信息技术，为广大师生提供了丰富的教学资源和广阔的互动空间。

本套教材的建设，得到国家中医药管理局领导的指导与大力支持，凝聚了全国中医药行业高等教育工作者的集体智慧，体现了全国中医药行业齐心协力、求真务实的工作作风，代表了全国中医药行业为"十三五"期间中医药事业发展和人才培养所做的共同努力，谨向有关单位和个人致以衷心的感谢！希望本套教材的出版，能够对全国中医药行业高等教育教学的发展和中医药人才的培养产生积极的推动作用。

需要说明的是，尽管所有组织者与编写者竭尽心智，精益求精，本套教材仍有一定的提升空间，敬请各高等中医药院校广大师生提出宝贵意见和建议，以便今后修订和提高。

国家中医药管理局教材建设工作委员会办公室

中国中医药出版社

2016 年 6 月

编写说明

　　《中医骨病学》遵循在系统阐述中医骨病基本理论的基础上，结合现代中医防治骨病的主要进展和先进技术的原则，系统介绍骨与关节常见疾病的中医病因病机与西医病因病理、临床表现、诊断和鉴别诊断、治疗与预防等内容，使学生掌握中医骨病学基本理论和辨证施治基本思路与方法，为今后临床工作奠定坚实的基础。本书主要供全国中医院校中医学骨伤方向、中西医临床医学、针灸推拿学专业五年制、七年制学生使用，亦可供骨伤科临床医生阅读参考。

　　本书分为九章，第一章概论和第七章骨代谢性疾病第 1 节由徐展望编写；第二章骨关节感染第 1~4 节由谷福顺编写，第 5~8 节由莫文编写；第三章骨关节非感染性炎症第 1~5 节由周临东编写，第 6~10 节由卢建华编写；第四章骨关节退行性疾病第 1~3 节由陈建锋编写，第 4~7 节由白良川编写；第五章骨与软骨坏死性疾病由何伟和庞智晖编写；第六章骨肿瘤第 1~2 节由赵晨光编写，第 3~5 节由齐万里编写；第七章骨代谢性疾病第 2~7 节由李念虎编写；第八章骨关节发育异常第 1~3 节由宋敏编写，第 4~5 节由赵文韬编写；第九章其他病症第 1~2 节由曾平编写，第 3~7 节由张根印编写。

　　社会变化使得过去少见的骨疾病已成为常见病、多发病，科学技术的进步为我们更加深入地了解治疗骨病提供了有力武器。由于编者学术水平、编写和临床经验有限，本书内容可能有疏漏及不足之处，恳望各院校师生和读者在使用中提出宝贵意见，以便再版时进一步修订提高。

《中医骨病学》编委会

2017 年 8 月

目　录

第一章 概 论

中医骨病学是研究骨与关节疾病发生、发展及其防治的临床学科。与骨关节相关的疾病涵盖范围广、致病因素复杂、临床表现繁杂、诊断困难、治疗方法多样，成为骨伤科研究的重要内容，也是最常见、最复杂的临床问题。骨病涉及的范围广阔，年龄从小儿到老人，部位从躯干到四肢，既有先天性疾病、代谢性疾病、退行性疾病，也有感染性疾病、发育性疾病、骨及软组织肿瘤、骨坏死，还包括属于中医范畴的"筋"病，如肌肉、筋膜、肌腱、韧带、椎间盘、关节软骨等组织的疾病。有些与风湿免疫性疾病、老年病、外伤等有密切关系。骨病可以说是除骨关节损伤外的骨科疾病的总称。骨病学的内容涉及骨的生长发育、钙磷代谢与骨生理、关节软骨及骨骺生长等一系列基础知识，和电生理学、病理学、免疫学、遗传学、生物力学等学科交叉。

一、中医骨病学发展概况

中医学针对骨病的研究历史悠久，内容丰富，是中医骨伤科学乃至中医学的重要组成部分，贯穿中医学发展过程的始终，至今在医学研究和临床实践中仍占有重要地位。中医骨伤科学的发展与人类繁衍的历程是一致的，骨疾病是人类最早发生的疾病种类之一。新石器时代仰韶文化时期，原始人遗骨中即有骨髓炎、脊柱变异、骨质破坏、骨质增生等骨病的迹象。殷墟出土的甲骨文中就有"疾手""疾肘""疾胫""疾止（即趾）"的骨病病名记载。《周礼·天官》将医学进行了粗略的分化，如食医、疾医、疡医、兽医等，其中疡医泛指骨伤、外科医师，明确其医疗范围和方法，"疡医，掌肿疡、溃疡、金疡、折疡之祝，药、劀、杀之齐。凡疗疡，以五毒攻之，以五气养之，以五药疗之，以五味节之"。马王堆《五十二病方》中记录了痈、骨疽、肿瘤等病名。

《黄帝内经》阐述的天人相应整体观、阴阳五行、脏腑气血经络学说，辨证施治、治未病等，奠定了中医学的理论基础，也是中医骨伤科学的基础。其中肝主筋、肾主骨生髓、脾主肌肉、五劳所伤，以及"风寒湿三气杂至，合而为痹"，"肾气热则腰脊不举，骨枯而髓减，发为骨痿"等，都对该类疾病的诊治具有指导意义。《灵枢·痈疽》曰："发于足趾，名脱痈，其状赤黑，死不治；不赤黑，不死。不衰，急斩之，不则死矣。"是运用手术截肢治疗脱疽的最早记载。

汉代张仲景《伤寒杂病论》创六经辨证，有"太阳病……身疼腰痛……麻黄汤主之"；"虚劳腰痛，八味肾气丸主之"。对"历节"病的描述，以其多关节疼痛游走不定的特点，与现今之类风湿关节炎、风湿性关节炎相似。书中记载的大黄牡丹汤、桃仁承气汤、下瘀血汤等方剂，一直沿用至今。华佗创立的五禽戏，对后世骨病康复和体疗健体有很大影响。

魏晋南北朝时期王叔和的《脉经》、皇甫谧的《针灸甲乙经》均记载运用针灸治疗腰痛及各种筋骨痹痛。陈延之《小品方》将附骨疽分为急、缓，"附骨急疽者，其痛处壮热，体中乍寒乍热"，而"附骨疽久者则肿见结脓"，与现代急、慢性骨髓炎表现相似。《小品方》将恶性骨肿瘤称为石痈，"有石痈者，始微坚，皮核相亲，著而不赤，头不甚尖，微热，热渐自歇，便极坚如石，故谓石痈。难消，又不自熟，熟皆可百日中也。"说明该病预后凶险。《刘涓子鬼遗方》是我国现存最早的外科专著，其认识到"骨疽脓出不可止，壮热，骨碎，六十日死"。说明当时已对骨疽并发症（相当于败血症）有了较正确的认识。该书重视消毒和手术技巧，介绍脓肿切开引流及内治、外治相结合，为后世外科消、托、补三法的确奠定了基础。

隋代巢元方《诸病源候论》中专列骨病章节，有背偻候、骨注候、指筋挛不得屈伸候、瘤候、石痈候、石疽候、附骨痈肿候、附骨疽候和骨疽瘘候，提出肾主腰脚观点，将腰痛的原因归为少阴阳气伤、风寒着腰、役用伤肾、坠堕伤腰、寝卧湿地。唐代蔺道人《仙授理伤续断秘方》用中药热蒸、熏洗治疗"于损处断处，及冷水风脚，筋脉拘急，不得屈伸，步行艰苦"之痹证。《千金要方》按摩导引治疗筋骨痿痹，《外台秘要》辑录了张仲景以后治疗痹证的方剂，尤其推崇补肾活血、祛风止痛法。

金元四大家根据各自理论和临床经验，提出了各具特色的筋骨疾病的发病机制。刘完素认为"热甚客于肾部，干于足厥阴之经，郁结极甚，而气血不能宣通，则痿痹"。张子和则认为"风者必风热相兼，痹者必湿寒相合，痿者必火乘金，厥者或寒或热，皆从下起"。对风、痹、痿、厥四证的不同发病机制做了精辟阐述和鉴别。李杲认为痿证的发病，皆因脾胃虚弱，"脾病则下流乘肾，骨乏无力，是为骨痿，令人骨髓空虚，足不能履地"。朱丹溪认为，中风之瘫痪初期应行气，后期宜活血，痛风之证"四肢百节走痛是也"，其后期"痛入骨髓，不移其处"。《卫济宝书》列述了"癌、瘰、疽、瘤、痈"五大症，《外科精义》阐述了骨髓炎、骨结核瘘管形成机制和早期诊断方法。

明代《仙传外科集验方》较详细描述了急性骨髓炎向慢性骨髓炎转变的病理过程，其治疗不当则形成"朽骨"，朽骨出尽才能痊愈，与现代慢性骨髓炎死骨形成的转归是一致的。《张氏医通》的"肾气不循故道，气逆夹脊而上，致肩背痛，或观书对弈久坐致脊背痛，"与颈椎病发病原因一致。并叙述了肩背痛的辨证施治规律，为后世防治颈椎病提供了宝贵经验。《外科全生集》描述了骨肉瘤由小渐大，由大而溃至死的过程。《疡科心得集》认为骨痨是由"痰"而生，将其从"骨疽""阴疽"划分出来。

虽然前人对中医骨病学的研究积累了丰富的经验，有些内容与现代医学十分相近，但这些内容大都散在于浩如烟海的中医古籍中，缺乏对骨病的系统论述和总结，治疗上重视整体辨证和内治，外治疗法尤其是手术治疗没能得到有效传承和发展，这是中医骨伤科的短板。近现代随着西方科学的发展，对人体科学的基础研究逐步深入，西医骨科尤其是外科理论和消毒技术、手术技术不断进步，大大提高了骨病诊断治疗的水平，对我国骨病学的发展起到重要的促进作用。当今，中医药防治骨质疏松、骨缺血坏死、骨性关节炎、骨感染性疾病等，已成为重要的研究方向，并取得了较多的进展。

二、中医骨病辨证概述

（一）中医骨病学的辨证规律

中医骨病学遵循中医学基础理论和辨证规律，重视骨病局部表现与患者机体辩证统一的整体观，善于运用内治与外治结合的综合治疗，尤长于通过整体调整治疗骨病，这与中医学的理论体系和辨证思维是一致的。

引起骨关节及其筋骨疾病的病因是复杂的，根据具体的病症，可有一种或多种病因，总体上可归纳为六淫邪毒侵袭结合外力伤害、地域因素等外因，先天发育障碍、脏腑功能失调、营养障碍等内因。

在辨证上主要有：①六淫邪毒病机：风邪善行数变，病位游走不定；寒邪收引拘急疼痛；湿邪肿满不仁；火毒伤阴劫血。②气血病机：气伤痛，形伤肿，先痛而后肿者气伤形也，先肿而后痛者，形伤气也。气滞血瘀、气虚、血虚、气血两虚，是主要的病机类型。③脏腑病机：骨病与肝主筋、主藏血，肾主骨生髓、主藏精，脾主肌肉、主四肢的功能关系尤为密切。肝肾亏虚、脾肾阳虚是骨病的主要脏腑病机证型。

对于骨病的诊断，要求辨病与辨证相结合，辨病即通过各种检查方法，充分收集临床资料，对疾病做出明确诊断。辨证则以中医传统方法，分析局部与整体的关系，以及病邪与机体正气的抗争消长，确定骨病当前阶段病证类型。

（二） 骨病诊断应遵循的原则和方法

运用详细的病史询问，了解疾病发生发展过程，通过触、叩、听等方法，全面掌握病变的程度和对肢体及全身功能的影响，是诊察骨病的最基本方法，也是能够获得最多疾病信息的有效方法。即便是在各种影像学检查手段非常先进的今天，临床理学检查仍是十分重要且不可替代的，要避免和克服只重视高端检查设备、忽略临床查体的不良倾向。应当锻炼在询问病情之后直接进入查体，而不是先观察患者带来的各种影像结果和化验结果，以免将诊断思维固定在某一特定的方向上，影响诊断思路的扩展。骨病诊断既涉及骨关节、肌肉、神经病理生理、骨代谢、遗传、生物力学等一系列基础学科，也与临床相关学科关系密切。因此，其诊断要从基础到临床综合分析相互贯通，要从繁杂的临床资料中去伪存真，筛查出对疾病诊断最有价值的线索，选择最恰当的检查方法，这既需要扎实深厚的基础知识，也需要丰富的临床经验，还需要具有良好的人文修养和沟通能力。

影像学检查是现今诊断骨病的主要方法。X线检查能够了解骨与关节有无实质性病变，观察病变的性质、部位、大小、范围、程度及与周围组织的关系。观察X线片可以判定骨龄，推断骨骼生长发育状态，并能分析某些营养及代谢疾病对骨质的影响。X线片的前后对照可了解疾病进展、修复情况，判断治疗效果及预后等。由于X线检查方便价廉，提供的信息量大，故成为骨病诊断最基本的影像学方法。螺旋CT可在各个层面（冠状、矢状、横断）清晰显示骨骼形态，并形成三维图像，具有高质量的后处理系统，是观察骨骼结构、形态和病变十分有效的方法，对细微的骨病变、钙化和骨化的显示优于X线摄影，其软组织的分辨率也较高。早期骨肿瘤引发的局部症状，经X线检查无异常发现时，CT检查有助于发现早期骨破坏，尤其是针对解剖关系复杂的骨盆、脊柱等部位及血管分布畸形等更具优势。MRI能够根据组织中的含水量，在组织结构出现异常时及早预判病情，对关节软骨、中枢神经系统、肌肉、肌腱、半月板、骨髓、椎管内病变具有很高的诊断价值，尤其在脊柱、脊髓检查方面用途广泛。正电子发射断层显像（PET显像）是核医学影像的尖端技术，既具有核医学功能显像的优点，又具有所用发射型正电子核素为人体组成固有元素的特征，故更能准确反映人体正常或病理状况下的生化过程。主要应用于转移性骨肿瘤的确定、寻找原发肿瘤病灶以及化疗效果评估，在骨炎症

NOTE

性疾病、骨坏死、关节软骨病变、骨移植监测等应用方面前景广阔。放射性核素扫描（ECT）对原发性和转移性骨肿瘤的早期发现具有很高的灵敏性，但特异性较差是其不足。

注重影像学检查的同时，也应注重血液化验、细菌学、电生理、超声波、关节镜、骨与软组织活检病理学、分子生物学检查甚至遗传学检查在骨病诊断中的价值。

三、中医骨病治疗概要

骨病既可以主要表现在局部，也可以表现为全身气血、经络、脏腑功能失调。因此，骨病的治疗应以辨证论治为基础，以不同疾病的性质、病程、范围、对功能影响作为治疗依据，贯彻动静结合（固定与活动相结合）、筋骨并重（骨与软组织并重）、内外兼治（局部与整体兼顾）、医患合作（充分沟通、医患配合）的基本原则，将中医辨证与辨病相结合，中医特色疗法与西医治疗原则和技术相结合，以最小的代价、最安全可靠的方法，获得最佳的治疗效果。

（一）内治法

内调脏腑气血、外治筋骨病损的内外兼治，在骨病治疗过程中占有重要地位。针对骨病，尤其是代谢性骨病、营养性骨病、内分泌疾病骨病具有全身发病的特点，更应强调全身整体治疗的重要性。当此类疾病出现病理性骨折时，就应急则治其标，优先处理骨折，同时兼顾全身情况。内治法强调既辨证型，也重疾病性质，结合患者体质，通过药物使局部与整体得以兼顾。如骨痈疽初期热毒炽盛，治宜清热解毒（热者寒之，五味消毒饮、黄连解毒汤、犀角地黄汤），中期肿疡虽溃但排脓不畅，治宜托里排脓法（透脓散、托里消毒散），后期则气血两虚，肝肾不足，治宜补气养血，滋补肝肾（十全大补汤、六味地黄丸）。骨痨多属阳虚寒证，治宜温阳解毒（寒者热之，阳和汤、消核散）；痹证多因外邪侵袭，治宜祛邪通痹（客者除之，蠲痹汤、三痹汤）；痿证肌肉消瘦，治宜补益脾胃（损者益之，八珍汤、补中益气汤）；筋挛拘急，活动不利，治宜舒筋解痉（急者缓之，羚角钩藤汤、镇肝熄风汤）；骨瘤是因瘀毒内聚，治宜活血解毒，软坚散结（坚者削之，六军丸、琥珀黑龙丹）；颈、腰椎退行性疾病多因劳役所伤，治宜温经通络（劳者温之，麻桂温经汤、右归饮）；股骨头缺血性坏死，或因肝肾亏虚，或因瘀血痰凝，前者治宜滋补肝肾，后者则宜活血祛湿化痰等。总之，骨病之治疗，首先必须掌握疾病本质及其发展规律，通过辨证求因以达审因论治，而且药物亦应随证加减，方能应用无误。

（二）外治法

外治法是中医骨病治疗的重要方法，具有鲜明的中医特色和独特疗效。

1. 药物外治　应用药物施于人体患病皮肤或病灶，"外治之理，即内治之理；外治之药，亦即内治之药，所异者法尔"。"先列辨证，次论治，次用药"。也就是说，内治与外治的理、方、药三者是一致的，只是方法不同而已。根据病变性质配伍，将药物制成药膏、软膏、药散、膏药直接敷于患处，间隔一定时间更换药物，以达活血化瘀、行气通络、消肿止痛、拔毒提腐、生肌长肉、温经散寒之目的。或将药水、油膏涂擦患处，同时施以理筋手法，更适于各种痹证、痿证、筋挛。用药物煎汤熏洗可疏通经络、调和气血、疏松关节。应用清热解毒、祛腐生肌药煎汤待凉浸洗，对开放性伤口感染、骨髓炎等效果尤著。

2. 推拿针灸　《素问·血气形志》曰："形数惊恐，经络不通，病生于不仁，治之以按摩醪药。"推拿针灸适用于痹证、痿证、筋挛和脊柱退行性疾病等，能发挥行气活血、舒筋活络、疏通关节、调节脏腑功能的作用。临床运用时应注意选穴配伍,针刺及手法力度因人、因病而异。注意禁忌证,如骨痹疽、骨痨、骨肿瘤、血友病性关节炎、骨质疏松症、放射性骨病等,妇女月经期、妊娠期亦不宜针灸推拿。

3. 物理疗法　直流电、经皮神经电刺激、超声波、冲击波、超短波能够促进血液循环,改善组织血供和营养,调整神经系统兴奋和抑制过程平衡,松解肌肉关节挛缩粘连,临床应用广泛。药物离子超声导入能使药物透达深层组织,红外线、紫外线有消除炎症作用,蜡疗、水疗、音频疗法可改善关节功能。物理疗法常与体疗或主动活动、牵引等方法联合应用。

4. 练功疗法　是通过自身运动、吐纳运气等方法锻炼身体、防治疾病,古称"导引",《素问·异法方宜论》曰:"其病多痿寒热,其治宜导引按跷。"练功可改善全身代谢,促进血液循环气血运行,增强心肺功能,对于骨关节系统则有改善皮肉筋骨濡养、增强肌力、改善关节活动、减轻关节肿胀、矫正畸形,以及促进骨折愈合和防止骨质疏松、肌肉萎缩等作用。

(三) 手术治疗

对于全身代谢性、营养性骨病出现肢体骨折、畸形,或骨病局限于某一部位,非手术治疗效果不佳时,应采用手术治疗。应制定严密的术前计划,确定手术方案及应变方案,对围手术期的各种风险充分考虑评估,并与患者、家属进行充分沟通。根据骨病性质不同,手术方式迥异,这就决定了骨病手术种类、方式的复杂性。即便是同一种疾病,因其病变部位、范围、累及组织、畸形程度等不同而有不同的手术方式。由于肢体各部位解剖、手术显露的要求不同,使得骨科手术具有较其他任何专业更复杂的手术入路及内固定器械。骨科手术理念、方式是外科系统中更新最快的,骨科内植物和生物材料性能更加优越,更能适应身体生物力学的要求,达到手术固定矫形的目的。虽然骨科手术方式有了很多更新和进步,但骨科手术仍应坚定遵循外科手术的基本原则,以患者利益为重。有时必须在两种不同的手术方式或是否进行手术之间进行选择,这种情况下医生必须考虑患者的社会心理和生理因素,帮助患者做出决定。手术操作在治疗疾病、矫正畸形的同时,也会对组织造成损伤,甚至是以牺牲其他组织的结构和功能为代价,这就要求医生在手术方案制定、手术操作时谨慎小心、细致,不能因为是小手术、成熟的手术而大意。新开展的手术要经过充分论证,精心准备,这样才能将手术风险降到最低,取得最好的手术效果。

四、中医骨病学发展趋势与展望

恶性骨肿瘤、骨性关节炎、缺血性骨坏死、重度脊柱侧凸、肢体发育畸形、骨质疏松、代谢性骨病等疾病,仍然是十分棘手的医疗难题,很大程度上影响着人们的生活质量,甚至威胁到患者的生命,加重社会和家庭负担。近年来,对骨病的研究虽然取得了一定的进展,但是由于涉及的基础学科较广,需要投入庞大的人力、物力,甚至需要全国乃至国际的联合攻关,大多数骨病的发病机制、防治方法和疗效尚未获得突破性的进展。中医骨病学对于全身性骨病的研究,在保持整体辨证和治疗优势和特色的基础上,重心主要集中在中药促进成骨细胞分化及增强成骨功能、对破骨细胞功能调整和椎间盘细胞再生及功能重建的分子生物学、各种生物活性因子方面。研究表明,补肾、益气中药(淫羊藿、骨碎补、杜仲、黄芪等)在以上方面有效,有些中药制剂已用于临床,但临床效果的证据尤其是大样本证据尚嫌不足。虽然基础研究的结果能够启发或开拓有关骨病研究的思路,给予艰苦探索者以信心,但还不能将其作为广泛用于临床的根据。离体实验条件下的细胞生物学行为不能代表其在体条件下发生的过程，即便是在更加微观条件下的分子生物学研究，也只能反映疾病发生的某一片段，与充分诠释其病理机制尚有相当长的距离。骨病诊断治疗和预防是十分困难、复杂的，涉及的基础学科、临床专业广泛，学科的交叉性强，临床经验的积累也十分重要，只有不断努力，才能进一步提高骨病的诊疗水平。

第二章　骨关节感染

第一节　骨关节感染概述

骨关节感染是指由于化脓性细菌、螺旋体或真菌等侵入骨与关节，引起急、慢性骨与关节的感染性病损。属骨伤科常见病、多发病，应引起足够重视。

中医学对骨关节感染早有认识，属中医骨痨疽范畴，中医古代文献多有记载，如《灵枢·刺节真邪论》云："有所结，深中骨，气因于骨，骨与气并，日以益大，则为骨疽。"《千金要方》曰："以其无破，附骨成脓，故名附骨疽。"《诸病源候论·附骨痈肿候》曰："附骨痈，亦有体盛热而当风取凉，风冷入于肌肉，与热气相搏，伏结近骨成痈，其状无头，但肿痛而阔，其皮薄泽，谓之附骨痈也。"在历代文献中，根据发病部位的不同，名称也各不相同，如发生于四肢者有"附骨痈""多骨痈""股胫痈"等，发生于关节者称为"关节流注"等。

【中医病因病机与西医病因病理】

（一）中医病因病机

1. 余毒流注　因疗毒疮疖，或伤寒、猩红热等病后，余毒未尽除，热毒内盛，滞留体内，余热邪毒深窜入里，气血不和，流注筋骨或关节而发病。

2. 筋骨损伤　如肌肤或筋骨受到开放性外伤，邪毒从创口入骨，附骨成痈；若伤无创口，伤后气血瘀滞，邪毒则乘虚而入，邪瘀相结，蕴热化脓，腐蚀筋骨。

3. 外感六淫　体虚之人卫气不固，风寒暑湿诸邪客于肌腠，注于筋骨及关节，气血凝滞，阻塞经络，蕴热成毒，腐烂筋骨。

4. 七情内伤　七情内伤致脏腑功能失调，气血生化不足，正气虚弱，抗邪祛病功能低下，邪毒不能外散，郁于体内可穿入筋骨发病。

上述原因可单独致病，也可多种原因结合致病。骨痈疽虽然表现在骨或关节，但与机体整体的气血脏腑等功能的强弱密切相关。在疾病发展演变过程中，始终存在着机体的正气与病邪之间的抗争。

（二）西医病因病理

西医学研究表明，骨与关节感染最常见的致病菌是金黄色葡萄球菌（76%以上），其次是链球菌和表皮葡萄球菌，其他还有大肠杆菌、肺炎双球菌、沙门菌等。感染途径主要有血源性感染、外伤性感染及邻近软组织感染直接蔓延至骨与关节3种。近年来，医源性骨关节感染逐渐被人们重视，由于医疗活动不当而导致的致病菌经以上三种途径造成的骨关节感染称为医源性骨关节感染，如消毒不严格的穿刺术、手术切口内的异物残留等均可造成严重的骨关节感染。骨关节感染的发生及严重程度与致病菌的数量及强弱、患者机体的抵抗力、感染部位、是否采取了及时有效的治疗措施等多种因素有关。感染后的病理包括炎性细胞浸润、脓肿形成等变化过程，因疾病的病程及局部解剖特点不同而异。

【临床表现】

1. 发热　恶寒发热，或骤然起病，或缓慢起病，体温可高达 39~41℃，可伴寒战、汗出、烦躁不安、口渴等全身症状。酿脓时，骨关节局部热痛最剧，全身发热症状也达到高点；脓肿破溃后，则体温开始降低。慢性感染时，体温一般不高或稍高。

2. 疼痛　急性患病初期局部即有疼痛及压痛，局限在骨端或关节处，呈进行性加剧。当脓肿穿破骨膜或关节囊时，疼痛可暂时缓解；穿破皮肤脓液流出时，疼痛逐渐缓解。慢性感染时，仅有隐痛，特点是时轻时重。

3. 肿胀　多呈弥漫性肿胀，边界不清，表面灼热。脓成或关节内积脓时，触之有波动感。慢性者，软组织肿胀不明显。

4. 功能障碍　急性期患者多因局部酿脓肿痛而不敢活动，导致功能活动受限；后期因骨与关节破坏，肌肉挛缩，患肢呈屈曲畸形或僵硬强直，出现功能障碍。

5. 死骨形成及窦道　骨与关节感染后局部骨质破坏并血液循环障碍，导致部分骨质坏死，形成死骨；局部脓肿向外破溃，形成经皮窦道，经久不愈，脓液沿窦道排出，时夹杂小块死骨；慢性感染反复发作者，可出现数个窦道，创口凹陷，局部皮肤色素沉着，边缘常有少量肉芽形成。

6. 衰弱　本病中、后期，多表现为全身衰弱、神疲乏力、形体消瘦等虚弱症状。

【诊断与鉴别诊断】

（一）诊断

1. 症状和体征　见临床表现。

2. 实验室检查　感染急性期血白细胞总数增高，有时可达 $30×10^9/L$ 以上，核明显左移；血沉增快；血培养常为阳性。慢性感染非急性发作时，血白细胞总数及血沉可在正常范围。

3. 影像学检查

（1）X 线检查　骨感染早期 X 线检查无异常发现。发病 2~3 周后，X 线片可见骨膜反应或骨质破坏；发病 4 周或更长时间后，X 线检查可见死骨空洞，伴骨增生或骨包壳。关节感染的早期 X 线检查可见关节间隙增宽，周围软组织肿胀。随着病情发展，关节软骨遭到破坏，X 线检查可见关节间隙变窄，骨端骨质疏松。最后关节间隙可完全消失，呈骨性强直，或出现关节脱位。

（2）CT 检查　CT 检查对于判断组织内气体、软组织密度增高、髓腔密度增高、骨质破坏、骨质硬化、死骨或关节积液很有帮助。

（3）MRI 检查　MRI 检查具有良好的组织对比度和多平面成像功能，对急性骨关节感染可获得早期诊断和准确的解剖学信息。

4. 病理学检查　早期局部穿刺，从肿痛明显处软组织开始逐步刺入骨髓腔或关节内，直至抽出脓液，穿刺液病理学检查镜下可见白细胞及炎性坏死组织，培养有化脓性细菌生长，对本类疾病有确诊价值。

（二）鉴别诊断

1. 骨关节结核　两者均为感染性疾病。骨关节感染发病较剧而迅速，全身及局部症状明显，细菌培养阳性，X线表现为破坏与增生并存。骨关节结核发病较缓，早期全身及局部症状均不明显，或伴有午后低热等结核特征性表现，结核菌素试验阳性。晚期患者全身呈慢性消耗性病容，溃后脓液清稀，且混有败絮样（干酪样）物质，X线表现以骨质破坏为主。

2. 风湿性关节炎　骨关节感染多为单个关节受累，伴有全身中毒症状，局部红肿或破溃，穿刺呈脓性，细菌培养常为阳性。风湿性关节炎常见多个关节受累，且常呈双侧对称性，关节肿胀疼痛，常游走不定，一般不会化脓破溃。关节穿刺抽出液体色清，细菌培养常为阴性。

【治疗】

（一）中医辨证论治

中医学认为，本病的治疗应从整体观念出发，局部与全身兼顾，内外结合，标本兼治，除邪与扶正并施。急性期多为邪实正盛，治疗以祛邪为主，其中清热解毒，活血通络为最常用的法则。方用仙方活命饮、黄连解毒汤等加减，高热神昏者可配合服用安宫牛黄丸、紫雪散等。慢性期虚中夹实，以虚为重，治疗当以补虚扶正为主，以使体内气血充足，脾胃健运，正气恢复，助养新骨生长，促进创口早日愈合。通常采用益气、养血、滋阴、补阳四法，方用四君子汤、四物汤、六味地黄丸、金匮肾气丸等加减。

（二）西药治疗

疾病早期即应足量抗生素联合应用，并通过细菌培养和药物敏感试验筛选出最有效的抗生素。此外，必要时输入少量血液、人血白蛋白、氨基酸等制剂进行支持疗法，能够提高机体的抗病能力。

（三）早期制动及穿刺

骨关节感染早期应持续皮牵引、石膏托、夹板、支具等将患肢固定于功能位，可以促进脓肿消退，防止发生畸形和病理性骨折。如有创口应及时换药。固定2~3个月后复查X线，待骨包壳形成后方可除去牵引或其他固定。对于脓肿形成而未溃破或有明显关节积液者，可局部穿刺，尽量吸净脓液或关节积液，并用无菌生理盐水反复冲洗，必要时做闭式引流处理。

（四）康复治疗

疾病早期制动可能造成后期肌肉萎缩及关节僵硬，故固定期间应鼓励患者积极进行肌肉收缩及未固定关节的屈伸活动。固定去除后要进行被动和主动的功能锻炼。并可配合按摩推拿以舒展肌肉，防治萎缩，促进关节功能恢复。

【预防与调护】

预防外伤感染，正确处理软组织损伤和开放性骨折，发现感染时要及时采取措施控制感染。预防疖、痈、上呼吸道感染等疾病发生，故类疾病是引起骨关节感染的重要原因。保持身心健康，饮食有节，劳逸适度，加强体育锻炼，能够预防骨关节感染的发生。

第二节　化脓性骨髓炎

化脓性骨髓炎是由化脓性细菌引起骨膜、骨质与骨髓等组织的炎症，按临床表现可分为急性化脓性骨髓炎、慢性化脓性骨髓炎和特殊类型化脓性骨髓炎。

一、急性化脓性骨髓炎

急性化脓性骨髓炎是骨组织受到细菌感染而引起的急性化脓性疾病。本病多见于 3~15 岁的儿童及青少年，男性多于女性，男女比例为（2~4）∶1，感染多发生于四肢长管状骨的干骺端，如胫骨近段、股骨远端、肱骨近段等。

【中医病因病机与西医病因病理】

（一）中医病因病机

中医学认为，正虚是本病的发病基础，热毒是致病因素，损伤是常见诱因。

1. 热毒注骨，脉络阻塞，气血壅结化热，继之热毒腐骨成脓，遂成本病。

2. 伤骨染毒，气血瘀滞，壅塞经络，积瘀成痈，借伤成毒，热毒流注筋骨而发病。

3. 正气虚弱，外邪易侵，邪毒蕴结于内不能外散，反而深窜入骨，邪毒留聚筋骨，繁衍为害。

（二）西医病因病理

急性化脓性骨髓炎的最常见致病菌是金黄色葡萄球菌（80%以上），其次是溶血性链球菌和表皮葡萄球菌。骨髓炎好发于长管状骨的干骺端，因长骨干骺端有很多终末小动静脉，血液循环丰富，血流缓慢，细菌易于在此处繁殖。此外，有的细菌如葡萄球菌易聚集成团，可在细小动脉内形成栓塞，使血管末端阻塞，导致局部组织坏死，更加有利于细菌生长和感染的发生。该病的病理特点是骨质破坏、坏死和反应性骨质增生同时存在。早期以破坏、坏死为主，随后出现增生，后期以增生为主。临床病理发展过程可分为以下 4 个主要阶段。

1. 脓肿形成　病变干骺端由于细菌感染发生急性化脓性反应，致局部组织水肿、破坏，并形成脓肿。脓肿向外发展，突破干骺端薄弱的骨密质，到达骨膜下形成骨膜下脓肿，也可穿破骨膜向软组织扩散。脓肿逐渐增大，压力增高，感染即经由骨小管系统侵入髓腔。有时骨膜下脓肿也可穿破骨膜进入关节腔，引起化脓性关节炎。

2. 形成包壳骨　骨膜下脓肿形成时，被剥离的骨膜产生一层反应性新生骨，新骨逐渐增厚，形成包壳，环绕在感染病变骨组织的周围。

3. 形成死骨　骨膜下脓肿形成后，由于骨膜被掀起，该处骨骼即失去来自骨膜的血液供应，同时骨骼本身的营养血管也因感染而栓塞，加上脓毒的侵蚀，终致大块骨坏死。坏死骨与周围正常骨未完全分离时，待炎症控制，侧支血循环建立，尚有再复活的可能；如与周围骨完全分离，即为死骨。死骨形成后，病灶区的肉芽组织或脓腐物将其包围，形成游离的死骨。

4. 修复　由于游离死骨的作用，出现死腔，伤口长期不能愈合，成为慢性骨髓炎。反复的炎性水肿、渗出液的刺激，使周围软组织形成大量纤维结缔组织瘢痕，失去弹性，并有皮肤色素沉着。成人修复慢，易形成窦道，有时可癌变。

【临床表现】

1. 初期 开始时即有明显的全身中毒症状，初起有短暂的全身不适，烦躁不安，神疲倦怠，恶寒发热，继而寒战高热，汗出而热不退，纳差，尿赤，便秘等。随后病变部位剧痛并很快呈持续性疼痛、拒按，肿胀局限于骨端，患肢处于半屈曲位，局部深压痛明显，周围肌肉出现痉挛，运动受限。外伤引起者，全身症状较轻，可有明显的筋骨、皮肉损伤的表现。

2. 成脓期 上述症状、体征逐渐加重，全身虚弱，壮热不退，甚至烦躁不安，神昏，谵语等。局部红肿热痛加剧，呈胀痛或跳痛，环形漫肿，压痛显著，之后患肢肿胀加剧，可触及波动感，此时穿刺可抽出脓液，若骨膜下脓肿破裂，则剧痛骤然减轻。

3. 溃后期 骨膜下脓肿破裂后，脓液蔓延，侵袭筋肉，或穿破皮肤而外溃，形成窦道。创口流脓，先黏稠，渐转稀薄。此时，身热和肢体疼痛均逐步缓解，但全身衰弱征象更加突出，神情疲惫，气少无力，形体消瘦，面色苍白。

【诊断与鉴别诊断】

（一）诊断

1. 病史 患者有过呼吸道感染等病史。

2. 症状和体征 见临床表现。

3. 影像学检查 包括 X 线检查、CT 检查、MRI 检查，具体内容见本章第一节。

4. 实验室检查 血白细胞计数增高，有时可达 $30×10^9/L$ 以上，血沉增快，血培养常为阳性。局部穿刺抽出脓液做细菌培养及药物敏感试验，可作为调整抗生素的可靠依据。

5. 病理学检查 参见本章第一节。

（二）鉴别诊断

1. 软组织感染 早期急性血源性骨髓炎与早期蜂窝织炎、丹毒等软组织感染常不易鉴别。两者的鉴别点为：急性血源性骨髓炎早期全身中毒症状严重，局部疼痛剧烈，红肿较轻，压痛较深，肢体圆柱形深部压痛征阳性，常发生在长骨干骺端。软组织感染则相反，全身中毒症状常不严重，局部红肿明显，压痛较浅且仅局限于一个或两个平面，病变多偏于肢体一侧；蜂窝织炎、丹毒等多系链球菌感染所致，蜂窝织炎可较早形成软组织脓肿，局部穿刺也可帮助鉴别。

2. 急性风湿热 急性风湿热和化脓性骨髓炎均可引起全身发热、局部肿胀疼痛等现象。两者的鉴别点为：急性风湿热是一种全身变态反应性结缔组织疾病，患者大多伴有不同程度的心肌炎，多呈慢性病容，心脏听诊可闻及杂音，常侵犯大关节，如膝、髋及肘等，呈对称性多关节游走性肿痛；炎症消退后，关节功能完全恢复正常，但具有反复发作的倾向。

3. 化脓性关节炎 化脓性关节炎全身症状和骨髓炎相似，化脓性关节炎的特点为：迅速出现关节肿胀积液，肿胀积液在关节间歇而不在骨端，关节腔穿刺可抽出炎性混浊液或脓液，早期关节活动障碍，关节各方向活动均引起疼痛。

4. 骨肉瘤 骨肉瘤和化脓性骨髓炎的发病年龄、发病部位相似，早期均有局部软组织肿胀疼痛，X 线检查表现有明显的骨膜反应。两者的鉴别点为：骨肉瘤全身症状不重，疼痛开始为隐痛、阵痛，迅速转为持续性剧痛，尤以夜间为甚，肿胀迅速发展，且质地坚硬，压痛明显，皮肤表面有静脉曲张，血清碱性磷酸酶、乳酸脱氢酶常增高，X线片显示肿瘤性新生骨，常呈日光放射状排列，并有层状骨膜反应。

5. 尤因（Ewing）肉瘤　尤因肉瘤和早期化脓性骨髓炎两者都可引起体温增高，白细胞增多，X线片有"葱皮"样骨膜反应等现象。两者的鉴别点为：尤因肉瘤常发生于骨干，破坏范围广泛，全身症状不如急性骨髓炎强烈，但有夜间明显疼痛，皮肤静脉怒张。病理检查找到肿瘤细胞可以确诊。

6. 骨结核　骨结核和化脓性骨髓炎都可引起体温升高，局部肿胀疼痛，穿刺有脓液，X线片骨质破坏等现象。两者的鉴别点为：骨结核发病隐匿渐进，体温虽高但少有高热，初期全身症状及局部症状均不明显，晚期患者全身呈慢性消耗性病态；溃后的脓液清稀，且夹有败絮样组织；X线检查骨病变表现为单纯溶骨性破坏无新生骨形成，无骨膜反应。

【治疗】

（一）中医辨证论治

中医学认为，本病应分期治疗。

1. 初期　恶寒发热，肢痛不剧，脉浮数，苔薄白。病邪渐深后，症见高热寒战，脉滑数，舌质红，苔黄腻。邪热深陷清窍，可出现高热神昏，身有出血点，烦躁不安等。

（1）内治法　治宜清热解毒，清营退热。仙方活命饮加减。

（2）外治法　可外用双柏散、黄金散等敷于患处。

2. 成脓期　高热，肢端剧烈疼痛，患肢红肿，舌红，苔黄，脉数。

（1）内治法　治宜清营脱毒，托里透脓。透脓散加减。

（2）外治法　可外用阳毒内消散或拔毒消疽散等。

3. 溃后期

（1）内治法　治宜托里排脓，祛腐生新。托里消毒饮加减。

（2）外治法　创口可外用冰黄液冲洗，脓水将尽时可外用生肌膏等生肌收口。

（二）西药治疗

抗生素应用是治疗急性化脓性骨髓炎的重要手段，应用原则为广谱、高效、联合、足量。临床主要依据血液或脓液细菌培养和药敏试验选用敏感抗生素。经典的治疗方法要求4~8周的大剂量敏感抗生素治疗，抗生素应用要持续到症状消退后2~3周。

（三）局部制动

早期根据病变程度及部位分别采用石膏固定、牵引、夹板或支具等方法，使患肢置于舒适的休息位，并抬高患肢，使病变部位负重减轻，活动减少，既能减轻疼痛，又能防止病变扩散，有利于组织修复，缓解肌肉痉挛，防止畸形和病理性骨折。

（四）手术治疗

1. 穿刺抽吸术和注射抗生素疗法

（1）适应证　急性期应用抗生素或清热解毒中药效果不佳，局部红肿疼痛明显，X线片仅表现为骨膜阴影增宽或两侧不对称，CT及MRI检查发现脓肿形成者，可考虑穿刺抽吸术；病情危重，全身情况差，暂时不宜实施切开引流者，可先行穿刺抽吸术。

（2）手术方法　在穿刺前，首先选定进针位置，一般在压痛和炎症表现最明显处，且无重要神经血管经过的部位穿刺，先以 22~24 号细针行局部浸润麻醉，再选较粗的 14~16 号针头，注射器以 10mL 为宜，穿刺时根据解剖结构逐层深入并回抽至脓液被抽出，注意避免穿过关节滑膜囊。较深部位的脓肿或不规则骨形成的脓肿可于 CT 引导下进行穿刺。抽取液做细菌培养及药敏试验。尽可能将脓液吸尽，可保持针头于原位，注入敏感的抗生素。

2. 切开引流术

（1）适应证　经治疗炎症得到控制后，且 X 线片、CT 或（和）MRI 检查证实脓肿形成，可行切开引流术。

（2）手术方法　在肿胀最明显的部位行与该肢体纵轴一致的切口，注意避免进入关节和骺板。妥善保护皮缘，先吸净软组织内脓液，然后切开骨膜，吸出骨膜下脓液，留做细菌培养和药敏试验。最后用骨钻在病变区连续钻孔，如流出脓液很少，则单纯行钻孔引流即可；如果自钻孔流出的脓液较多，则切除部分骨皮质“开窗”引流，并做细菌培养；如有炎性肉芽，应彻底刮除肉芽及脓肿壁硬化骨，使病变腔内变为新鲜出血面；或吸出骨髓腔的脓液和坏死组织后，放置负压引流管充分引流。切口可做单层缝合，患肢石膏托保护，继续全身应用抗生素及清热解毒中药，密切注意伤口引流是否通畅。

3. 闭合性持续冲洗吸引疗法

（1）适应证　对于抗生素及中药治疗无效、穿刺可吸出黏稠脓液者，应在切开排脓病灶后，采用闭合性持续冲洗吸引疗法。

（2）手术方法　手术清除脓肿后，以生理盐水冲洗创面，在病灶腔内放置两根引流管，一条作为进液管，即冲洗管，置于骨腔上口，连接盛有冲洗液的吊瓶；一条为吸引管，稍粗些，置于脓腔底部以利引流，连于负压吸引器上，切口一期缝合。冲洗液可加入庆大霉素或其他敏感抗生素。术后持续冲洗 1~2 周，每日冲洗量为 1500~3000mL，视冲洗效果拔管。拔管指征：患者全身中毒症状明显好转，体温正常，局部肿胀消退，疼痛减轻，伤口局部无明显炎症现象，流出的液体清晰透明。

【预防与调护】

急性化脓性骨髓炎在早期即有中毒症状，如不及时治疗，严重者可危及生命，或转为慢性骨髓炎，遗留窦道，经久不愈。故应高度重视，争取早期治疗。治疗过程中还要注意保护患肢，预防病理性骨折、败血症等并发症。

二、慢性化脓性骨髓炎

慢性化脓性骨髓炎是骨组织的慢性化脓性疾病，特点是感染的骨组织增生、硬化、坏死、死腔、包壳、窦道、脓肿等并存，可反复急性发作，缠绵难愈，病程可达数月、数年，甚至数十年。属于中医“附骨疽”范畴。

【西医病因病理】

慢性化脓性骨髓炎的致病因素与急性化脓性骨髓炎相同，大多数是由于急性血源性骨髓炎

NOTE

治疗不及时或不彻底而形成的。少数慢性化脓性骨髓炎一开始即为亚急性或慢性病变，或开放性骨折合并感染所致。急性炎症消退后，如有死骨、窦道、死腔形成，标志着已演变为慢性化脓性骨髓炎，从急性骨髓炎到慢性骨髓炎是一个逐渐发展变化的过程，在病理上是连续的。一般认为在发病4周后为慢性骨髓炎。

1. 窦道形成 窦道即病变内脓液形成的排脓通道，窦道和骨死腔相延续，其内充满炎性肉芽组织和脓液。在慢性化脓性骨髓炎的漫长形成过程中，窦道的愈合和再破溃反复发生。窦道的形成虽然使病变更加复杂，但脓液从窦道排出，也可有效减少骨破坏的发展并缓解全身症状。有时小的死骨也可从窦道排出，病变可自愈。

2. 死骨形成 在骨髓炎的急性期，脓液侵入骨髓腔和哈氏管，炎性栓子栓塞了骨的滋养血管及其分支。另外，脓液进入骨膜下时，使骨表面和骨膜分离，从而破坏了骨表面的血液供给。受累的骨因缺血而坏死。小的死骨长期存在于死腔中，成为慢性化脓性骨髓炎反复急性发作不易根治的重要原因之一。

3. 骨包壳和感染性死腔形成 骨膜反应是炎症早期的一种修复现象。在炎症的刺激下，骨膜通过膜内化骨的方式形成新骨，包于骨干之外，在炎症长期刺激下，局部修复反应加强，骨膜成骨增厚、硬化并和骨皮质融为一体，表现为骨皮质明显增厚和骨外形增粗。死骨形成后如未能排出，其周围有大量骨膜新生骨产生，包围于原骨干之外，将死骨、感染性肉芽组织及脓液包围其中，形成骨性死腔，是慢性化脓性骨髓炎的主要病理特征之一。骨包壳的某些部位，在炎症的侵蚀下形成窦道，并由此排出死腔内容物。临床将骨包壳形成是否完全作为能否进行病灶清除手术的依据之一。

【临床表现】

1. 炎症静止期 可完全没有症状。但局部肢体常可见增粗、变形、弯曲等畸形。触诊可感到骨增粗、不规则，肤色黯黑，皮肤薄而易破，破后形成溃疡，愈合缓慢。皮下组织增厚、发硬。附近关节因肌肉痉挛可产生畸形。可有长期不愈或反复发作的窦道，周围常有色素沉着。窦道口常有肉芽组织增生，高于皮肤表面，表皮则向内凹入，长入窦道口边缘。脓液呈腐肉恶臭，有时小的死骨可自窦道排出。

2. 急性发作期 局部出现红、肿、热、痛，局部压痛明显。肌肉萎缩，皮肤上留有凹陷窦道瘢痕，紧贴于骨面。全身可有发热、畏寒、口渴、白细胞计数和中性粒细胞增多、血沉增快等现象。数日后，原有窦道瘢痕出现高出皮肤表面的混浊水泡，或在附近皮肤出现有波动的肿块，有明显压痛。皮肤肿块穿破后，流出脓液，有时小死骨片随之流出。随后全身症状减轻，局部红肿渐消退，流脓窦道自行愈合，或长期不愈合，或在排出较大死骨后愈合。

总之，慢性骨髓炎迁延不愈，反复发作，除其本身的临床表现外，还可导致许多局部及全身的严重并发症及后遗症。局部并发症如病理性骨折、化脓性关节炎及局部组织恶性变等，全身并发症包括贫血、低蛋白血症等慢性消耗性病损。严重后遗症包括关节强直或肢体短缩畸形等。

【诊断与鉴别诊断】

（一）诊断

1. 病史 患者曾有急性化脓性骨髓炎病史。

2. 症状和体征　见临床表现。

3. 影像学检查

（1）X 线检查　显示骨干不规则增粗、增厚，密度增高，周围有新生的包壳。髓腔变窄或消失，同时有大小不等的死骨，死骨的密度较周围密度高，有一个至多个破坏空洞透光区。骨质增生和骨质破坏并存，骨质增生大于骨质破坏范围。

（2）CT 检查　能清楚显示空洞、气体、死骨、窦道的位置、范围及周围软组织的变化。

（3）窦道造影　应用含碘造影剂进行窦道造影，可了解窦道与骨腔及死骨的关系。

4. 实验室检查　炎性静止期实验室检查可正常，急性发作期可有白细胞计数增高，血沉增快，血培养可为阳性。

5. 病理学检查　慢性化脓性骨髓炎手术时应取标本进行病理学检查，以明确诊断。当可疑窦道恶变时，病理检查有很大价值，不典型病例的病理学检查有助于鉴别诊断。

（二）鉴别诊断

1. 骨结核　骨结核无论是发生在干骺端或是在骨干，都不易与不典型慢性化脓性骨髓炎相鉴别。骨干结核临床很少见，常合并其他部位结核，无混合感染时白细胞计数正常，死骨及窦道形成比较少见，形成窦道时，分泌物多为稀薄脓液或败絮状干酪物。骨松质发生结核病变后，骨组织发生坏死，以溶骨性破坏为主，不易形成死骨，可形成局部脓肿，甚至有软组织脓肿和窦道。X 线片最初显示骨小梁模糊不清，呈一致的磨砂玻璃样改变，其密度比周围脱钙的骨质高。慢性化脓性骨髓炎则以增生硬化为主，易形成大块死骨，可根据脓液的性质、细菌学检查和病理学检查可明确诊断。

2. 硬化型骨肉瘤　硬化型骨肉瘤与慢性化脓性骨髓炎，特别是低毒感染的慢性化脓性骨髓炎在临床和 X 线表现上十分相似。硬化型骨肉瘤无感染病史，发展较快，疼痛剧烈，夜晚疼痛重，血清碱性磷酸酶多高于正常值。骨肉瘤的 X 线表现为：骨膜反应大多从层次清楚、均匀、光滑变为模糊，残缺不全或厚薄不均，不是趋向修复，而是继续破坏，同时骨肉瘤常有迅速增大的软组织包块，出现放射状骨针、Codman 三角征，软组织块内可见到肿瘤骨。慢性化脓性骨髓炎的骨膜反应总是由轻变重，由模糊变为光滑，一般不出现软组织肿块，亦无肿瘤骨产生。临床和 X 线鉴别诊断困难的病例，进行病理学检查常常是至关重要的。

3. 骨样骨瘤　骨样骨瘤的病变较局限，有较广泛的骨皮质增厚，在 X 线上颇似慢性化脓性骨髓炎。但骨样骨瘤皮质光滑，一侧皮质增厚，髓腔不对称性变窄。X 线表现为骨增生区中心的瘤巢呈圆形或卵圆形透明区，通常在 1cm 以下，罕有超过 2cm 者。水杨酸制剂对骨样骨瘤常有良好的止痛作用，对骨髓炎则无效。

4. 尤因（Ewing）肉瘤　尤因肉瘤无骨感染病史，疼痛为主要症状，开始为间歇性疼痛，以后变为持续性疼痛；慢性化脓性骨髓炎除急性发作外很少出现疼痛，特点是多数有窦道，穿刺可抽出脓液，细菌学检查可查出致病菌。另外，尤因肉瘤的增生仅局限于骨外膜，如葱皮样或放射状骨针，不产生死骨；慢性化脓性骨髓炎既有骨外膜增生又有骨内膜增生，因而髓腔变窄，且往往有死骨和死腔。

【治疗】

本病的治疗关键是对症处理，当本病急性发作时按急性骨髓炎处理；当转为慢性，若症状较轻，无明显死腔、包壳或死骨，可以针对瘘管、窦道、脓肿等采取药物对症治疗或切开排脓。若病灶内骨组织增生、硬化、坏死、死腔、包壳形成，需要清理病灶，应用肌瓣、骨瓣等进行移植，若皮肤缺损严重可采取皮瓣移植。若局部畸形明显，病变稳定多年未再发作，可行矫形术。

三、特殊类型化脓性骨髓炎

本节重点介绍硬化性骨髓炎。硬化性骨髓炎是骨组织的一种低毒性感染，特点是骨组织感染后有强烈的成骨反应，骨干增生、硬化，没有骨或骨髓化脓、坏死，无死骨形成，属于非典型性骨髓炎的一种。本病临床上并不少见，多发生于长管状骨骨干，如股骨、胫骨、腓骨、尺骨及跖骨，也见于胸骨、骶骨、盆骨、锁骨、桡骨等。

【中医病因病机与西医病因病理】

（一）中医病因病机

中医学认为，本病以体虚受邪为主，或因外感风寒湿毒，或因病后余邪未清，或因七情不和，筋骨损伤，邪毒与气血凝滞，搏结于骨，营卫不通，筋骨失养而致筋骨病变。

（二）西医病因病理

本病发病可为单侧或双侧，骨干皮质呈梭形增厚硬化，严重时髓腔几乎消失。本病的真正原因尚不明确，但总以机体免疫力低下，感染低毒性细菌所致。因病邪毒性较低，一般不易腐骨化脓。

【临床表现】

本病起病初期可有轻度畏寒、发热和全身不适等症状，一般均无明显的全身性菌血症状，全身发热者甚少。本病病史较长，病变可反复发作，使病程拖延数年或数十年。常见的局部表现为患处肿胀疼痛，时轻时重，夜间加剧，劳累或久站或行走多时疼痛加重。局部漫肿坚硬、压痛，一般无明显的组织炎性表型，皮肤不发红，但温度可略高，患肢逐渐发生局限性增粗。少数病例可因病变累及表皮而形成慢性溃疡或窦道形成，时流稀水，或长期存在，反复加重。一般关节功能无明显障碍，但病变邻近关节者，可因骨质增生而发生关节骨性强直。

【诊断与鉴别诊断】

（一）诊断

1. 病史 患者多无明显外伤及感染史。

2. 症状和体征 参见临床表现。

3. X 线检查 初期可见到长骨一段骨干皮质增厚硬化，无破坏或死骨。严重时，髓腔狭窄，甚至消失，整个病骨密度增高，体积增大，骨干常呈梭形，边缘较光滑或略不规则，在骨质硬化区偶有小而不规则的骨质破坏，周围软组织无肿胀阴影。

4. 实验室检查 白细胞计数正常，血沉稍增快。血液细菌培养一般均阴性。

5. 病理学检查 局部穿刺活检可提示为慢性炎症肉芽组织和增生新生骨组织。

（二）鉴别诊断

1. 畸形性骨炎（Paget 病）　是一种发育成熟后骨组织代谢紊乱的疾病，病变以颅骨、胫骨、股骨、盆骨和腰椎骨多见。本病常多发，但初发时常为单发，以疼痛与骨干变形为主，发展缓慢。血清碱性磷酸酶显著增高。X 线表现为长骨干肥厚弯曲，骨内结构完全改变，皮质和髓腔界限不清，致密阴影和疏松阴影相掺杂，呈不规则的蜂窝状。

2. 尤因（Ewing）肉瘤　尤因肉瘤无骨感染病史，疼痛为最突出的症状，开始为间歇性疼痛，以后变为持续性疼痛。X 线表现为骨破坏严重并呈侵袭性，有明显的葱皮样或放射状骨膜反应。硬化性骨髓炎的疼痛呈间歇性加剧，局部有明显压痛，但不甚严重，往往需深压才明显出现。X 线表现为骨质硬化区内有大小不规则的骨质破坏，局部肿胀、增粗，无明显全身症状。

3. 硬化性骨肉瘤　硬化性骨肉瘤进展快，疼痛剧烈，查体患者软组织肿胀较著，皮肤表面静脉怒张。X 线表现为放射状骨膜增生和肿瘤骨形成，多有骨质破坏，病变可穿入软组织引起肿块。硬化性骨髓炎的疼痛常为间歇性，病程较长，进展较慢，少有皮肤表面静脉怒张，X 线表现为骨质破坏和新生骨同时存在，病变很少引起软组织肿块。通过针吸或切取病理组织活检可以鉴别。

4. 骨样骨瘤　骨样骨瘤和硬化性骨髓炎的局限病灶有相似之处。骨样骨瘤疼痛剧烈，从间歇性至持续性，尤以夜间或休息时加重。X 线表现为骨干皮质广泛增生，一般无脓肿或死骨形成，常有透亮瘤巢。

【治疗】

本病主要为局部治疗，采用内外结合的治疗方法，彻底清除病变组织。本病提倡早期局部制动，早期应用抗生素。

（一）中医辨证论治

1. 急性发作期　此期全身症状较轻，局部疼痛明显，患处坚硬、漫肿，缠绵难愈。病情发展可有轻度骨质破坏，甚或穿溃皮肉，舌质红或淡红，苔白，脉沉滑。治宜清热托毒，活血通络，五味消毒饮加减。病灶经久难愈者配服透脓散或骨炎补髓丸。

2. 非急性发作期　此期可没有任何自觉症状，局部表现也很轻微，舌苔正常，脉平和。治宜解毒散瘀，活血通络，仙方活命饮加减。也可配服醒消丸或骨炎托毒丸。

（二）抗生素治疗

术前、术后均应给予足量有效的抗生素，抗生素的种类应根据细菌培养及药敏试验结果进行选择。

（三）支持治疗

给予液体支持，配合高蛋白、高营养饮食。必要时输注全血、白蛋白、氨基酸和维生素等制剂。急性发作期给予牵引或石膏、夹板外固定，患肢制动等处理。

（四）手术治疗

1. 开窗减压病灶清除术　患者自觉症状较重、局部呈持续疼痛者，可采用病骨开窗减压病灶清除术。开窗范围依据病灶大小而定。对于范围较小的病例，可局部切除增厚的皮质骨。

若病变范围广，两侧皮质骨增厚，髓腔狭窄甚或消失时，可手术切除一侧骨皮质。

2. 闭合性持续冲洗-吸引疗法　对于较大局限性骨脓肿行开窗减压病灶清除术后，也可配合闭合性持续冲洗-吸引疗法。

第三节　化脓性关节炎

化脓性关节炎是由化脓性细菌引起的关节内感染，并引起关节破坏和功能丧失的关节炎。本病任何年龄均可发病，但好发于儿童、青少年、老年体弱及慢性关节疾患者，男性多于女性。本病最常受累的部位为膝关节、髋关节，其次为肘关节、肩关节和踝关节。通常是单个关节受累，个别病例亦可几个关节同时受到侵犯。化脓性关节炎属中医"关节流注"和"骨痈疽"范畴。

【中医病因病机与西医病因病理】

（一）中医病因病机

中医学认为，本病为患者正气不足，邪毒流注蕴滞关节发病，其邪毒来源可概括为以下4个方面：感受暑湿邪毒，流注关节；热毒余邪，流注关节；瘀血停滞，恶血热毒凝于关节；创伤染毒，深入关节。毒蓄关节，经络、气血阻滞不通，津液不得输布，水湿内生，蕴而化热，腐筋蚀骨，成为本病。

（二）西医病因病理

西医学认为，本病是关节内受化脓性细菌感染所致。感染的途径常为致病菌从身体其他部位的化脓性病灶经血液循环传播至关节腔，即血源性播散，但亦有找不到原发病灶者。有时为关节附近的化脓性骨髓炎直接蔓延所致，这种情况多见于髋关节。由于穿刺或创伤感染，细菌也可由外伤伤口直接进入关节腔。最常见的致病菌为金黄色葡萄球菌，约占85%以上；其次为链球菌、脑膜炎双球菌、大肠杆菌、肺炎双球菌等。主要病理表现可分为3个阶段。

1. 浆液性渗出期　感染后，首先引起关节滑膜充血、水肿、白细胞浸润，关节腔内有浆液性渗出液，内有大量白细胞。

2. 浆液纤维蛋白性渗出期　关节滑膜炎症进一步加剧，渗出液较前增多。渗出液中的细胞成分增多，黏稠浑浊，含有大量中性粒细胞和脓细胞，细菌培养多为阳性。此期释放大量溶酶体类物质，破坏软骨的基质，使胶原纤维失去支持，在负重和活动时受压力和碾磨而断裂。关节软骨的破坏使关节面失去光滑，纤维蛋白形成关节内纤维粘连。因此，关节炎症的严重程度和病程长短与关节内纤维蛋白沉着多少有关。

3. 脓性溢出期　病情进一步恶化，渗出液变为脓性，关节腔内黄色的脓液增多。死亡的白细胞释放出蛋白分解酶，溶解破坏关节软骨，炎症进一步侵犯关节面软骨下骨质，关节囊和周围的软组织发生蜂窝织炎类改变，形成脓肿，穿破皮肤形成窦道溢出。一般青少年和成人多发生关节软骨破坏，形成骨性强直；儿童发生骨端破坏吸收，引起病理性脱位。

【临床表现】

1. 初期　急性发病，全身有寒战、高热、食欲减退等症状，很快出现受累关节剧痛、压痛，并有红、肿、热、痛，患肢关节常处于屈曲位，活动受限，久之关节可发生挛缩，甚至半脱位或脱位。

2. 中期　上述症状进一步加重，全身呈中毒性反应，寒战、高热、出汗、口干，局部肿、热、皮肤潮红、剧痛、胀痛或跳痛、拒按。因炎症刺激，肌肉痉挛，使病变关节处于畸形位置，不能活动。如病变在髋关节，则该关节呈屈曲外旋位；病在膝关节，则患膝呈屈曲位，甚至发生脱位、半脱位或骨骺分离移位。

3. 后期　脓肿穿破关节囊到软组织，因关节内张力减低，疼痛稍微减轻，但全身症状和局部红肿依然存在。最后，脓肿突破皮肤而外溃，形成窦道，经久不愈。此时，全身急剧症状减退，而虚弱体征突出，出现神情疲惫、面白无华、消瘦等。此期可因关节软骨和骨性结构的破坏及周围肌肉的痉挛而出现挛缩，造成关节脱位畸形更加明显，活动更加受限。

婴幼儿化脓性关节炎最常见的发病部位是髋关节。如患儿有高热、髋关节肿痛、活动受限等即应考虑为本病。新生儿全身和局部症状不明显，如见躁动不安、无原因啼哭、一侧肢体不能活动，应高度怀疑本病。

【诊断与鉴别诊断】

（一）诊断
1. 病史　患者可有其他部位感染等病史。
2. 症状和体征　参见临床表现。
3. 影像学检查

（1）X 线检查　早期有关节囊和关节周围软组织肿胀，关节间隙增宽。关节内渗出液增多时，可出现关节半脱位，尤以婴幼儿的髋关节和肩关节最易发生。关节附近的骨质呈疏松表现。关节的软骨破坏后，早期可出现关节间隙狭窄，继之出现关节面的骨质破坏。承受重量部位的关节软骨破坏最为明显。在严重感染时，可出现广泛的干骺端化脓性骨髓炎，并有死骨形成。关节可有病理性脱位。在儿童可有骨骺分离现象。恢复期骨质破坏区边缘可显示不规则的骨硬化，关节周围骨质密度和骨小梁结构恢复正常。病变严重者，可形成纤维性强直或骨性强直。如感染被及时控制，可仅遗有关节间隙轻度变窄，但可继发骨性关节病改变。

（2）CT 及 MRI 检查　能早期发现骨关节软骨面和关节间隙变化，及早发现关节腔渗液异常变化，尤其是 MRI 检查更为敏感。

4. 实验室检查　白细胞计数增高，中性粒细胞上升，血沉增快。血培养为阳性。关节穿刺和关节液检查是明确诊断和选择治疗方法的重要依据。正常关节液无色透明，白细胞计数<0.2×10^9/L，中性粒细胞<25%，糖含量与血糖相差不超过 0.55mmol/L。化脓性关节炎早期穿刺液呈浆液性，中期穿刺液呈絮状浆液，或镜检有脓细胞，后期为脓液。关节液内成分提示：白细胞计数>100×10^9/L，中性多形核白细胞占 90%或有脓细胞。关节液中含糖量比血糖低，两者相差>2.2mmol/L。

5. 病理学检查　关节液涂片检查发现大量白细胞、脓细胞和细菌，即可确诊。根据不同的阶段，关节液可为浆液性、黏稠浑浊或脓性，若白细胞计数超过 5000/mm³，即使涂片未找到细菌或穿刺液培养为阴性，也应高度怀疑化脓性关节炎。

NOTE

（二）鉴别诊断

1. 风湿性关节炎　风湿性关节炎呈多关节游走性肿痛，可无明显的关节积液或关节及关节积液，内无脓细胞或细菌。多呈慢性病容，有心悸症状。心脏听诊可闻及杂音，血清抗链球菌溶血素"O"试验常为阳性。化脓性关节炎常单关节发病，伴有大量关节积液，积液内含有大量中性粒细胞或脓细胞、细菌。多呈急性病容，伴有高热、寒战等全身中毒症状。血常规检查；白细胞、中性粒细胞计数增高，血沉增快。血培养为阳性。

2. 类风湿关节炎　类风湿关节炎常为多关节发病，手足小关节受累，关节肿胀、不红，患病时间长者可有关节畸形和功能障碍。实验室检查类风湿因子呈阳性。

3. 创伤性关节炎　创伤性关节炎与化脓性关节炎发病部位均在关节，需要鉴别。前者有创伤史，发病年龄较大，发病缓慢，可有关节积液，关节活动有响声，负重或活动多时疼痛加重，休息后缓解，多发于负重关节，如膝关节和髋关节。

4. 关节结核　关节结核与化脓性关节炎均可引起关节功能障碍，发病较急的关节结核与发病缓慢的化脓性关节炎有时不易鉴别。前者发病隐匿，常有低热、盗汗、面颊潮红等全身症状，局部红、肿、热、痛等急性炎症症状等均不明显，晚期患者全身呈慢性消耗性病态，关节积液溃后脓液清稀且夹有败絮样杂物。X线检查早期无明显改变，后期可见关节间隙变窄，并有骨质破坏。两者难以鉴别时，关节液的检查结果常可鉴别。

5. 急性化脓性骨髓炎　急性化脓性骨髓炎与化脓性关节炎的全身症状相似，主要鉴别点在病变的部位。前者发病以干骺端为主，有局部的压痛和肿胀，关节活动一般影响不大；后者病变部位在关节，病变之初即可出现关节活动受限。但在病变的演变过程中，两者可互相侵犯，同时并存。

【治疗】

本病的治疗采取内外兼治、中西结合的方法，急性期多以全身用药、局部制动或切开引流等方法为主。后期遗留后遗症者，多采取畸形矫正或关节松解，尽量恢复关节功能。

（一）中医辨证论治

1. 初期　在此阶段关节软骨没有被破坏，如果得到恰当及时的治疗，渗出液可以完全吸收，关节滑膜的炎症消退，关节功能可完全恢复，不遗留后遗症。本病初期应内外兼治。

（1）内治法　治宜清热解毒，利湿化瘀。仙方活命饮加减。高热寒战者，加用黄连解毒汤或五味消毒饮以清营退热；高热神昏者，加用清热地黄汤或安宫牛黄丸以凉血、清热、开窍；因感暑湿邪毒发病者，加佩兰、薏苡仁、六一散等；因热毒余邪发病者，加生地、丹皮；因瘀血化热而形成者，加桃仁、红花、丹参、三七等；局部肿硬难消者，可加穿山甲、三棱、莪术、地龙；痛甚加乳香、没药、延胡索等。

（2）外治法　选用拔毒生肌散或玉露膏、金黄膏等外敷于局部，以解毒消肿；冰片散（冰片适量，也可酌情加大黄、芒硝等）等外敷，以清热凉血。

2. 中期　此期如能积极治疗，炎症仍可控制，但可引起关节粘连，有一定的功能受限。

（1）内治法　治宜清热解毒，利湿消肿。五味消毒饮加减。

（2）外治法　外用冰片散加桃仁、红花等活血化瘀药配合治疗。

3. 后期　此期治疗后关节活动功能常遗留严重障碍，甚至完全丧失。

（1）内治法 治宜托里排脓，养血生肌。托里消毒饮加减。将溃未溃或初溃脓泄不畅时，加用透脓散增加托毒透脓作用；热毒重者，加薏苡仁、黄连、蒲公英、败酱草以清热解毒；溃后正虚，气血虚弱时，选用八珍汤或十全大补汤以补益气血；脾胃虚弱纳呆者，用四君子汤加陈皮、山楂、麦芽、鸡内金等；如正气虽虚但热毒未尽或初溃不久者，选用补药不宜过温，以防助热为患。

（2）外治法 外敷拔毒消疽散配合治疗或外用五加皮、白芷、芒硝水煎湿敷，促脓肿早溃。

（二）全身支持治疗

要适当休息，多吃高热量、高蛋白饮食。有选择地补充维生素。休息不单纯是体力休息和对某一肢体或关节的制动，还包括减少对疾病的顾虑。加强全身的支持疗法，输血，输液，纠正水和电解质代谢紊乱，提高全身的抵抗力。对儿童和重症患者注意降温。

（三）局部制动

采用牵引等方法，使患肢持续固定于功能位，并抬高患肢。局部制动有利于患肢休息，使病变部位负重减轻，活动减少，既能减轻疼痛，又能防止病变扩散，有利于组织修复，缓解肌肉痉挛，防止畸形和病理性骨折。

（四）抗生素治疗

一般应选用广谱抗生素，采用静脉滴注，高效联合。通常是通过细菌培养和药物敏感试进行验筛选，有时尚需通过临床验证。

（五）手术治疗

1. 活动期的治疗

（1）关节穿刺及冲洗术 适宜膝和肘关节等位置较浅的早期化脓性关节炎患者。关节穿刺抽吸后，关节内渗出液的张力得以减低，从而可以减轻疼痛。同时也减少蛋白分解酶对关节软骨的破坏。从抽出液的浑浊程度可以判断关节炎症的程度。做涂片和细菌培养可以判断致病菌的种类及对药物的敏感性。

（2）关节切开引流术 急性化脓性关节炎发病5~7天后，脓性渗出明显时应及时切开排脓，彻底清除关节腔内的坏死组织、脓液、纤维组织粘连块，尤其附着在关节软骨表面的纤维蛋白沉着物等。本疗法更适用于化脓性髋关节炎的治疗。

（3）切开排脓闭合冲洗术 适应证：急性化脓性关节炎发病7~12天后，病情严重，关节穿刺吸出的脓液黏稠，应用本法。切开关节皮肤、筋膜、关节囊及滑膜进入关节腔，用大量生理盐水冲洗，去除脓液、纤维病理组织和坏死脱落组织，在关节腔内放置两根硅胶管，必要时可用4根管（2根一套）分别作为冲洗、吸引管，关节腔内闭合冲洗。手术后1~2天内流出液体为血性液，以后渐变为混浊液体。当患者全身中毒症状明显好转，局部肿胀消退，疼痛减轻时即可停止冲洗。一般需冲洗3~7天或达2周。符合拔管指征后拔管。引流口皮肤一般在3~5天内即可闭合。

2. 后遗症的治疗 关节炎症得以控制后，关节存在畸形，可考虑手术矫形。

第四节 创伤性骨关节感染

创伤性骨关节感染是因创伤，如交通事故、锐器或火器伤、压砸伤、坠落伤、人畜咬伤等，直接或间接引起的骨关节感染。本病多见于青壮年。近些年来创伤性骨关节感染的发病率逐年升高。

【中医病因病机与西医病因病理】

（一） 中医病因病机

本病属中医"骨痈疽"范畴，是因皮破筋伤，伤口染毒，邪毒直窜入筋骨，阻滞经络，气血瘀滞，久而化热，热盛肉腐，附骨成痈。若跌仆闪挫，筋骨内伤，虽外无皮损，内必有气血瘀滞，壅塞经络，积瘀成痈，借伤成毒，热毒流注筋骨而发病。

（二） 西医病因病理

1. 病因 创伤性骨关节感染多由绿脓杆菌及金黄色葡萄球菌或革兰阴性杆菌（如大肠杆菌）等感染引起，常继发于开放性骨折。开放性骨折一般属高能量骨折，多为粉碎性，常合并严重软组织、肌腱、血管、神经的损伤，有的还合并皮肤及骨骼缺损。污染严重的创面如果处理不当或不及时常常导致创伤性骨关节感染。

2. 病理 创伤后局部血肿和组织液渗出以及清创不彻底，坏死组织及异物存在为致病菌生长繁殖提供了一个良好的环境。经过创伤部组织水肿，炎性渗出，白细胞浸润等一系列炎性反应，很快形成炎性病灶。病灶内大量炎性渗出液，使局部压力增高，形成脓肿。继而发生骨膜、骨质、骨髓甚至关节的感染。当脓肿破溃后，可形成长期不愈的窦道。

【临床表现】

患者有明显外伤史，依据临床发病的缓急分为急性期和慢性期。

1. 急性期 大多数患者在外伤后 3~5 天发病，开始为急性感染症状，如寒战、发热，持续 1 周左右，可同时出现全身中毒症状。受伤部位疼痛明显加剧，有时出现跳痛。局部有红、肿、发热、压痛等急性炎症表现，局部有脓性或血性分泌物，以后局部触诊检查可有波动感。

2. 慢性期 急性期在外伤局部形成脓肿，脓液压力不断增高，脓肿破溃或切开引流后全身和局部的急性炎症表现得以控制，病程进入慢性期，形成窦道。在数月、数年或更长的时间内，窦道不愈或反复发作，长期有脓性分泌物排出，有时还可排出小块死骨。

【诊断与鉴别诊断】

（一） 诊断

1. 病史 患者有创伤或手术史。

2. 症状和体征 参见临床表现。

3. 影像学检查

（1） X 线检查 急性感染早期进行 X 线片检查可显示骨折断端明显脱钙、疏松。2 周后骨破坏和吸收逐渐明显，同时可见轻微的层状骨膜反应。

慢性期表现为骨破坏的同时增生硬化更为明显，骨断端密度增高，可见一些硬化的新生骨，骨髓腔封闭，窦道形成，也可看到骨膜成骨反应。因受伤程度、范围不同可以有大块或小块死骨形成，骨端硬化后可形成假关节，大块死骨摘除后可造成骨缺损。

（2）其他　在慢性外伤性化脓性骨关节感染病例中，CT 检查、ECT 检查和窦道造影检查等对判断病灶的范围、与软组织的关系有一定价值。

4. 实验室检查　急性期可有血白细胞、中性粒细胞计数增高，血沉加快。局部穿刺常可抽出脓液，细菌培养常有细菌生长，慢性期大多数无明显异常。

5. 病理学检查　局部脓肿穿刺或窦道切取的组织行病理学检查提示为急慢性炎症反应。

（二）鉴别诊断

创伤性骨关节感染的诊断比较容易，只要详细追问病史，结合临床表现及 X 线片检查，大多数可做出正确的诊断。本病应与血源性骨与关节感染鉴别。两者局部与全身的炎症反应有相似的表现，但后者无明确的外伤病史。

【治疗】

创伤的早期处理是非常重要的，是预防继发骨关节感染的关键。故一定要强调早期治疗。治疗创伤性骨关节感染需解决两个问题，即治疗骨关节的感染和治疗骨折不愈合或假关节形成。其中控制感染最重要；而骨折不愈合和假关节的治疗，一般只有在控制感染的基础上才会成功。

（一）急性期的治疗

1. 中医辨证论治　可参照急性化脓性骨髓炎的三期治疗：初期以仙方活命饮加减；成脓期以五味消毒饮合透脓散加减；溃后期可用托里消毒饮加减。并视正气情况补以八珍汤。

2. 全身治疗　积极控制全身中毒症状，给予液体支持，配合高蛋白、高营养饮食，发生休克者要先行抢救，必要时输血和人血白蛋白等制剂。

3. 局部制动　伤后即应施行有效的外固定，如石膏、夹板、支具固定等，还可进行持续牵引。如已行内固定，注意检查内固定物的有效性。如果稳定有效，可保留，如已松动无效，则应取出。

4. 预防性应用抗生素　凡开放性骨折，应考虑继发化脓性骨髓炎的可能。尽早应用抗生素对预防感染有重要意义。原则上局部与全身同时用药。可取感染创伤的窦道脓液进行细菌培养及药敏试验，以确定致病菌种类及合理选择抗生素。

5. 手术治疗

（1）病灶清除局部抗生素应用　①适应证：当急性化脓性骨髓炎全身应用抗生素 2~3 日后，患者全身及局部症状仍无改善，应及时采取局部措施；或可疑开放性损伤继发感染，未形成或初步形成脓肿时，可考虑局部应用敏感的抗生素。②手术方法：拆去缝线，将创口敞开，让脓液排出，用生理盐水反复冲洗脓腔，然后根据感染灶具体情况放置引流管或引流条，及时更换敷料，保持引流通畅或用敏感抗生素溶液做局部封闭。

（2）闭合性持续冲洗-吸引疗法　①适应证：局部脓肿已经形成，全身抗生素治疗疗效不显著。②手术方法：创口切开，将脓液排出，彻底进行病灶清除，清除死腔和潜隐的病灶，注意不可过多地切除骨质，以防形成骨缺损性假关节，生理盐水冲洗后，放入负压吸引器装置持续吸引。如果有内固定物存留，大多已松动，失去固定作用，应予取出，以利于病灶彻底清除。

（二）慢性期的治疗

1. 中医辨证论治 急性发作期可用透脓散合五味消毒饮加减；非急性发作期用神功内托散加减。可配用十全大补汤、八珍汤、人参养荣汤等增强机体抗病能力。

2. 全身支持疗法 给予液体支持，配合高蛋白、高营养饮食。必要时输注全血、人血白蛋白、氨基酸和维生素等制剂。

3. 局部制动 给予牵引或石膏，夹板外固定，患肢制动等处理。

4. 抗生素治疗 根据脓液细菌培养及药敏试验，以确定致病菌种类及合理选择抗生素。

5. 手术治疗 适应证：创伤性骨关节感染后期常遗留骨折不愈合或因断端硬化之后形成假关节，假关节分为接触型与缺损型两种。接触型假关节有可能在控制感染后发生延迟愈合，大多数病例需要再次手术治疗。缺损型假关节则必须再次进行手术治疗。

第五节　特殊部位感染

一、手掌间隙感染

手掌间隙感染是指因手掌深部刺伤或由化脓性腱鞘炎、骨髓炎蔓延引起的掌深面两个相毗邻的潜在间隙的急性感染。

中医无"手掌间隙感染"这一病名，对骨、关节化脓性感染或累及肌肉间隙，因其病变深沉，初起皮色不变、漫肿无头，故古代文献一般称之为"疽"，有时痈疽并称，累及骨骼称为"骨疽"，发于关节称之"关节流注"。《灵枢·痈疽》云："热气淳盛，下陷肌肤，筋髓枯，内连五脏，血气竭，当其痈下，筋骨良肉皆无余，故命曰疽。"

手掌间隙感染根据解剖特点及发病部位可分为掌中间隙感染及鱼际间隙感染。掌中间隙感染多是中指及环指的腱鞘炎蔓延引起，鱼际间隙感染多因示指腱鞘感染后引起。致病菌多为金黄色葡萄球菌。

【中医病因病机与西医病因病理】

（一）中医病因病机

1. 余毒流注 疔疮疖肿或麻疹、伤寒、猩红热等，因治理失当，余毒未清，滞留体内，经久不解；或因正气不足，正不胜邪，邪毒内盛，流注筋骨、关节或筋肉腠理而发病。

2. 外感六淫 风、寒、暑、湿诸邪客于肌腠，甚或内注筋骨、关节，经络阻塞，气血凝滞，郁而发热，蕴热成毒，热毒炽盛，腐烂筋骨。

3. 外伤感染 金创处置不当，创口染毒，邪毒蕴热腐烂，甚至窜入骨与关节；或手术不洁，或组织瘀肿严重，勉强缝合，邪毒乘虚内袭，邪瘀互结，蕴热化脓，甚者腐筋蚀骨。

（二）西医病因病理

掌间隙是位于手掌指屈肌腱和滑囊深面的疏松组织间隙，被掌膜与第三掌骨相连的纤维间

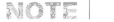

隔隔成尺侧和桡侧两个间隙。尺侧为掌中间隙，桡侧为鱼际间隙（图2-1）。

1. 掌中间隙感染 掌中间隙位于中、环、小指屈指深肌腱及蚓状肌的深层，第三、四掌骨和骨间肌肌膜的深层，桡侧以掌中间筋膜隔与鱼际间隙相邻，尺侧达第五掌骨和小鱼际肌表面的筋膜隔，间隙的远端经二、三、四蚓状肌管达第三、四、五掌指关节背侧，近端达腕横韧带远侧缘平面。可经腕管与前臂掌侧间隙相通。掌中间隙感染多因中、环、小指腱鞘炎蔓延所致，也可因尺侧滑囊炎，第三、四、五掌骨骨髓炎，鱼际间隙感染蔓延或直接刺伤引起。致病菌多为金黄色葡萄球菌。

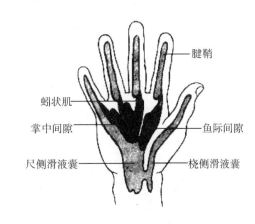

图2-1 掌间隙

2. 鱼际间隙感染 鱼际间隙位于拇长屈肌腱、示指指深屈肌腱及第一蚓状肌的深层，拇内收肌的浅层。尺侧以掌中间筋膜隔与掌中间隙相邻，桡侧至鱼际肌及第一掌骨表面的筋膜隔。远端经第一蚓状肌管达示指掌指关节背侧，近端达腕横韧带远侧缘平面。鱼际间隙感染可因局部刺伤、手掌桡侧外伤、示指腱鞘炎、桡侧滑囊炎、掌中间隙感染和第一、二掌骨骨髓炎蔓延所致。

【临床表现】

（一）掌中间隙感染

掌中间隙感染后手掌肿胀，掌心正常的凹陷消失，压痛明显。中、环、小指呈半屈曲状态，主动和被动活动受限并可引起疼痛，手背部常明显肿胀。患者多有不同程度的全身症状，如高热、头痛、乏力和血白细胞计数增高等。

（二）鱼际间隙感染

鱼际间隙感染后拇、示指间指蹼和鱼际部明显肿胀，但掌心凹陷仍存在。压痛明显，拇指呈外展半屈曲位，示指亦呈半屈曲状态。拇、示指活动受限，主动和被动活动时均引起疼痛。同时常伴有不同程度的全身症状。

【诊断与鉴别诊断】

（一）诊断

1. 病史 患者可有外伤史或炎症史。

2. 症状和体征 根据感染部位不同有相应部位的肿胀疼痛。

3. 影像学检查

（1）X线检查 普通X线检查对软组织显影无明显优势，此类患者最多可见软组织肿胀影，常规摄X线片只为排除其他疾病引起的骨侵蚀、溶解等。

（2）超声检查 超声检查多见低密度回声，可定位深度及标记范围，对疾病严重程度判断有良好帮助。

（3）MRI检查 MRI具有良好的组织对比度和多平面成像，能获得早期诊断和准确的解剖学信息。急性感染有脓肿灶者在T₂加权像上病灶呈均匀高信号，边界不清。感染后慢性脓肿表现为圆形或椭圆形异常信号区，T₁加权像为低信号，强度低于肌肉组织，T₂加权像为高信号。病灶内有钙化或坏死沉积者，可表现为不均匀信号。慢性脓肿周围常可见一圈低信号环，可能为慢性炎症刺激引起的组织纤维化。

4. 实验室检查　手掌间隙多为金黄色葡萄球菌感染，切开引流或穿刺多呈脓性，细菌培养可明确。伴有发热等全身症状者，血常规中白细胞计数增高，血沉增快。未出现明显菌血症状者血，培养一般为阴性。

（二）鉴别诊断

手掌间隙感染临床上多表现有急性感染症状，发病界限局限于掌间隙腱膜隔内，不累及骨及关节，应当与以下疾病相鉴别。

1. 化脓性骨髓炎　该病多发生在四肢长骨，腕及手部较为少见。压痛点多局限于干骺端，对关节活动影响较小，愈后大多不造成肢体残疾，发病2~3周后，X线片可有特征性改变。早期治疗不彻底易转变为慢性化脓性骨髓炎。

2. 化脓性关节炎　该病疼痛、压痛症状在病变关节而不在骨干骺端及肌间隔，关节肿胀较早出现，早期关节活动受限，继而关节功能障碍。关节腔穿刺可抽出炎性混浊液或脓液。早期X线片可见关节间隙增宽；随着病程迁延，关节间隙变窄或消失，或关节失去正常的组合关系。

3. 急性风湿热　该病常见多个关节受累，肿胀、疼痛不在干骺端，呈游走性或双侧对称关节受累。全身症状较轻，无化脓、破溃。关节穿刺抽出液少而清，细菌培养常为阴性；炎症消退后，关节功能一般能完全恢复。

4. 骨关节结核　骨关节结核初起全身和局部症状均不明显。早期行穿刺培养、结核菌素试验或予抗痨诊断性治疗有助于鉴别诊断。晚期患者全身呈慢性消耗性病容，脓肿溃后脓液清稀，且夹有败絮样（干酪样）渗出。X线片以骨质破坏为主，无增生表现。

【治疗】

（一）中医辨证论治

根据疾病的演变，中医将本病分别予以消、托、补法进行治疗。

1. 消法　脓未成时，治以驱邪为主，使其内消，如热毒者清热解毒，气滞血瘀者行气化瘀，湿阻者利湿等。多选用仙方活命饮、黄连解毒汤、桃红四物汤、五味消毒饮等加减，可配合金黄膏外敷。

2. 托法　脓未熟，或脓成不溃，或脓出不畅，治以托毒外出为主。毒盛正不虚者，方用透脓散透托；正虚毒盛者，方用托里消毒饮补托。

3. 补法　正气不足，气血亏虚，以扶正为主，使体内气血充足，脾胃健运，正气恢复，促进疮口收敛。可予四君子汤、四物汤等益气、养血、滋阴、助阳。

由于本病病性错综复杂，故三法可结合使用。同时可配合外治法：脓未成或未溃破，予金黄膏、冲和膏、回阳玉龙膏等箍毒消肿；脓已成或已溃破，阳证予九一丹、八二丹，阴证予七三丹、五五丹，直接撒在疮面或药线插入疮口提脓祛腐；脓已清，疮未敛，可予生肌散生肌收口。

（二）西药治疗

抗生素的选择　手掌间隙感染致病菌多为金黄色葡萄球菌，引流物细菌培养及药敏试验至关重要。明确后及早选用恰当抗菌药物，足量、序贯治疗能有效控制感染。不产青霉素酶金葡菌感染，青霉素G为首选，但90%以上金葡菌产生该酶，故在青霉素酶及药敏试验前不宜经验性选用该类抗生素。对产青霉素酶金葡菌感染引起者，选用耐酶的半合成青霉素，如苯唑西林、氯唑西林及第一代头孢菌素；如对上述药物过敏者，可选用万古霉素、红霉素、林可霉素、克林霉素等。手掌间隙感染很少因其他类型的金葡菌如耐甲氧西林金葡菌（MRSA）或其他病原菌引起，故根据症状、体征可先经验性用药。

（三）手术治疗

1. 掌中间隙感染　掌中间隙感染一经确诊，即应切开引流，并同时使用有效抗生素治疗。切开引流的方法有：①于中、环指之间或环、小指之间的指蹼向近侧做纵行切口，近端不应超过掌横纹，用止血钳通过蚓状肌管伸到屈肌腱深处引流，向外不能超过第三掌骨，以免穿破掌中间筋膜隔，使感染蔓延到鱼际间隙。②与引流尺侧滑囊相同，在小鱼际部做弧形切口，再将屈肌腱向桡侧拉开，即达掌中间隙。术中注意勿损伤尺神经的分支（图2-2）。

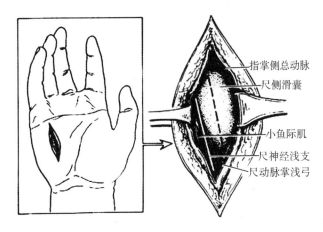

图 2-2　掌中间隙感染手术切口

2. 鱼际间隙感染　除全身应用抗生素外，鱼际间隙感染局部应早期切开引流。切开引流方法有：①于手掌部鱼际旁做弧形切口，切开皮肤、皮下组织和掌腱膜，结扎掌浅弓，注意保护正中神经及其分支。向尺侧拉开屈肌腱即可达鱼际间隙。②沿第一背侧骨间肌桡侧缘做切口，用血管钳伸入屈肌腱与拇收肌间引流，向尺侧不超过第三掌骨，以免穿破掌中间筋膜隔，感染蔓延到掌间隙（图2-3）。

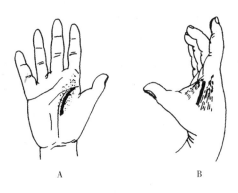

图 2-3　鱼际间隙感染手术切口

【预防与调护】

1. 正确处理外伤，积极预防感染

（1）预防外伤导致感染，正确处理软组织损伤，损伤首诊应彻底清创，根据情况注射破伤风制剂及服用广谱抗生素及定期换药。如发现感染应及时采取治疗措施。

（2）及早发现、正确区分掌中间隙或是鱼际间隙感染，甚至两个间隙感染，及时、正确处理感染，有效抗生素使用及切开引流等。

2. 调护   注意手部卫生，严格工作操作流程，避免外伤。正确处理伤口，切开引流后定期规范换药、观察。

二、指骨骨髓炎

指骨骨髓炎是发生在指骨的感染和破坏，可由需氧或厌氧菌、分枝杆菌及真菌引起。

【中医病因病机与西医病因病理】

（一）中医病因病机

中医学认为，本病多由于外伤感染或疗疮失治，邪毒内侵骨髓所致。

1. 热毒注骨   疖、痈、疗毒、扁桃体炎或中耳炎等感染后，余毒未尽；正气虚弱，余邪热毒循经脉流注入骨，以致络脉阻塞，气血壅结，蕴酿化热。热毒内盛，腐骨化脓，遂成本病。

2. 损伤感染   开放性损伤，邪毒从创口侵入，深达入骨，附骨成痈。局部闭合性损伤，如跌仆闪挫等，气血凝滞，壅塞经络，积瘀成痈，借伤成毒，热毒流注筋骨而发病。

综上所述，热毒是本病的致病因素；正虚是本病的发病基础；损伤是本病的常见诱发原因。

（二）西医病因病理

与其他部位的骨髓炎相似，指骨骨髓炎最常见的致病菌是金黄色葡萄球菌，其次是溶血性链球菌。本病的感染途径为：①身体其他部位的化脓性感染经血液循环播散至指骨。②开放指骨骨折感染或手术后感染。③邻近软组织感染蔓延。

【临床表现】

急性指骨骨髓炎多起病急骤，可有全身中毒症状：寒战，高热至39℃以上，有明显的毒血症症状；重者甚至昏迷与感染性休克。慢性指骨骨髓炎静止期可无症状，急性感染发作时体温可升高1~2℃。急性发作约数月或数年1次，可由于体质差或身体抵抗力低下诱发。与其他部位的骨髓炎一样，本病也分为初期、成脓期和破溃期（可参见化脓性骨髓炎，两者全身表现类似，指骨骨髓炎局部表现在指骨）。

【诊断与鉴别诊断】

（一）诊断

由于手指的解剖特点，指骨易形成骨髓炎。在X线表现方面，骨膜早期多发生糜烂坏死，故无骨膜反应。而骨长期的炎性肿胀致骨质脱钙吸收，使髓腔呈无骨纹的透明腔。本病的 X 线诊断依据是骨皮质变薄，骨纹消失，髓腔密度减低，死骨呈碎点状或无死骨，无骨膜反应。

因本病的 X 线表现出现较迟，故不能以 X 线检查结果作为诊断依据，特别是急性指骨骨髓炎应进行综合性诊断。凡有下列表现均应想到有急性指骨骨髓炎的可能：①急骤的高热与毒血症表现。②指骨干骺端疼痛剧烈而不愿活动肢体。③该区有一个明显的压痛区。④血白细胞和中性粒细胞增高。局部分层穿刺具有诊断价值。病因诊断在于获得致病菌。血培养与分层穿刺液培养具有很高的价值。为了提高阳性率，需反复做血培养。应该在起病 5 天内做出明确诊断与合适治疗，才能避免发展成慢性指骨骨髓炎。

（二）鉴别诊断

1. 蛇头疔 是发生于体表的急性化脓性感染，发生于手指末端称为"蛇头疔"，发生于指腹部位称为"蛇肚疔"，局限于指甲一侧边缘称为"蛇眼疔"。本病全身中毒症状较轻，局部疼痛剧烈，早期局部红、肿、热、痛，处理不当后期也会影响指骨。

2. 急性化脓性关节炎 本病肿胀、压痛在关节间隙而不在骨端，关节动度几乎完全消失。关节腔穿刺抽液检查可明确诊断。

3. 风湿性关节炎 本病一般病情较轻，有低热，局部症状亦较轻，病变部位在关节，且常有多个关节受累。

【治疗】

（一）中医辨证论治

1. 初期 本病初期如能及时确诊治疗，预后甚佳。治疗原则是清热解毒，行瘀通络。治疗方法是以中西医结合为主，内外同治。

（1）内治法 初起症见恶寒发热、肢体疼痛不剧烈、苔薄白、脉浮数，治以热解毒，通络祛瘀为主，方选仙方活命饮合黄连解毒汤，或五味消毒饮加减。如症见高热寒战、舌质红、苔黄腻、脉滑数，治以清营退热，方选黄连解毒汤合五味消毒饮加减。如症见高热神昏、身现出血点、烦躁，治以清热、凉血、开窍，方选清热地黄汤合黄连解毒汤，配服安宫牛黄丸、紫雪丹等。可按照感染性休克处理，病情稳定后积极行中西医结合治疗。

（2）外治法 可选用拔毒生肌散、金黄膏、双柏散、玉露膏等外敷患肢肿痛处，亦可选用蒲公英、紫花地丁、四季青、马齿苋、野菊花等，捣烂外敷患处。配合患肢制动，目的在于缓解肌肉痉挛，减轻疼痛，防止畸形和病理性骨折及脱位，可选用夹板、石膏托等固定。

2. 成脓期 此期包括成脓初期骨膜下脓肿刚形成，以及骨膜下脓肿破裂、软组织化脓感染两个阶段。前者若能及时有效的治疗，预后仍佳；后者则难免形成慢性骨髓炎。此期治疗原则是先清营托毒，后托里透脓。治疗方法是中西医结合，内外同治。

（1）内治法 症见高热、局部剧烈胀痛，治宜清热止痛，五味消毒饮、黄连解毒汤合透脓散随症加减。症见患肢红热疼痛、环形漫肿，治宜托里止痛，托里消毒饮随症加减。症见高热神昏谵语、身现出血点、烦躁者，宜按照感染性休克进行处理。

（2）外治法 局部患肢制动，外敷拔毒消疳散。当患指剧烈胀痛、彻骨难忍时，乃骨髓腔内因炎性渗出液或脓液形成髓内高压，动脉血流受阻，静脉回流障碍。此时应作切开引流或钻孔开窗引流术治疗。

3. 溃后期   此期脓毒已溃,病属虚实夹杂,以虚为主,治宜扶正托毒,祛腐生新。宜中西医结合,内外同治,以恢复机体正气,助养新骨生长,疮口早日修复。

(1) 内治法   初溃时脓多稠厚,略带腥味,为气血充实,治宜托里排脓,托里消毒饮随症加减。溃后脓液清稀,量多质薄,为气血虚弱,治宜补益气血,八珍汤随症加减。

(2) 外治法   疮口可用冰黄液冲洗,并根据有无脓腐情况,分别选用九一丹、八二丹、七三丹、五五丹、生肌散药捻,每日换药1次。如疮口太小,腐肉不脱,可选用白降丹、红升丹、千金散药捻,插入疮口内,扩大疮口,使脓腐易于排出。若疮口腐肉已脱,脓水将尽时,选用八宝丹、生肌散(膏),促进疮口生肌收口。

(二) 西药治疗

1. 全身支持及对症治疗,调节水、电解质平衡,补充维生素。

2. 急性期主张尽早静脉给予足量抗生素,通常宜两种或两种以上联合使用,并根据药敏试验进行调整。

(三) 制动

用石膏、夹板等行患指制动。

(四) 手术治疗

应用大剂量抗生素48小时后高热仍不退者,或骨膜下穿刺有脓时应手术治疗,包括骨膜切开、钻孔或开窗术。如已形成骨膜下脓肿,则应早期切开引流。

【预防与调护】

感染性疾病易致血源性指骨骨髓炎,如疖、疔、疮、痈以及上呼吸道感染等。因此,预防上述疾病的发生,对预防指骨骨髓炎十分重要。指骨的外伤感染也是引起指骨骨髓炎的常见原因,在日常生活中应注意积极预防。开放性的指骨骨折首先要预防感染。骨折行内固定手术后,一旦发生感染情况,应首先取出内固定物,并行抗感染治疗。

三、椎间隙感染

椎间隙感染也称化脓性椎间盘炎、椎间盘炎等,是椎间盘及相邻软骨终板的感染性疾病。本病根据发病过程分为原发性和继发性两种。原发性椎间隙感染临床较为少见;继发性椎间隙感染多继发于椎管穿刺、造影、手术及其他侵袭性操作或邻近软组织感染病灶的扩散。中医无"椎间隙感染"这一病名,根据其表现可归于"腰痛"范畴。椎间隙感染最常发生于脊柱手术和介入性检查、治疗过程中,发生率为0.2%~5%。

【中医病因病机与西医病因病理】

(一) 中医病因病机

1. 正气虚弱   人体正气具有抵御和化解外邪的能力,在正气虚弱不足以抵御外邪时,邪毒则乘虚而入,邪毒不能外散而流于筋骨。这是本病发生的内在因素。

2. 邪毒入侵   外邪客于经络,流注于脊柱,聚而成害;或损伤气血,瘀滞为患。这是本病发生的外在因素,也是最常见的病机。

（二） 西医病因病理

椎间隙感染最常见的病因为细菌性感染，其次为无菌性炎症。

1. 细菌性感染 其主要致病菌为金黄色葡萄球菌，溶血性链球菌、肺炎球菌、革兰阴性杆菌、大肠杆菌也可能为致病菌。抗生素对本病治疗有效。

2. 无菌性炎症 脊柱手术由于破坏和损伤了椎体边缘的血供及软骨终板，并且由于椎间盘本身血运较差，残余髓核组织或血凝块聚积在椎间隙，产生无菌性炎性反应。

此外，术中未采取严格的无菌操作，患者术后抵抗力低或其他部位感染灶等诱发；患者免疫功能低下伴有甲亢等消耗性疾病，长期卧床和护理不当等，均可造成椎间隙感染。

【临床表现】

1. 腰部疼痛，多发生在术后 1 个月左右。疼痛往往较术前更为剧烈，活动时疼痛加剧，卧床时疼痛缓解，往往伴双髂后至大腿的疼痛，但无下肢放射痛。严重时靠近、接触床位等轻微动作都可以引起剧烈的抽搐疼痛。消炎镇痛类药物对缓解疼痛无效。

2. 腰部肌肉痉挛，多为强迫体位。

3. 持续性低热，血白细胞正常或轻度升高，血沉和 C-反应蛋白明显升高。

4. 伤口无明显的红肿或肤温升高，但有深压痛和叩击痛。

【诊断与鉴别诊断】

（一） 诊断

1. 病史 多有手术史或其他部位感染史。

2. 症状和体征 腰部疼痛，持续性低热。

3. 影像学检查

（1）X 线检查 早期 X 线片多数无阳性表现。一般于术后 2 个月出现感染椎间隙上下方椎体密度减低，椎体的椎间盘边缘呈不规则破坏，可呈锯齿状。椎间盘早期呈云雾状，后期呈毛玻璃状。3~4 个月后椎体增生，一般无塌陷，椎间隙骨化，上下椎体融合，椎间隙常稍变窄。

（2）CT 检查 主要表现为椎体终板不规则骨质破坏和增生改变。急性发作期病灶边缘出现由炎性硬化反应所致的"晕征"，吸收缓解期则"晕征"逐渐消失，逐渐形成较薄的硬化带。

（3）MRI 检查 T_1加权像：病变椎间隙及相邻的上下椎体广泛均匀低信号，呈弥漫性、溶骨性改变，硬膜囊的信号减低。T_2加权像：病变椎间隙及相邻椎体常呈高信号，椎间盘组织变性破裂、变小或消失；有的椎间隙因有坏死组织而信号不均，有的可见到片状或不规则的脓液形成的长 T_2信号。可形成蜂窝织炎、脓肿或者两者同时发生，发生率为90%，此为椎间隙感染的特异性表现。蜂窝织炎均呈长 T_1、长 T_2信号，均匀或不均匀性强化。脓肿多见于急性期，对于诊断的敏感性高达 97.7%，在 T_1 上呈低或等信号，由于渗出液蛋白质含量较高，T_2加权像上呈液性或更高信号，增强扫描多数呈边缘不均匀性强化。椎旁炎症可导致腰大肌肿胀，两侧不对称，有时可形成腰肌脓肿，周围脂肪线因炎性水肿显示不清。轴位片可见椎管周围组织界限不清，椎管内有软组织影突入，层次分界不清。晚期则见椎间隙变窄，椎体边缘因硬化呈低密度影，硬膜囊和软组织粘连。

4. 实验室检查　血白细胞计数对诊断椎间隙感染不是非常有效，可正常或升高。血沉是诊断本病的敏感指标，但特异性差，且对判断治疗效果并不准确。C-反应蛋白是肝脏分泌的一种蛋白，在炎症早期即可明显增高，对本病诊断的特异性优于血沉，且更能准确反映治疗效果。血培养 25%～59% 呈阳性，在发热高峰时进行血培养阳性率更高。

（二）　鉴别诊断

1. 脊柱结核　本病多见于儿童和中青年，40 岁以上发病者较少见。局部有轻微钝痛，劳动、咳嗽或持重物时加重。可破坏椎体导致塌陷后，形成角状后凸畸形，胸椎较明显。易形成椎旁脓肿和流注脓肿。X 线可表现为死骨、空洞形成，周围骨质疏松；溶骨性破坏，椎间隙模糊、变窄和消失。

2. 脊柱化脓性骨髓炎　脊柱化脓性骨髓炎比较少见，若患者发病较急，全身中毒症状明显，血沉增快，则应考虑本病。患者往往发病前病变部位有感染病灶，体温较高，局部疼痛和压痛均较明显。X 线片表现为椎间隙狭窄或消失，椎体破坏、增生和硬化，骨桥形成。早期血培养多为阳性，多为金色葡萄球菌引起；MRI 检查可明确病变部位。

3. 布氏杆菌病　本病又称地中海弛张热、马耳他热、波浪热，是由布鲁氏菌引起的人畜共患性全身性传染病，其临床特点为长期发热、多汗、关节痛及肝脾肿大等。骨骼中以脊柱受累最为常见。此病多发生于农牧区有病畜接触史者，或与含菌标本接触的实验室工作人员，以及饮用未经消毒灭菌达标的乳品或食用未熟的牛、羊肉者。发热以弛张热为主，穿刺可见粉红色、洗肉水样脓液。实验室检查中的病原体分离、试管凝集试验、补体结合试验、抗人球蛋白试验阳性，可以帮助确诊及鉴别诊断。

【治疗】

（一）　中医辨证论治

1. 内治法

（1）对于正虚邪盛者，邪毒易乘虚而入，不能外散而流于筋骨。治宜补虚祛邪，四君子汤、四物汤合五味消毒饮。

（2）邪毒留滞于经络者，损伤气血，瘀滞为患。治宜活血祛瘀，血府逐瘀汤加味。

2. 外治法　对于伤口成脓或溃破，可结合外治法。脓未成或溃破，予金黄膏、冲和膏等消肿；脓已成或溃破，可予九一丹、八二丹、七三丹、五五丹，提脓祛腐；脓已驱，疮未敛，可予生肌散生肌收口。

（二）　手术治疗

对保守治疗无效、感染中毒症状明显恶化时应采取手术治疗。手术治疗的原则是：彻底清除感染组织、保存脊柱的稳定性。手术可采取清除病灶并结合内固定的方法，如此则能在彻底清除病灶的同时加强脊柱的稳定性，为术后病灶炎症的消退创造条件。

（三）　其他治疗

应用抗生素，绝对卧床休息，制动和对症处理。必要时感染灶穿刺细菌培养和血培养并进行药敏试验，选择敏感抗生素。除抗生素外，高压氧也是治疗椎间隙感染的一种方法，可提高病灶组织的氧张力及氧弥散率，改善组织缺氧，促进组织炎性水肿的消退，可以缩短抗感染治疗的疗程。

【预防与调护】

对于椎间隙感染应早发现、早治疗，其重点在于：①围手术期仔细评估患者的身体状况，使患者的生理指标尽量处于正常范围。②手术中操作要细致精确，减少组织的损伤，减少、避免副损伤，减少手术及切口暴露的时间，减少出血量。③及时、合理使用抗生素预防感染，术后及时观察患者病情变化，合理调配药物。④避风寒、畅情志、调饮食，密切关注伤口渗血、渗液情况，并及时处理。

第六节　骨关节结核

骨关节结核是由结核菌经血行播散至骨关节并潜伏下来，待人体抵抗力降低时发病的一种继发性骨与关节慢性感染性疾病。本病自古有之，中医名"骨痨"，是寒痰凝聚于骨关节间引起的一种阴证。本病又名"流痰"，始见于《外证医案汇编》："痰凝于肌肉、筋骨、骨空之处，无形可证，有血肉可以成脓，即为流痰。"清以前文献中本病混见于"骨疽""阴疽""附骨疽"中。至清代《疡科心得集》立"辨附骨疽附骨痰肾俞虚痰论"，将本病称为"附骨痰"而与"附骨疽"区别开来。

本病因发病部位不同而病名各异，如生于脊背称为"龟背痰"，生于腰椎两旁称为"肾俞虚痰"，生于环跳部位称为"附骨痰"，生于膝部称为"鹤膝痰"，生于踝部称为"穿踝痰"。

【中医病因病机与西医病因病理】

（一）中医病因病机

本病是一种以发生于骨与关节，起病缓、化脓迟，溃后流脓清稀或夹败絮样物，不易愈合，多损伤筋骨、形成脓肿或窦道等为主要表现的痨病类疾病，多因先天不足，肾亏骨弱，复感痨虫，痰浊凝聚，蚀伤关节所致。

1. 肝肾亏虚为发病之本　肝阴亏虚，阴血不足以养筋，筋失所养；肾精虚而不能主骨，骨失所养；或儿童先天不足，肾气不充，骨骼稚嫩，皆易感外邪痨虫而染病。

2. 阳虚痰凝为病程之始　阳虚而脾不化湿、肺不布津，水湿津液凝聚而生痰，痰浊滞留筋骨，易生本病。

3. 阴虚为主证　阴虚不能制阳，虚阳偏盛而化热，虚火耗津，血凝气滞，气机不畅，病邪乘虚而入。当其化脓之时，不仅寒化为热，阴转为阳，肾阴不足，此后阴愈亏、火愈旺，故在中、后期常出现阴虚火旺的证候，有时虚实夹杂，寒热交错，但仍以阴虚为主。

（二）西医病因病理

骨关节结核好发于儿童与青少年，但老年及体虚之人亦偶尔发病。原发病灶多为肺结核或消化道结核。在我国，多数患者的原发病灶为肺结核。

一般认为，骨关节结核发病率与生活贫困有着直接的关系。在 20 世纪中后期，生活条件的改善和抗结核药物的广泛运用，使本病的发病率明显下降。但近年来，由于耐药性结核菌的出现、人群的流动性增加等因素，使结核病有死灰复燃之势，骨关节结核的发病率亦有所增高。

骨关节结核在发病初期关节软骨面是完好的，如果在早期能很好地控制病情，则关节功能不受影响。早期的病理变化是单纯性滑膜结核或单纯性骨结核，以单纯性骨结核多见。若病情控制不佳，结核病灶会破向关节腔，使关节软骨面受到不同程度损害，后期可发展为全关节结核，进而影响各种关节功能。

【临床表现】

1. 初期 骨内虽有病变，但表面症状不明显，无红、肿、热，仅觉患处隐隐酸痛，继而出现轻微关节活动障碍，动则诱发疼痛，休息后可减轻。

2. 中期 病变部位逐渐肿起，病变附近或较远处形成脓肿，表现为微红热或不红不热的冷脓肿。脓熟时，患处皮肤出现透红一点，按之应指。多出现严重的关节功能障碍，动则疼痛加剧，休息后难以缓解。

3. 后期 脓肿溃破之后，疮口流脓清稀，或夹有败絮样物质，久则疮口凹陷，周围皮色紫暗，易形成瘘管，难以收敛。关节功能部分或全部丧失。

骨关节结核的全身症状可有纳呆，消瘦，神疲，乏力，或有面色无华，形瘦畏寒，心悸失眠，自汗；或有午后潮热，骨蒸盗汗，咽干口燥；四肢肌肉或有日渐萎缩，或有强直不遂，甚者瘫痪不用，二便失禁。

病变在髋关节者，患肢关节肿胀挛缩，两臀部肌肉不对称，可有跛行，严重者屈曲、内收、内旋畸形。患处不痛，痛反在膝。脓肿可出现在髋关节附近或大腿外侧较远处。

病变在膝关节者，可出现下肢肌肉萎缩，尤以大腿肌肉为甚，关节肿胀明显，状如鹤膝，患肢渐渐不能屈伸。脓肿发生在膝关节周围，日久可形成脱位或膝内翻或外翻畸形，患肢较正常为短。

【诊断与鉴别诊断】

（一）诊断

1. 病史 有结核病接触史，或有结核病原发病灶。

2. 症状和体征 起病缓慢，可先有低热、乏力、厌食、全身不适等结核中毒症状。局部压痛或叩击痛，拾物试验阳性有诊断意义。髋、膝关节结核可见跛行，间歇性腿痛或关节肿胀，活动受限。

3. 影像学检查 骨关节结核早期可通过核素骨显像显示出病灶，但不能做定性诊断。MRI检查可以在炎性浸润阶段时显示异常信号，具有早期诊断价值。

X线检查虽然不能做出早期诊断，但对诊断骨关节结核仍十分重要，一般在起病2个月后才会有X线片改变。CT检查可以发现普通X线片不能发现的问题，特别是显示病灶周围的冷脓肿有独特的优点，死骨与病骨都可以清晰显露。超声检查可以探查深部冷脓肿的位置和大小。关节镜检查及滑膜活检对诊断滑膜结核很有价值。

4. 实验室检查 血红蛋白减少，血白细胞轻度上升，血沉加快。结核菌素试验（PPD试验或OT试验）阳性。脓肿液或关节腔穿刺液涂片、培养，PPD-IgG、PCR-TB-DNA阳性。

（二）　鉴别诊断

骨关节结核根据患者的病史、症状和体征、实验室检查与影像学检查，不难明确诊断，但须与下列疾病鉴别。

1. 儿童类风湿关节炎　患儿也有发热、血沉增高，尤其是初发表现为单关节性时很难与骨关节结核区别。但本病特征为多发性和对称性，实验室检查也有特异改变，经过短期观察不难鉴别。

2. 化脓性关节炎　本病起病急，病程短，虽然同样有关节软骨和关节面迅速破坏，但骨破坏同时多伴有增生硬化，骨质疏松不明显，间隙均匀性狭窄或消失，而且最后形成骨性强直。

3. 先天性髋关节脱位　本病女孩多见，患儿股骨头骨骺出现晚，虽有髋臼变浅，股骨颈变短，但是无明显骨破坏或骨质疏松，而且有 Shenton 线不连续。

4. 股骨头坏死　患者一般无消瘦、盗汗、发热等全身症状，患髋无肿胀，可有轻、中度活动受限，X 线片表现为髋臼无明显破坏，但骨骺与髋臼间距离增宽，骨骺出现迟，小而变形，密度增高，股骨头变扁甚至碎裂，颈干角变小。

5. 暂时性滑膜炎　本病 7 岁以下儿童多见，有过度活动的病史，表现为髋部疼痛和跛行，多为一过性。X 线无异常表现，卧床休息 2 周即愈，没有后遗症。

【治疗】

（一）　中医辨证论治

1. 内治法

（1）阳虚痰凝　患部隐隐作痛，不红不热，无肿胀，继而关节不利，动则痛甚；伴神疲乏力，纳呆，畏寒肢冷；舌淡红，苔薄白，脉沉细无力。治宜益肾温经，散寒化痰，阳和汤加减。

（2）阴虚内热　局部肿胀明显，肤色转红，脓肿形成，按之应指；伴潮热朝轻暮重；舌质红，苔薄黄，脉弦细数。治宜育阴清热，托毒透脓，托里消毒散加减。

（3）阴虚火旺　脓肿破溃后流脓稀薄，夹有败絮样物，或有死骨，局部窦道；伴午后潮热，颧红，盗汗，口干咽燥，心悸失眠；舌红，少苔，脉细数。治宜养阴除蒸，清骨散加减。

2. 外治法　初期用回阳玉龙膏外敷，或阳和解凝膏掺黑退消盖贴；成脓期可穿刺抽脓，或切开引流；溃后期用五五丹药线提脓祛腐，外敷红油膏，脓尽可用生肌散收口。若形成窦道，用千金散附在药线上，插入窦道引流。

（二）　手术治疗

手术治疗包括局部制动、脓肿穿刺或切开排脓、局部注射药物、病灶清除术、关节融合术、关节切除术及关节成形术等。手术治疗需注意手术适应证与禁忌证，谨慎选择。

1. 局部制动　包括牵引、夹板或石膏绷带制动，肢体位置最好保持在功能位。通过局部制动，可以减少病区活动、免除负重，达到缓解疼痛和痉挛，纠正挛缩畸形的目的，从而有利于关节修复。

2. 脓肿的处理　小脓肿可以自然吸收或钙化，但耗时长，易留有结核病菌潜伏。较大的脓肿应及早行排脓术。排脓的方法有穿刺排脓及切开排脓两种方式。穿刺排脓时应当从脓肿外的健康皮肤进针，在皮下斜行一段，然后刺入脓肿，以防止穿刺后形成窦道。切开排脓往往与病灶清除术同时进行。

3. 病灶清除术　需要配合使用抗结核药物，在有效控制结核病情的情况下，再通过不同的手术途径，充分显露病灶及边界，彻底清除非正常组织，包括脓液、干酪样物质、死骨、肉芽组织及坏死的组织等。

4. 关节融合术、关节切除术及关节成形术　适用于成人的全关节结核破坏严重者。关节融合术是切除病灶并将关节两端的骨组织固定在一起，形成骨性愈合，保留关节外形而无关节功能。关节切除术是切除患病的关节，常用于肘关节。关节成形术是运用人工关节，重建关节功能。本法仅用于病变静止期，目前很少应用。

（三）　西医非手术治疗

西医非手术治疗包括充分的休息、充足的营养及抗结核药物治疗。关键是早期诊断和早期治疗。治疗的目的是增加全身抵抗力，消除局部病灶，缩短疗程，减少残疾发生，防止并发症，争取早日康复。充足的营养是增加抵抗力的基本条件，合宜的营养在于良好的食欲及膳食的配调得当。抗结核药物治疗原则：早期、联合、按时、规则、全程治疗。常用的抗结核药物有异烟肼、链霉素、利福平、乙胺丁醇及吡嗪酰胺等。为了避免耐药菌株产生，目前多提倡四联药物合用，3~6 个月后改用两联或三联药物，一般全程应用药 9~18 个月。

【预防与调护】

结核病是一种消耗性疾病，不仅需要药食并用，而且还需注意充分休息及适当的户外活动。

1. 增加营养，多吃绿叶蔬菜、水果及杂粮，可补充多种维生素和矿物质，提高自身抵抗力。维生素和矿物质对促进结核病康复作用很大。其中维生素 A 有增强机体抗病能力的作用；维生素 B 和维生素 C 可提高体内各代谢过程，增进食欲，健全肺和血管等组织功能。

2. 适度锻炼，强健体魄，配合积极治疗原发结核病灶，从而达到"治未病"的目的。结核菌虽然可以通过血液循环到达骨与关节部位，但是不一定会立刻发病。只有当机体抵抗力下降，通过如外伤手术、营养不良、过度劳累等诱发因素，才会促使结核菌活跃而出现临床症状。

第七节　脊柱结核

在全身骨与关节结核中，脊柱结核的发病率占比重最大，其中以椎体结核最多见，附件结核多为继发，或与椎体结核并存。单纯的附件结核仅占整个脊柱结核的 1%。而在椎体结核中，又以腰椎结核最多见，胸椎结核次之，之后顺序为胸腰段和腰骶段，颈椎、骶尾椎较少见。中医学对此病论述参见骨关节结核。

【中医病因病机与西医病因病理】

（一）　中医病因病机

中医学认为，本病由于正气虚弱，筋骨损伤，气血失和，复感痨虫，痰浊凝聚，流注脊柱关节所致。

1. 正气虚弱 因先天禀赋不足，肝肾亏虚，以致髓弱骨嫩；或儿童稚阴稚阳之体，气血未盛，肝肾之气尚未充实；或因后天失调，伤及脾肾，导致肾亏骨空。人体正气一旦虚亏，抗病能力不强，痨虫就会乘虚内袭。

2. 筋骨局部损伤 因闪挫跌仆，筋骨受损，气血失和，正气虚弱，外邪乘虚而入。风寒外邪客于经络之中，以致气血不和，筋骨失荣，痨虫蓄结于该处。留聚于骨或关节的痨虫与气血搏结，津液不得输布，痰浊内生，凝聚脊柱而为病。

（二）西医病因病理

西医学认为，脊柱本身承重大，活动多且易劳损，椎体松质骨较多，其内营养血管均为终末动脉，细菌易于留聚，这些因素都是脊柱结核发病的基础。

约90%病例的椎体病灶只有一处；另外约10%椎体病灶在两处或两处以上，且病灶之间由较为健康的椎体或椎间盘隔开，称为跳跃性病变；也有少数病变广泛，甚至大部分脊柱受到波及。脊柱结核按原发病灶部位可分为3型（图2-4）。

1. 中心型 病灶位于椎体中心，在儿童多见。病变发展较快，常很快波及整个骨化中心，并穿破周围软骨包壳，侵入椎间盘和邻近椎体。在成人则病变发展较慢，逐渐波及整个椎体并侵入邻近椎间盘和椎体，有少数中心型结核病变长期局限于一个椎体之内而不侵犯椎间盘和相邻椎体。病变以骨坏死为主，死骨形成较常见，待吸收后形成骨空洞，其内充满脓液和干酪物质。

2. 边缘型 10岁以上的儿童在次级骨化中心出现以后，边缘型病变更多些。病变可发生于椎体上下缘的左右侧和前后方，椎体后缘靠近椎管，故后方病变易造成脊髓或神经根受压。早期病变位于骨膜下，之后可向椎体深处发展或侵犯椎间盘和邻近椎体。

3. 骨膜下型 少见，多由于脓肿沿前纵韧带向上、向下蔓延，导致相邻椎体的前部长期被结核性肉芽组织或骨膜下脓肿腐蚀。多为继发性，可以同时累及多个椎体。

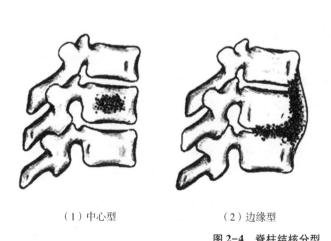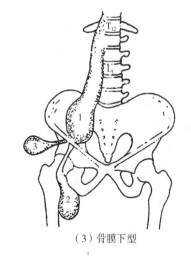

（1）中心型　　　　　　　　（2）边缘型　　　　　　　　（3）骨膜下型

图2-4 脊柱结核分型

椎体结核多形成寒性脓肿，表现形式有两种：其一，沿椎体骨膜下蔓延，形成广泛的椎旁脓肿；其二，沿筋膜间隙蔓延，可在远离病灶的部位形成流注脓肿。当病灶趋于静止，寒性脓肿可自行吸收或钙化，但常溃破，形成窦道；也有的脓肿壁与胸腹腔脏器，如肺、肠道、膀胱发生粘连并最后穿破，形成内瘘。

　　不同部位的寒性脓肿蔓延途径有：①颈椎：常突破椎体前方的骨膜和前纵韧带，在上部颈椎形成咽后壁脓肿；在下部颈椎形成食管后脓肿。椎体侧方病变的脓肿也可位于颈部两侧或流注至锁骨上窝。②颈胸段脊椎：脓肿可沿颈长肌蔓延至上纵隔两侧，似纵隔肿瘤。③胸椎：椎旁脓肿最常见，在X线片上可呈球形、筒形或梭形，张力较大。④腰椎：脓肿多沿腰大肌筋膜形成腰大肌脓肿，并可向下蔓延至髂窝、股三角或股骨小转子附近，还可绕过股骨上端后侧至大腿外侧，再沿阔筋膜流注到膝关节附近。腰大肌深层的脓肿可穿破腰筋膜，出现在腰三角部位。⑤胸腰段脊椎：椎旁脓肿和腰大肌脓肿。⑥腰骶段脊椎：腰大肌脓肿和骶前脓肿。

【临床表现】

（一）临床分期

1. 初期　起病缓慢，症状不显，少气无力，全身倦怠，患处仅有隐隐酸痛，夜间疼痛明显，脊柱活动障碍，动则疼痛加剧。

2. 中期　受累部位逐渐肿起，出现潮热或寒热交作、出汗、失眠、胃纳差。

3. 后期　窦道形成，时流稀脓，或夹有豆腐花或干酪样物质，久则管口凹陷，周围皮肤紫黯，不易收口。出现日渐消瘦、精神萎靡、面色无华、肌肉萎缩、心悸失眠、盗汗日重等症状。

（二）症状和体征

1. 疼痛　多为轻微的钝痛，休息减轻而劳累加重，在持物、咳嗽或打喷嚏时亦会加重，但应注意区别于恶性肿瘤的一点是这种疼痛大多不影响夜间睡眠。疼痛部位与病变有时候不一致，如胸腰段病变的患者常诉腰骶部疼痛，应注意仔细检查。后突畸形严重者引起下腰痛；病变压迫脊髓和神经根者疼痛剧烈并有放射痛。

2. 姿势异常　患者的姿势常因病变部位而各异。颈椎结核患者可见斜颈、头前斜、颈短缩、手托下颌等。胸腰椎、腰椎及腰骶椎结核患者可见头与躯干后仰、坐时用手扶椅，以减轻椎体所受压力。腰椎结核患者可见拾物时避免弯腰而屈髋屈膝，挺腰下蹲，起立时手撑大腿前侧，即拾物试验阳性。

3. 脊柱畸形　在儿童常为首发症状，以角状后凸畸形最多见，脊柱侧弯少见，程度也较轻。

4. 活动受限　因病灶周围肌肉的保护性痉挛而使脊柱活动受限。颈椎和腰椎因活动幅度较大，故而易于查出。检查小儿腰椎活动时，患儿俯卧位，医生握住患儿双踝部，将双下肢及骨盆轻轻提起，如患儿腰部挺直，生理前凸变小时，即证明有腰肌痉挛。另外，患儿熟睡后常因肌肉放松，稍活动即感疼痛，故常有"夜啼"。

5. 压痛和叩击痛　局部压痛不明显，叩击棘突可有疼痛。

6. 寒性脓肿　常被误认为是肿瘤，多为患者就诊的最早体征。

7. 脊髓神经受压现象　部分患者因截瘫才来就诊。医生应常规检查双下肢神经情况，以便及时发现早期的脊髓受压现象。

【诊断与鉴别诊断】

（一）诊断

1. 病史　既往有肺结核、结核病接触史。

2. 症状和体征　参考本节临床表现部分。

3. 影像学检查

（1）生理弧度改变　颈椎及腰椎的生理前凸常减少消失。胸椎的后凸在病变部位增加。少数患者可有侧弯。

（2）椎体形状改变　受累椎体边缘不齐，密度不均，高度变窄，有死骨形成。椎体中心骨松质可有磨砂玻璃样改变或空洞形成。

（3）椎间隙改变　椎间隙变窄或消失，成人中心型病变也可长时间不侵犯椎间隙。

（4）周围软组织改变　颈椎可见椎前软组织阴影增大，气管被推向前方或偏于一侧。胸椎可见不同类型的椎旁脓肿阴影。腰大肌脓肿可见腰大肌影隆起。

4. 实验室检查

（1）血液检查　患者常有轻度贫血。如结核多发或长期合并感染，则可有较严重的贫血。白细胞计数正常或稍高，合并感染时白细胞计数明显升高；血沉在结核活动期一般都增快，定期检查可判断病变的活动程度，但其特异性不强；结核菌素试验可针对我国5岁以下未接种卡介苗的儿童试用。

（2）关节穿刺脓液常规检查　白细胞总数为$25×10^9/L$，其中淋巴细胞、单核细胞增多。脓液或干酪样物质的结核菌培养需时较长，2/3的结核菌培养为阳性。必要时可直接进入关节内或将所属之淋巴结采取进行活检，有助于诊断的明确。

（二）鉴别诊断

1. 脊柱化脓性骨髓炎　若患者发病较急，全身中毒症状明显，血沉增快，则应考虑脊柱化脓性骨髓炎。往往患者在发病前身体某部位有感染病灶，体温较高，局部疼痛和压痛均明显。X线片呈现椎间隙狭窄或消失，椎体破坏、增生和硬化。早期血培养为阳性，多为金黄色葡萄球菌引起。

2. 强直性脊柱炎　若患者脊柱活动受限，血沉增快，应与强直性脊柱炎相鉴别。后者一般累及多个椎骨，并多同时伴有骶髂关节病变。X线片表现为韧带骨化，呈"竹节样"改变，无软组织增宽阴影，亦无椎体破坏。

3. 脊柱肿瘤　脊柱肿瘤多为恶性，表现为椎体破坏、压缩，但一般仅累及一个椎体，相邻椎间隙宽度多保持正常，椎弓根破坏多见，椎体两旁可有球形阴影。

4. 脊柱骨性关节炎　多见于颈腰椎，常伴神经根刺激症状。X线片表现也可有椎间隙变窄，相邻椎体边缘致密，但多伴有唇样增生。脊柱骨性关节炎无骨质破坏，无脓肿形成，血沉亦不高。

5. 其他　腰椎或腰骶段脊柱结核有时伴有神经根刺激或压迫症状，应与椎间盘突出症相鉴别。要病亦应注意与许莫氏结节（schmorl 结节）及环形骨骺未愈合相鉴别。

【治疗】

本病重视全身治疗。

（一）中医辨证论治

1. 内治法

（1）初期　初期寒凝瘀滞，治宜养肝肾，补气血，温经通络，散寒化瘀，阳和汤或大防风汤加减。可适当加入抗结核药物，如葎草、泽漆、功劳叶等，以增强疗效。

（2）中期　中期正气亏虚，由于病变进展，正气不足，骨质破坏，出现低热及寒性脓肿等虚象。治宜托毒与扶正相结合，以补益气血，化瘀消肿，托里散或托里透脓汤加减。

（3）后期　后期气血两亏，治宜补益肝肾，补气养血，人参养荣汤或十全大补汤或先天大造丸加减。若阴虚火旺，骨蒸潮热，治宜养阴清热，用大补阴丸合清骨散；若兼盗汗不止，宜潜阳敛汗，用沙参、川贝母、麦冬、百合、牡丹皮等。

2. 外治法

（1）初期　阳和解凝膏掺桂麝散、回阳玉龙膏等局部外敷。

（2）中期　寒性脓肿形成，脓腐液化且积脓甚多时，可行穿刺抽脓。若脓腐状如黏痰败絮，难以抽出时，可行手术切开后清除病灶，并置入链霉素、异烟肼，缝合伤口后加压包扎。

（3）后期　脓肿外溃或窦道形成，可选用八二丹、七三丹、五五丹药捻插入引流。如脓水将尽，改掺生肌散，促其收口。如窦道经久不愈，或形成瘘管，或腐脓难脱者，可用白降丹药捻或三品一条枪，插入疮口内以化腐蚀管。仍无效者，可改行手术切除窦道或瘘管。

（二）手术治疗

1. 适应证　脊柱结核经 1~2 个疗程抗结核治疗无效者；或寒性脓肿形成；或死骨出现；或有反复迁延不愈窦道形成；或有神经压迫症状者。

2. 禁忌证　全身症状明显，有活动性肺结核、肾结核、肠结核，及心、肝、肺、肾功能不良者。

有手术适应证的患者，可行手术治疗清除病灶。术前应做充分准备，提高患者全身抵抗力，纠正贫血，并系统运用抗结核药物，待中毒症状得到有效控制，血沉下降后，方可安排手术。由于脊柱手术位置较深，解剖关系复杂，重要器官多，各部位病变应采用不同的手术入路。无论何种入路，定位要准，显露要充分，椎体结核病变须充分清除。病灶清除满意并彻底冲洗后，可进行前路植骨。对于不适宜前路植骨者，或不需行病灶清除术且患者脊柱又不稳定者，可行后路植骨融合术。近年来对于脊柱稳定性的认识越来越受到重视，认为手术稳定脊柱后有利于结核的治疗。

（三）西药非手术治疗

病变活动期应绝对卧床休息。病变虽已静止但脊柱尚不稳定者，应采取制动措施，根据病变部位选用不同的固定方法以保护脊柱，如石膏颈托、腰围、支架、支具等，限制脊柱活动，防止畸形加重。应加强营养及饮食调节。贫血患者可给予少量间断输血；混合感染者应注意应用抗生素；脓肿较大的可行穿刺术排脓。截瘫患者应加强护理，预防并发症。具体治疗药物参见骨关节结核。

【预防与调护】

本病系因感染痨虫所致，应避免传染，未病先防，已病防变。在与患者接触时不可过饥过劳，并应佩戴口罩。患者应重视摄生，抓紧治疗和食疗，戒烟酒及房事，适当配合锻炼。咯血、盗汗等症状严重者应注意卧床休息，待病情好转后方可适当活动。饮食方面应增加营养丰富的食物，如甲鱼、奶制品、蔬菜、水果等；宜润燥生津之品，忌辛辣刺激之品。注意精神调养，禁恼怒，息妄想，树立信心。病室应清静整洁，透光通风。

第八节　骨关节梅毒

梅毒一名杨梅疮，是由梅毒螺旋体侵入人体而引起的一种全身性、慢性传染性疾病。我国古代无此病，约在 16 世纪初始由国外传入。中医文献记载最早见于明代。明代陈司成所著的《霉疮秘录》是我国第一部叙述梅毒的专著，该书较为全面地论述梅毒的病因、病机、症状和治疗。"一感其毒，酷烈非常，入髓沦肌，流经走络……或攻脏腑，或巡孔窍"，可致"形损骨枯，口鼻俱废，甚则传染妻孥，丧身绝育，移患子女外孙"。并提出用丹砂、雄黄等砷汞治疗本病，这是世界上最早使用砷剂治疗梅毒的记载。

骨关节梅毒是全身性梅毒感染在骨与关节的表现。由于感染时间和途径的不同，梅毒又分为先天性和后天性两种。因梅毒孕妇体内的梅毒螺旋体侵犯胎盘后，经脐带静脉侵入胎儿之后致病者，属于先天性梅毒。后天性梅毒是梅毒螺旋体由皮肤或黏膜接触，自裂口及破损处侵入而致病，个别因输血而感染者也属于后天性梅毒。先天性梅毒早期可侵犯骨与关节，后天性梅毒除第一期外均可产生骨、骨膜、髓腔以及关节的炎症。骨与关节梅毒好发部位依次为胫骨、尺骨、桡骨、腓骨、股骨、肱骨等，短骨和扁骨亦可发生。

【中医病因病机与西医病因病理】

（一）中医病因病机

《医宗金鉴·外科心法要诀·杨梅疮》说："杨梅疮生有二般，精化气化是其源，精化淫欲气传染，气宜发汗精下疽。"中医学将梅毒螺旋体的感染途径可概括以下几种。

1. 肾化感染（直接感染）　淫欲过度，肝肾亏虚，筋骨软弱，交媾不洁，湿浊毒邪，乘虚而入，注骨窜髓。

2. 气化感染（间接感染）　饮食起居不慎，接触梅毒患者，如同寝、共食、同厕等，毒气传入，内犯肺脾二经，肌肤、筋骨为害。

3. 胎中染毒（母体遗传）　父母染有梅毒，毒邪随血液传入胎中，侵犯骨节。

（二）西医病因病理

1. 先天性骨梅毒　早发型先天性骨梅毒病理改变主要是骨软骨炎、骨膜炎及骨髓炎以骨软骨炎为主。梅毒性骨软骨炎的特点是好发于长骨，尤其是在生长较快的股骨和胫骨干骺端，故又称干骺端炎。由于梅毒螺旋体积聚于骨骺软骨中，严重损害了软骨的骨化过程，而且所形成的肉芽组织使干骺端发生破坏。晚发型先天性骨梅毒的好发部位，病理变化与后天性梅毒第三期相同。

2. 后天性骨梅毒　梅毒螺旋体自皮肤或黏膜进入人体后到出现临床症状一般需要 2~3 周，称为潜伏期。潜伏期亦有短至数日、长达 3~4 个月者。潜伏期后发病者为初期（第一期）梅毒，主要于螺旋体入口处发生初疮（下疳）。初疮发生后 7~8 个星期，即转入二期梅毒，可累及骨膜、皮质骨、松质骨和滑膜（包括关节囊、腱鞘和滑囊），但以骨外膜侵入者为多。梅毒螺旋体侵入骨外膜后即发生慢性炎症，膜下形成梅毒性肉芽肿，使骨膜掀起而产生反应性新骨。此种病理变化发生在胫骨，则形成所谓"马刀胫"。二期梅毒骨炎或骨髓炎较少见，即便发生亦多与骨外膜炎合并存在。晚期（第三期）梅毒，通常在发病后4~5年才发生，主要表现为骨膜炎，骨炎及骨髓炎。其中骨炎和骨髓炎较二期梅毒明显，可分为局限性和广泛性。局限性好发于颅骨，受累的颅骨可发生多处不规则的破坏、吸收和增生；广泛性好发于长骨，以胫骨受累最多，病变可累及该骨全部骨质。

【临床表现】

1. 先天性骨梅毒　患儿受累肢体局部可有肿胀，压痛，肌肉萎缩，腰体下垂呈松弛状，不敢自主活动，被动活动时即啼哭，烦躁不安，临床上称这种表现为假性麻痹。患儿常伴有梅毒性角膜炎、皮疹、黏膜斑、鼻炎、指甲损害等。同时全身表现为衰弱、消瘦、皮松皱纹多。常有低烧，难以哺养。

2. 后天性骨梅毒　受累的骨与关节表现为疼痛，轻重不一，严重时剧烈如钻刺，常为间歇性，活动后减轻，休息及夜间加重，影响睡眠。病变局部皮肤有肿胀、压痛，常出现溃疡及瘘管。关节病变表现为关节痛及反应性积液，有的为树胶肿性关节炎。晚期能发生神经源性关节炎，称为夏科氏关节（charcot关节），临床呈现关节肿大，不稳定，半脱位或脱位，活动范围加大，特点是没有疼痛。

当颅骨受累时，颅骨可触及多个不规则的肿块呈弹韧性硬结，有时可穿破成溃疡。若向深部发展也可侵犯颅骨内板，并向内穿破致梅毒性脑膜炎。晚期梅毒患者可发生梅毒瘤性关节炎，多侵犯四肢大关节，发生于膝关节为最多，轻痛、运动受限，少数梅毒瘤可破溃形成瘘管。

【诊断与鉴别诊断】

（一）诊断

1. 病史　患者本人或其父母有梅毒感染史。

2. 症状和体征　早发型先天性骨梅毒主要表现为干骺端炎，受累关节不能主动活动，关节略有肿胀，被动活动时婴儿啼哭。晚发型先天性骨梅毒可见骨膜炎、骨炎、骨髓炎。后天性骨梅毒表现为受累部位疼痛，活动时减轻，休息时加重，白天轻、夜间重，局部皮肤肿胀，皮肤颜色多无改变，压痛、叩击痛明显。

3. X线检查　骨梅毒的X线表现为多发、对称且广泛的骨软骨炎、骨膜炎、骨髓炎。其中骨软骨炎是早发型先天性骨梅毒出现最早的X线征象，骨膜炎是最常见的征象，有不同程度的骨膜增生，部分增厚的骨膜与骨干融合使骨干增粗。骨髓炎多为骨软骨炎向骨干蔓延所致，表现为虫蚀样骨破坏。骨质破坏而无死骨形成是本病的特异性表现，出现骨髓炎改变时并非不伴有死骨形成，唯死骨较细小。

4. 实验室检查　梅毒螺旋体停动试验、梅毒螺旋体检查、梅毒血清试验等有诊断价值，血白细胞计数多数不增高。

（二）鉴别诊断

1. 骨结核　骨结核多位于干骺端，全身有结核中毒症状，疼痛无日夜之分，抗结核治疗有效，而且化脓形成死骨的倾向大。而骨梅毒多无明显全身症状，且自愈倾向大，抗梅毒治疗有效，梅毒螺旋体停动试验、梅毒螺旋体检查、梅毒血清试验等有助于诊断。两者 X 线表现亦有所不同。

2. 化脓性骨髓炎 化脓性骨髓炎起病急骤，全身症状重，进展迅速，局部多有明显炎症表现，实验室检查和 X 线表现均有助于鉴别。

3. 骨肉瘤 骨肉瘤发展迅速，肿胀明显，晚期痛苦较甚，附近淋巴结有硬肿，不能自愈。X 线有骨质破坏表现，有恶病质者多发生于 30 岁以下。

【治疗】

（一）中医辨证论治

本病的中医治疗原则是清热利湿，解毒，方法以内服为主。

1. 骨梅毒初起，局部肿胀疼痛。治宜解毒止痛，方选搜风解毒汤。

2. 第二、三期梅毒，体虚。治宜补虚托毒，方选归灵内托散。

3. 各期梅毒通用方有仙方活命饮加土茯苓、升丹合剂、清血搜毒丸合三仙丹、轻粉合剂等。

（二）西医非手术治疗

青霉素对梅毒螺旋体具有较强的杀伤作用，故对先天性梅毒和早、晚期梅毒有特效，其他如链霉素、红霉素亦可应用。此外，近年来尚发现不少新药亦有良好疗法，如砷铋剂等。

应重视对局部的对症治疗，如受累的患肢应制动。用石膏托或外固定支具保持患肢于功能位。对溃疡创面及时清洁换药或病灶清除。对有剧烈疼痛的长管骨骨膜炎的患者可行开窗减压术，可明显减轻疼痛。但对有些畸形及夏科氏关节治疗上较困难。

【预防与调护】

梅毒是以性接触为主要传播途径的传染病，是可以预防的。应大力开展梅毒病因及对人体危害性的宣传。提高人们的文化水平、道德观念及加强法制监督是至关重要的。同时建立性病防治网，使梅毒患者在早期得到明确诊断，及时得到正确的治疗。

第三章　骨关节非感染性炎症

第一节　骨关节非感染性炎概述

骨关节非感染性炎症，是指机体免疫功能紊乱、骨关节的退行性变等因素引起的发生于骨关节部位的非感染性炎症，主要论述类风湿性关节炎、强直性脊柱炎、血友病性关节炎、银屑病性关节炎、色素沉着绒毛结节滑膜炎、创伤性关节炎、神经性关节炎、痛风性关节炎、致密性骨炎等，属于中医骨关节痹证的范畴。是由风、寒、暑、湿、燥、火等外邪侵袭人体，闭阻经络，气血运行不畅所致；或者瘀痰互结、络脉痹阻的肌肉、筋骨、关节的疼痛、麻木、重着、伸屈不利；甚或出现关节肿大灼热等表现的一组病证。

中医学对本类病症作了详尽的观察和记载，《素问·痹论》对其病因、发病原理、证候分类及其演变等内容均有详论，并且由此奠定了中医对痹证认识的基础。

【中医病因病机】

中医学认为，骨关节痹证的发生主要是由于正气虚弱，复感风、寒、暑、湿、燥、火之邪所致。患者素体虚弱，腠理不密，卫表不固等内在因素是发病的基础，风、寒、暑、湿、燥、火之邪才能乘虚而入，使肌肉、关节、经络痹阻而形成骨关节痹证。

1. 风寒湿邪侵袭人体。由于久处潮湿、涉水受风、气候剧变、冷热交替等原因，导致风寒湿邪乘虚侵袭人体，侵入经络，客于关节，使气血痹阻终为痹证。由于受邪偏盛的不同，其状各有其不同。风偏盛者为行痹，性善行而数变，故痹痛游走不定；寒偏盛者为痛痹，寒凝气涩，故气血凝滞不通，疼痛剧烈；湿偏盛者为着痹，湿性黏滞重着，故肌肤关节麻木、重着、痛有定处。

2. 感受火热之邪或痰瘀郁久化热，复感风热之邪，与湿相并，致风湿火热合邪为患。患者素体阳盛或阴虚有热，感受外邪后易从热化，或因风寒湿痹日久不愈，外邪久留经络关节，郁而化热，出现关节红肿疼痛，发热等症而形成热痹。

痹证日久，风寒湿痹或风湿热痹迁延不愈，气血运行不畅，瘀血痰浊痹阻经络，出现皮肤瘀斑、结节、关节肿大、屈伸不利等症；或者病久气血伤耗，导致不同程度的气血亏虚，肝肾不足，出现面色苍白、形体显瘦、神疲气短等症；甚者痹证日久不愈，病邪由浅入深，由经络及脏腑，导致脏腑功能失调则病情更为顽固难愈。

【临床表现】

骨关节痹证大体可分为风寒湿痹和风湿热痹两大类型，而风寒湿痹又因病邪性质不同，临床又有行痹、痛痹、着痹之别。

（一）风寒湿痹

1. 行痹 肢体骨节疼痛，游走不定，屈伸不利，偶见恶风发热，苔薄白，脉浮紧。

2. 痛痹 骨节疼痛较剧，痛有定处，得热痛减，遇寒痛剧，关节屈伸受限，局部皮色如常，触之不热，苔薄白，脉弦紧。

3. 着痹 自觉关节重着酸痛，或有肿胀，痛有定处，肢体沉重，肌肤麻木不仁，苔白腻，脉濡缓。

（二）风湿热痹

骨节疼痛急作，肢体局部灼热红肿，痛不可触，得冷稍舒，常常累及多个关节，兼有发热恶风、口渴烦闷、躁动不安等全身症状，苔黄燥，脉滑数。

风湿热痹通称热痹，与风寒湿痹相较，其发病较急，全身症状明显，且邪气极易入内，以致病情急变，反复加重。

【诊断与鉴别诊断】

（一）诊断

骨关节非感染性炎症主要根据不同病种的特殊临床表现、实验室检查和影像学检查，分别做出相应的临床诊断。本章所述的骨关节非感染性炎症诸病种，其基本相同的诊断依据是：均可见不同程度的关节疼痛、肿胀，实验室检查有异常，影像学检查见到关节软骨、滑膜和骨质的损害征象。

（二）鉴别诊断

骨关节非感染性炎症主要应与骨关感染性节炎症相鉴别。骨关节非感染性炎症起病相对较缓慢，疼痛肿胀发展迟滞；骨关节感染性炎症等发病相对急骤，疼痛肿胀发展迅速。同时可通过关节液性状、实验室检查、影像学检查加以鉴别。

【治疗】

（一）中医辨证论治

本病以祛风、散寒、除湿、清热和活血化瘀、疏经通络为基本治疗原则。由于感邪偏盛及病机特点不同，临证还须辨证论治。诚如《医学心悟·痹》中所说："治行痹者，散风为主，而以除寒祛湿佐之，大抵参以补血之剂，所谓治风先治血，血行风自灭也。治痛痹者，散寒为主，而以疏风燥湿佐之，大抵参以补火之剂，所谓热则流通，寒则凝塞，通则不痛，痛则不通也。治着痹者，燥湿为主，而以祛风散寒佐之，大抵参以补脾之剂，盖土旺则能胜湿，而气足自无顽麻也。"

1. 风寒湿痹

（1）行痹 治宜祛风散寒，通络除湿，防风汤为主。病变以上肢关节为主者，选加羌活、桂枝、白芷、威灵仙、姜黄、川芎等；病变以下肢关节为主者，选加独活、续断、牛膝、防风、萆薢等；病变以腰背为主者，选加杜仲、桑寄生、秦艽、淫羊藿、巴戟天、续断等。如见苔黄脉数，邪有化热之象，必须寒热并用，结合桂枝芍药知母汤加减。

（2）痛痹　治宜温经除湿，祛风散热，乌头汤为主，结合麻桂温经汤加减。

（3）着痹　治宜除湿通络，祛风散寒，薏苡仁汤为主。临床辨证见关节肿胀疼痛明显者，可加萆薢、木通、海金沙利水通络；见肌肤麻木不仁者，可加海桐皮、豨莶草、臭梧桐祛风通络。

2. 风湿热痹　治宜清热通络，消风除湿，白虎加桂枝汤合宣痹汤为主。临床见有皮肤红斑者，可加牡丹皮、生地、地肤子、赤芍等活血散风通络之品。

风湿热痹郁久化火，见关节红肿、疼痛剧烈、夜甚烦渴、舌红少苔、脉弦数者，宜清热解毒，凉血止痛。可结合犀角散并加生地、玄参、麦冬等滋阴凉血。

本病迁延不愈，正虚邪恋，瘀阻于络，极易津凝为痰，痰瘀痹阻，患者关节疼痛时轻时重，关节肿大反复发作，严重时强直畸形，屈伸不利，舌紫苔腻，脉弦细涩。治宜化痰祛瘀，搜风通络，结合桃红饮加穿山甲、蜈蚣、地龙、土鳖虫破痰活血，化瘀通络；或者加白芥子、胆南星祛痰散结，必要时加全蝎、乌梢蛇等搜风通络。

本病后期还常出现气血不足及肝肾亏虚的症状。应注重祛邪扶正，攻补兼施，加入补益气血，滋养肝肾之品，一般以独活寄生汤为主。如痹久内舍于心，症见心悸、短气，动则尤甚，面色无华，舌淡脉虚数或结代者，治宜益气养心，温阳复脉，用炙甘草汤加减。痹久所致的抽掣疼痛，肢体拘挛者，常配伍地龙、全蝎、蜈蚣、穿山甲、白花蛇、乌梢蛇、露蜂房等，以加强通络止痛，祛风除湿之功。

附子、川乌及虫类药物大多性偏辛温，有一定毒性，故用量宜由小量开始，逐渐增加，病情好转即停用，不宜久服，严防中毒。

（二）西药治疗

痹证的各个具体病种采用的西药各有不同，详见于以后各个独立的病种介绍。

（三）手术治疗

本病后期及严重阶段，骨关节发生变形，出现严重功能障碍，往往需要手术治疗。

（四）中医其他治疗

1. 针灸　针灸以局部取穴为主。下颌关节取下关、合谷、风池穴；脊柱关节取相应夹脊穴、殷门、委中、大椎穴；肩关节取肩髃、肩髎穴；肘关节取曲池、少海、天井穴；手指、腕关节取阳池、中泉、大陵、八邪穴；膝关节取阳陵泉、梁丘、鹤顶穴；踝关节取解溪、丘墟、太溪穴；趾关节取八风穴。此外，还可用皮肤针、拔罐、艾灸等方法治疗。

2. 推拿按摩　对伴有明显关节功能障碍者，选用关节屈伸、旋转、搓揉及捋顺等手法。有轻微关节功能障碍者，可采用骨友灵、按摩乳、茴香油等按揉局部，或配合应用舒筋法。

【预防与调护】

室内应温暖、光线充足、空气新鲜，饮食宜清淡富有营养，注意避风寒、防感冒。急性期需注意休息，缓解期应加强功能锻炼。鼓励患者树立信心，战胜疾病。

第二节　类风湿关节炎

类风湿关节炎是以关节病变为主，能导致关节发生严重畸形的慢性进行性自身免疫性疾病。类风湿关节炎不仅侵犯关节和腱鞘、滑膜，也常常损害其他器官，如皮肤、眼睛、心脏、血管和肾脏等，是一种全身性结缔组织疾病。不过关节仍是主要受害部位，病变侵蚀、破坏关节的软骨面、软骨下骨质、滑膜、关节囊、韧带和关节附近的肌腱组织，造成关节半脱位、畸形或强直，关节活动严重受限，最后使受害关节功能完全丧失。类风湿关节炎发病率较高，多见于女性，男女之比约为 1∶2.5；多隐渐发病，病期从 3 个月到 50 年不等，临床以 1~5 年者最多见。多数情况下，本病影响患者的寿命，但若造成严重残废，患者完全丧失劳动和生活能力或者脏腑器官受到损害时，往往缩短生存期，如病变严重破坏颈椎并造成病理性半脱位和高位截瘫、类风湿脉管炎累及重要脏器的血管等，都可能危及患者的生命。

【中医病因病机与西医病因病理】

（一）中医病因病机

本病早期疼痛剧烈，中医学将其归入"痛痹"范畴。明代秦景明《症因脉治·痹证》认为本病的病因是："营气不足，卫外之阳不固，皮毛宣疏，腠理不充，或冒雨冲寒，露卧当风，则寒邪袭之而成。"李中梓《医家必读·痹证》描述本病后期出现"在骨则重不能举，尻以代踵，脊以代头"的严重畸形与功能障碍。

1. 外感六淫侵袭　久处潮湿，涉水、受风，复因气候剧变，冷热不均，致风寒湿邪侵入经络，客于关节，气血痹阻。

2. 邪热、痰瘀互结　感受风热之邪或痰瘀郁久化热，与湿相并，致风湿热合邪为患。患者素体阳盛或阴虚有热，感受外邪后易从热化，或因风寒湿痹日久不愈，外邪久留经络关节，郁而化热，出现关节红肿疼痛，发热等症而形成热痹。

3. 痹久顽疾致畸　纵观痹证日久，风寒湿痹或风湿热痹日久不愈，气血运行不畅，瘀血痰浊痹阻经络，出现皮肤瘀斑、结节、关节肿大、屈伸不利等症；或者病久气血伤耗，导致不同程度的气血亏虚，肝肾不足，出现面色苍白，形体显瘦，神疲气短等症；甚者痹证日久不愈，病邪由浅入深，由经络及脏腑，导致脏腑功能失调，则病情更为顽固难愈。

（二）西医病因病理

1. 病因　自英国医生克劳德于 1958 年给本病命名以来，内分泌学、组织化学，特别是免疫病理学的进展为进一步探讨本病病因和发病机理创造良好的条件。但至今本病的具体原因仍未阐明，大致有以下几方面。

（1）感染　多年来感染被怀疑为本病的病因。因本病的许多临床特点，如发热，白细胞增多，局部淋巴结肿大，受累关节出现红、肿、热、痛等炎症现象，都与感染所引起的炎症十分相似。但有人将患者的白细胞、淋巴细胞或血浆输入健康志愿者体内并未引起类似疾病。因此，感染之说并未确立，但是国内外众多的研究表明这一方向仍不能被放弃。

（2）过敏　过敏反应学说曾由克林其（Klinge，1933 年）和瑞其（Rich，1940 年）先后提出。因本病的病理改变和血清病以及用异性蛋白在实验动物中所诱发的过敏状态相似。但在临床上，本病患者多无过敏体质的表现，而且典型的过敏疾患人群中该病的发病率并不比对照组多见，患者的多种过敏试验亦多属阴性反应。

（3）**内分泌失调** 诸多学者认为内分泌因素对于类风湿关节炎的发病有一定影响，主要依据以下事实：类风湿关节炎多发于女性，在女性患者怀孕期间，关节炎症状常减轻；外源性皮质类固醇或 ACTH 能抑制本病的活动，减轻临床症状。但有针对这方面的研究报告指出，本病患者的肾上腺结构正常，体内电解质代谢和钾耐量正常，血中皮质类固醇含量及尿中排出量均属正常范围，所以临床并不完全支持这种学说。

（4）**家族遗传** 类风湿关节炎和强直性脊柱炎都有明显的家族特点。国内在从 632 例类风湿性节炎患者分析研究中发现，有 14.6% 的患者家属中有本病或其他结缔组织疾病发生，其中大部分为类风湿关节炎，小部分为风湿热、红斑性狼疮等。患病家属多为患者的母亲或姊妹。但是，单凭这些分析研究，还不能作为本病确有遗传基因的肯定证据。

（5）**免疫异常** 类风湿因子的 IgG 抗体的发现，曾引起大量在免疫病理方面的研究。经过多年的深入探讨，有充分证据说明有类风湿因子参加的免疫反应确实存在。尽管此类反应是如何引起类风湿关节炎一系列的病理变化尚不清楚，但仍为类风湿关节炎的病因研究开辟了一条颇有希望的途径。

（6）**其他因素** 有国外学者提出的感染病灶、植物神经功能异常等观点均未得到证实。关于气候对本病的影响，有人认为本病在热带较少，在寒带较多。但根据国外学者的调查，位于北极圈内的阿拉斯加爱斯基摩人的患病率反而比美国本土的白人为低。

2. 病理 类风湿关节炎主要侵犯关节滑膜，所以一般可以认为类风湿滑膜炎是该病的原发病理变化，而滑液、软骨、软骨下骨质、关节囊、韧带和肌腱的病变都是继发的，是类风湿肉芽由关节内向关节周围蔓延腐蚀的结果。重型病例也常常出现关节以外的病理改变，如血管炎、皮下结节、心脏、肺脏和眼的病变。

（1）关节病变

1）滑膜炎：滑膜的病理改变有以下几方面：①渗出：滑膜充血水肿，滑膜下层的毛细血管扩张及通透性增加而致渗出液增多，使关节内积液。②炎性细胞浸润：少量的中性多核白细胞随渗出液逸出，但主要的浸润细胞是小淋巴细胞。他们大都分布在滑膜下层，或显弥漫性浸润。炎症晚期，可见具有生发中心的淋巴小结形成。③肉芽形成：肉芽形成于滑膜与关节软骨面交界处，毛细血管和成纤维细胞增生明显，形成类风湿肉芽组织。这种肉芽组织破坏性极大，如病变长期处于活动期，可相继腐蚀构成关节的许多重要组织，最后导致关节的完全破坏和功能丧失。④滑膜增殖：滑膜表面由正常的 1~2 层上皮细胞变为多层细胞，细胞也由扁平变为方形或柱状，排列如栅栏状。以上改变致使滑膜明显增厚，并呈绒毛状外观。

2）关节软骨面的改变：由于软骨面边缘常被覆以血管翳样的肉芽组织，这些肉芽便可不断地腐蚀软骨面，并向中心蔓延。此时，表层软骨细胞退化，深层软骨细胞出现大量溶酶体和空泡。关节软骨面逐渐混浊、萎缩、变薄，甚至消失。肉芽机化后可形成关节内粘连，使关节功能严重受限，甚至形成纤维性强直。相对软骨面消失后，新骨即在两相对骨端间生长，形成骨性强直。此时关节功能完全丧失。

3）软骨下骨质破坏：滑膜与关节软骨交界处的肉芽组织，可通过骨端血管孔进入软骨下骨质，引起骨髓充血、炎性细胞浸润、骨小梁吸收，形成充满肉芽的囊性空洞。骨质破坏使软骨关节面失去依托和血运，从而加重了关节软骨面的萎缩和破坏，并可使骨端吸收，产生关节畸形。炎症严重时亦可破坏骨骺板，使其提前闭合，从而使肢体畸形更为加重。炎性肉芽组织亦可从骨端进入骨膜下，刺激骨膜形成骨膜新生骨。

（2）肌腱韧带和滑囊病变　多见于手足小关节，其背侧关节囊比较薄弱，炎性肉芽易从背侧突破而侵犯伸肌腱。腱鞘滑膜炎的发展过程和关节滑膜炎相似。如肌腱受累，则先在腱表面形成血管翳，继之肉芽伸入腱纤维之间，严重者可发生和皮下结节相同的纤维素样坏死，晚期可引起肌腱粘连或断裂。

（3）皮下结节　约有20%的患者可发生。结节镜下可分为三个区域：①中央为坏死区。②外层为栅栏状排列的成纤维细胞及少数多核巨细胞。③最外层为慢性炎性细胞浸润区。

（4）血管炎　小终末动脉的炎性栓塞可致甲床的小片缺血改变；较大动脉受累可致神经病变、皮肤溃疡和肠穿孔。血管炎多见于类风湿因子阳性的患者。

（5）其他改变　与皮下结节相似的病变可发生在眼和心、肺，可单发或多发，常形成空洞或钙化。局部淋巴结肿大常见，偶见神经内、外膜的炎性细胞湿润。继发的淀粉样变虽可在尸检中发现，但临床罕见。

【临床表现】

（一）症状

本病的临床表现随发作方式、受累部位、严重程度和进展速度而异。大部分患者隐渐发病，少数可急性发作（暴发型）。一般初起患者仅感觉少数（1~2个）关节阵发性疼痛，疼痛时轻时重，无明显肿胀和发热。此阶段血沉较快，类风湿因子常为阴性。数周或数月后发现少数关节肿胀及活动受限，并逐渐累及其他对称的关节，受累的关节以手、腕、膝、趾关节最常见，在手指关节又以掌指及近侧指间关节最常见。其次为踝、肘、肩关节，颈椎及骶髂关节最少。不同患者受累关节数量不等，病情轻重亦极不一致。受累关节少则1~2个，多可达30~40个。

1. 全身表现　早期可有低热、倦怠、乏力、肌肉酸痛、纳呆、消瘦、贫血等。如果心脏受累，可有心包炎、心包积液、心外膜、心肌及瓣膜的结节、心肌炎、冠状动脉炎、主动脉炎、传导障碍，慢性心内膜炎及心瓣膜纤维化等表现。如果呼吸系统受累，可有胸膜炎、胸腔积液、肺动脉炎、间质性肺疾病、肺结节病等。如果肾脏受累可以表现为原发性肾小球及肾小管间质性肾炎、肾淀粉样变性。如果神经系统损害，除表现出一般的周围神经损伤症状外，还可诱发神经疾病、脊髓病、外周神经病，以及继发于血管炎的缺血性神经病、肌肥大及药物引起的神经系统病变。此外，患者还可出现葡萄膜炎、巩膜炎、干燥性结膜角膜炎、巩膜软化症、巩膜软化穿孔、角膜溶解等。

2. 局部表现　常见的局部症状是关节疼痛、肿胀，功能受限，还有明显的晨僵及类似增生性关节病的关节僵硬现象。

（二）体征

本病常见体征有受累关节的红、肿、热、痛等炎症表现；局部压痛及活动痛；受累关节常呈对称性、多发性；手的掌指关节、近侧指间关节及腕、膝、踝、肘、趾依次受累；常继发地累及手、足的腱鞘和肌腱；肌肉萎缩；局部淋巴结肿大；交感神经紊乱，如手掌多汗及手掌红斑；典型畸形表现为腕关节尺偏畸形、手指的鹅颈畸形，握力减弱；足部常呈外翻畸形、行走

NOTE

速度减慢等。有时可见皮下结节、血管炎等其他关节外结缔组织病损。

【诊断与鉴别诊断】

（一）诊断

1. 病史　本病的大部分患者隐渐发病，少数可急性发作。一般初起患者仅感少数关节阵发性疼痛，无明显肿胀和发热。数周后发现少数关节肿胀及活动受限，并逐渐累及其他对称的关节，受累关节数量不等，病情轻重亦极不一致。

2. 症状和体征　早期可有低热等，常见的局部症状是关节疼痛、肿胀、功能受限，还有明显的晨僵及类似增生性关节病的关节僵硬现象。常见体征有受累关节的红、肿、热、痛等炎症表现；局部压痛及活动痛；受累关节常呈对称性、多发性；典型畸形表现为腕关节尺偏畸形、手指的鹅颈畸形，握力减弱；足部常呈外翻畸形、行走速度减慢等。有时可见皮下结节、血管炎等其他关节外结缔组织病损。

3. X 线检查　早期可见关节周围软组织肿胀，骨质疏松，骨皮质变薄，正常骨小梁排列减少。关节间隙因积液而增宽；以后软骨面边缘骨质腐蚀，关节软骨下有囊腔形成，在手足小骨及尺、桡骨远端可见到骨膜新生骨形成。关节间隙因软骨面破坏而变狭窄，在手、足小关节及肩锁关节等处骨端骨质可被吸收。由于骨盆和椎体的高度骨质疏松，可见到压力变形性改变，如三角形骨盆、椎体压缩骨折和鱼尾样变。由于严重的关节破坏和肌肉痉挛，还可见到关节的脱位、半脱位和各种畸形，如腕下垂、膝屈曲挛缩、掌指关节尺偏，手指的鹅颈、扣眼及前足的踇外翻和爪形趾等畸形。至晚期，关节软骨面完全破坏消失后，关节即纤维性或骨性强直于畸形位置。

4. 实验室检查　可见血红蛋白减少，白细胞计数正常或降低，淋巴细胞计数增加。血沉加快，但久病者可正常。约 70% 的病例可出现类风湿因子阳性。滑液较混浊，黏稠度降低，黏蛋白凝力差，滑液的含糖量降低。

附：美国风湿病协会（ARA）1987 年修订的诊断标准

因类风湿关节炎早期缺乏特异的临床、病理、实验室和 X 线特征，因而各家的诊断往往出入很大，这给进一步研究本病和估价不同治疗方法均造成很大困难，为统一诊断标准，美国风湿病协会（ARA）在 1958 年提出并于 1987 年进行修订，现综合归纳于下。

1. 症状和体征及理化检查

（1）晨僵。

（2）关节活动时疼痛或有压痛。

（3）关节肿胀（软组织肥厚或积液而非骨质增生）。

（4）对称性关节肿胀，同时侵犯机体两侧的同一个关节（双侧侵犯近侧指间关节、掌指关节或跖趾关节时不需要完全对称）。

（5）骨隆起部或关节附近伸侧的皮下结节。

（6）标准的 X 线片所见（除骨质增生外，必须有受累关节附近的骨质疏松存在）。

（7）凝集试验阳性——任何检查类风湿因子的方法，在两个实验室中，其正常对照者中的阳性率应不超过 5%。

（8）关节滑液的黏液素沉淀不良。

（9）具有下述滑膜组织学改变中的 3 个或更多：明显的绒毛增生；表层滑膜细胞增殖及呈栅栏状；明显的慢性炎细胞浸润及形成淋巴结的趋势，表层或间质内致密的纤维素沉淀；灶性坏死。

（10）皮下结节中的组织学改变，显示中心区细胞坏死灶，围绕着栅栏增生的巨噬细胞及最外层的慢性炎细胞浸润。

2. 诊断方法

（1）典型诊断需上述项目中的 7 项。在 1~5 项中，关节症状至少持续 6 周。

（2）肯定诊断需上述项目中的 5 项。在 1~5 项中，关节症状至少持续 6 周。

（3）可能诊断需上述项目中的 3 项。1~5 项至少有 1 项，其关节症状至少持续 6 周。

（4）可疑诊断需上述项目中的 2 项，而且关节症状的持续时间应不少于 3 周。

3. 诊断分期：类风湿关节炎的分期主要根据 X 线表现。

早期：普遍骨质疏松和软组织肿胀。

中期：除上述所见外，还有骨端边缘腐蚀，软骨下囊性变和关节间隙狭窄。

晚期：除上述所见外，还有关节严重破坏、骨质吸收、脱位或畸形。

末期：关节已呈纤维性或呈骨性强直。

（二）鉴别诊断

1. 骨关节炎 本病多见于中老年人，起病缓慢。膝、髋、肘及脊柱关节易受累，而掌指、腕及其他关节较少受累。病情通常随活动而加重，晨僵时间多小于半小时。双手受累时可见 Heberden（远侧指间关节背侧）和 Bouchard（近侧指间关节背侧）结节，膝关节可触及摩擦感。不伴有皮下结节及血管炎等关节外表现。类风湿因子多为阴性，少数老年患者可有低滴度阳性。

2. 银屑病关节炎 本病的多关节炎型和类风湿关节炎较相似。但银屑病关节炎患者有特征性皮疹或指甲病变，或有银屑病家族史。常累及远端指间关节，早期多为非对称性分布，血清类风湿因子等抗体为阴性。

3. 强直性脊柱炎 本病以青年男性多发，以中轴关节如骶髂及脊柱关节受累为主，虽可有外周关节病变，但多表现为下肢大关节，多为非对称性的关节肿胀和疼痛，并常伴有棘突、大转子、跟腱、脊肋关节等肌腱和韧带附着点疼痛。关节外表现多为虹膜睫状体炎、心脏房室传导阻滞及主动脉瓣闭锁不全等。X 线片可见骶髂关节侵袭、破坏或融合。患者类风湿因子阴性，HLA-B27 抗原阳性。

4. 系统性红斑狼疮 本病患者在病程早期可出现双手或腕关节的关节炎表现，但患者常伴有发热、疲乏、口腔溃疡、特征性皮疹、蛋白尿或抗核抗体阳性等狼疮特异性、多系统表现，而关节炎症状较类风湿关节炎患者程度轻，不出现关节畸形。实验室检查可发现多种特殊自身抗体。

5. 反应性关节炎 本病起病急，发病前常有肠道或泌尿道感染史。以大关节（尤其下肢关节）非对称性受累为主，一般无对称性手指近端指间关节、腕关节等小关节受累。可伴有眼炎、尿道炎、龟头炎及发热等。HLA-B27 可呈阳性，而类风湿因子阴性。患者可出现非对称性骶髂关节炎的 X 线改变。

【治疗】

（一）中医辨证论治

1. 痛痹　肢体关节疼痛剧烈，遇寒更甚，苔薄白，脉弦紧。治宜散寒止痛，祛风活络，乌头汤或麻桂温经汤加减。

2. 行痹　肢体关节疼痛，游走不定，屈伸不便，可伴有恶风、发热等表证，舌苔薄白或薄白腻，脉浮。治宜祛风除湿，通络止痛，防风汤加羌活、桂枝。

3. 着痹　肢体关节疼痛，疼痛不游走，痛处皮色不红，触之不肿胀，疼痛固定，手足沉重，肌肤麻木，舌苔白腻，脉濡缓。治宜除湿消肿，祛风散寒，薏苡仁汤、川芎茯苓汤或除湿蠲痛汤加减。

4. 热痹　关节疼痛，局部灼热红肿，痛不可触，得冷则舒，疼痛可游走，涉及多个关节，或发热、口渴、烦躁等，舌苔黄燥，脉滑数。治宜清热通络，疏风胜湿，白虎汤加桂枝、连翘、黄柏、丹皮、忍冬藤、防己、威灵仙、桑枝、赤芍。

5. 尪痹　病程日久，关节疼痛持续但不剧烈，关节变形、僵硬，屈伸不利，肌肉萎缩，严重者出现显著畸形。舌质淡，苔白，脉细弱。治宜补肾祛寒，通经活络，桂枝汤、真武汤或补肾祛寒治尪汤加减。

雷公藤治疗：取雷公藤干根彻底去除内外两层皮，将木质部切碎，日用 15g，加水 400mL，文火煎 2 小时，不加盖，煎取药液 150mL，渣再加水煎取 100mL，混合后分早晚两次服，每日 1 剂，7~10 天为 1 疗程，疗程间停药 2~3 天。也可制成雷公藤酊（含生药 12%），成人每日剂量为 30mL（相当于生药 3.6g），分 3 次，饭后半小时服用，常配服胃舒平或复合维生素 B，以减轻口唇疱疹或口疮等不良反应。症状控制后，即行减量服用，以达到最后完全停药的目的。由于雷公藤不良反应较多，为慎重起见，对于肝肾功能不佳、心脏病、高血压、较重贫血、溃疡病、过敏体质等应视为禁忌证。青年女患者有导致闭经的副作用，故亦应慎用或尽量不用。

（二）西药治疗

1. 非甾体类抗炎药　多被称为一线药物，即首选药物，有抗炎、止痛、解热作用，是类风湿关节炎治疗中最为常用的药物，适用于各个时期。常用的药物包括双氯芬酸、萘丁美酮、美洛昔康、塞来昔布等。

2. 抗风湿药　又被称为二线药物或慢作用抗风湿药物。常用的有甲氨蝶呤，口服或静注；柳氮磺吡啶，从小剂量开始，逐渐递增；羟氯喹、环孢素、金诺芬、白芍总苷等。

3. 云克　即锝［^{99}Tc］亚甲基二膦酸盐注射液，是一种非激发状态的同位素，治疗类风湿关节炎缓解症状起效快，不良反应较小。

4. 肾上腺皮质激素　激素不作为治疗类风湿关节炎的首选药物。但在下述四种情况可选用激素：①伴随类风湿血管炎：包括多发性神经炎、类风湿肺及浆膜炎、虹膜炎等。②过渡治疗：重症类风湿关节炎患者，可用小量激素快速缓解病情，一旦病情控制即减少或缓慢停用激素。③常规治疗无效：指经常规抗风湿药治疗无效的患者可加用小剂量激素。④局部应用：如关节腔内注射可有效缓解关节的炎症，总原则为短期小剂量应用。

5. 生物制剂　类风湿关节炎的治疗已有生物制剂被批准上市，在难治性类风湿关节炎的治疗中发挥了重要作用。

（三）免疫净化

类风湿关节炎患者血中常有高滴度自身抗体、大量循环免疫复合物、高免疫球蛋白等，故可选用免疫净化疗法，可快速去除血浆中的免疫复合物和过高的免疫球蛋白、自身抗体等。如免疫活性淋巴细胞过多还可采用单个核细胞清除疗法，改善 T 细胞、B 细胞、巨噬细胞和自然杀伤细胞功能，以及降低血液黏度，以达到改善症状的目的。常用的免疫净化疗法包括血浆置换、免疫吸附和淋巴细胞/单核细胞去除术。应用此方法时需配合药物治疗。

（四）外治法

1. 中药外用 可采用麝香虎骨膏、伤湿止痛膏等敷贴，或狗皮膏、宝珍膏等烊化后温贴。此外，可应用"骨科熥洗药"、中药洗剂等熏洗，"祛风水""活络水"等外擦。

2. 针灸 一般采用皮肤针刺。按病取经，经穴相配，循经弹刺，远近结合，每日 1 次，15 次为 1 个疗程。

3. 推拿按摩 局部肿痛者可选用点穴镇痛及舒筋手法；关节活动不利、功能障碍者，可选用展筋手法。

4. 物理疗法 理疗可增加局部血液循环，起到消肿镇痛的效果。但急性期间物理治疗（特别是热疗）会使症状加重，须先用药物解除急性炎症后再进行。理疗可在患处用 1% 雷公藤液或 2% 乌头液直流电离子导入，另外还有中、短波电疗，超声波直接移动法或水下辐射法，放射线及同位素疗法，激光疗法，热水浴，泥疗法及石蜡疗法等。

（五）手术治疗

类风湿关节炎的四肢关节病变，应用上述综合治疗 18 个月以上，关节肿痛仍无明显改进者，可考虑行关节滑膜切除术。术中应尽可能多地切除肿胀肥厚的滑膜，同时尽可能少破坏关节的稳定性，以便术后早期开始功能锻炼。病变已静止，关节尚有一定活动度但明显畸形者，可行截骨矫形术。对少数破坏严重的负重关节，如膝、踝、髋关节等，可行关节融合术。多数关节强直或破坏，功能甚差但肌力尚可者，可行关节成形术或人工关节置换术。

【预防与调护】

1. 患者教育 使患者正确认识疾病，树立信心和耐心，能够与医生配合治疗。让患者明白每个人的治疗方案应个体化制定，药物治疗之外，理疗、外用药等辅助治疗可快速缓解关节症状。

2. 支持疗法 选择富含蛋白质及维生素的饮食；针对贫血及骨质疏松，可补充铁剂、维生素 D 和钙剂。鼓励患者多晒太阳，适当增服健骨药物。适当休息，改善潮湿、阴冷的工作环境，应避免过劳。短暂和间断地使用支架式夹板固定受累关节，既可消肿止痛，又不致引起关节强直。慢性期患者，可适当选用物理疗法或中药外敷，如能配合按摩、功法、体操等，对疾病的康复将大有裨益。

3. 功能锻炼 必须强调，功能锻炼是类风湿关节炎患者关节功能得以恢复及维持的重要方法。一般说来，在关节肿痛明显的急性期，应适当限制关节活动。但是，一旦肿痛改善，应在不增加患者痛苦的前提下进行功能活动。对无明显关节肿痛，但伴有可逆性关节活动受限者，应鼓励其进行正规的功能锻炼。

近年来，随着药物的早期联合应用，新的疗法不断出现，使类风湿关节炎的预后已有明显改善。大多数类风湿关节炎患者的病情可得到很好的控制，甚至完全缓解。研究发现，根据类风湿关节炎发病第一年的临床特点可大致判断其预后，某些临床及实验室指标对病情估计及指导用药很有意义。类风湿关节炎的严重程度及预后较差的因素包括：关节持续性肿胀、高滴度抗体、HLA-DR4/DR1 阳性、伴发贫血、类风湿结节、血管炎、神经病变或其他关节外表现者。部分类风湿关节炎重症或长期卧床患者常因合并感染，消化道出血，心、肺或肾病变等危及患者生命。

第三节　强直性脊柱炎

强直性脊柱炎是慢性多发性关节炎的一种类型，其特征是从骶髂关节开始，逐步上行蔓延至脊柱关节，最后可造成骨性强直。本病病变以损害躯干关节为主，也可波及近躯干的髋关节，但很少波及四肢小关节。与类风湿关节炎相比，本病从发病年龄、发病性别、患病部位和对治疗的反应等来看，两者都不相同。类风湿因子和组织相容抗原 HLA-B27 的发现，证明类风湿关节炎和强直性脊柱炎是两种完全不同的疾病。目前认为，本病属结缔组织血清阴性疾病，而不再视为类风湿关节炎的一种类型。其发病率比类风湿关节炎低，多见于男性青年，男女之比约为 10∶1。本病好发年龄是 15~30 岁，其中又以 16~25 岁发病率最高。本病初发关节以腰椎、骶髂和髋、膝关节最多，先发于腕及手指小关节者最少。除心脏并发症、肾淀粉样变性及颈椎骨折脱位外，本病对患者的寿命并无明显影响。

【中医病因病机与西医病因病理】

（一）　中医病因病机

中医学一般将本病归入"痹证"范畴，其病位主要在腰骶部和颈项部的筋骨关节。《素问·六节藏象论》云："肝者，罢极之本……其充在筋，以生血气。"肝之阴血不足，则筋骨失养，颈肩僵直疼痛，转侧不利；"肾主骨，藏精生髓"，"肾生气，肾虚则气少……骨酸懈惰，不能举动"。由此可见，肝肾乃筋骨之根本，骨关节的生长、发育乃至各种病变后的修复，都要依靠肝肾精气的滋养。若肝肾亏虚，气血不足，筋骨失其濡养，可使腰骶关节萎缩变性，骨质增生，腰骶部韧带肥厚钙化。因此，肝肾亏虚是导致本病的根本原因。先天不足，血运不畅，瘀血阻脉，荣养失职，不通则痛，引起肢体疼痛等症状，故本病为气虚血瘀所致的本虚标实证。

（二）　西医病因病理

强直性脊柱炎病因至今未明，目前研究认为主要有以下几个方面的因素。

1. 基因因素　强直性脊柱类比类风湿关节炎有更强的家属遗传倾向，临床观察到兄弟或父子同时患病的情况较多。尽管遗传因素的重要性已被公认，但其遗传方式仍不清楚。有学者认为强直性脊柱炎是由一个常染色体显性基因所致；也有学者认为本病是由多因素遗传所致。

2. 感染因素　Romanus 在 1953 年研究发现，生殖泌尿系统感染是引起本病的重要因素。他在 114 例男性强直性脊柱炎患者中发现有 102 例（89%）有此类感染。他假定盆腔感染通过淋巴途径或 Batson 静脉丛先到骶髂关节，然后再到脊柱；感染可从前列腺或精囊扩散到大循环，因而产生全身症状、周身关节、肌腱附着点和眼色素膜的病变。但是他未曾注意到正常对照人群中，生殖泌尿系感染的发生率大约达 36% 之多。因此，Romanus 的发现不具有强大的说服力。

3. 其他因素　创伤、甲状旁腺疾病、结核、铅中毒、上呼吸道感染、淋病、局部化脓性感染、内分泌及代谢缺陷、过敏等，都曾被考虑和强直性脊柱炎的发生有关，但都缺乏充足的临床和实验研究支持。

综上所述，强直性脊柱炎很可能是由于基因因素和环境因素的综合作用所引起的。能够解释本病的家族倾向学说以多因素遗传为主，与生殖泌尿系统感染和肠道疾病的关系仍然停留在科学假设的阶段。

另外必须注意到，尽管强直性脊柱炎是一种不同于类风湿关节炎的疾病，但在早期二者的病理变化确实很相似，都是以增生性肉芽组织为特点的滑膜炎开始。强直性脊柱炎患者病变组织的低倍和高倍镜检可见滑膜增生肥厚、绒毛形成、浆细胞和淋巴细胞浸润，炎细胞多聚集在滑膜小血管周围，呈巢状。本病在组织学上有别于类风湿关节炎的是，在其附近骨质中也可发生和滑膜病变无联系的慢性炎性病灶。

强直性脊柱炎的病理变化多始于骶髂关节，逐渐侵犯腰、胸、颈椎等关节。肩、髋、肋椎等关节及耻骨联合也常被累及。约有 1/4 的患者同时累及膝、踝等关节。强直性脊柱炎滑膜肥厚和关节软骨面的腐蚀破坏较轻，很少发生骨质吸收和关节脱位，但关节囊和韧带的骨化却很严重，同时由于关节软骨面的钙化和骨化，常常发生关节纤维性甚至骨性强直。结合部的炎性肉芽组织既常常腐蚀结合部的松质骨，又往往向韧带、肌腱、关节囊内蔓延。在组织修复过程中，新生的骨质生成过多过盛，不但填补松质骨的缺损，还向附近的韧带、肌腱、关节囊过渡从而形成韧带骨赘。这种炎性增生和过度修复是导致病变关节纤维性和骨性强直的重要原因。这些病变可见于椎间盘、关节突间关节、骶髂关节，股骨大转子、坐骨结节、跟骨结节、髂骨嵴和耻骨联合等处。强直性脊柱炎如累及心脏，以出现主动脉瓣肥厚、纤维化为其特点，病变可延及腹主动脉，偶可见心肌炎及弥漫性心肌纤维化，二尖瓣很少受累。强直性脊柱炎肾淀粉样变仅见于少数病例，肾脏的淀粉样浸润可导致患者死亡。

【临床表现】

（一）症状

强直性脊柱炎约 80% 的患者起病缓慢，初发症状常为阵发性的腰、臀、髋部疼痛及活动不便（腰僵），阴雨天或劳累后加重，休息或遇热减轻。疼痛常因腰部扭伤、碰撞、咳嗽、喷嚏而加重。一般持续数日即缓解甚至消失。以后随着病变的进展，疼痛和腰僵均变为持续性，疼痛的性质亦变为深部钝痛、刺痛，或兼有明显的疲劳感，严重时可使患者从睡梦中疼醒。部分患者可出现单侧或双侧的坐骨神经痛，此系骶髂关节疼痛反射到坐骨神经所致。往往在发病数年之后，疼痛和脊柱活动受限才逐渐扩展到胸椎及颈椎。

少数女性患者从颈椎部位开始疼痛发病，呈下行性发展，可出现胸痛、胸部呼吸动度减弱，严重时甚至消失。患者的胸椎和肋椎关节病变可刺激肋间神经，引起肋间神经痛，如发生在左侧常常被误诊为心绞痛。

患者为缓解疼痛，无论站立或睡卧都喜采取脊柱前屈的姿势，日久则整个脊柱形成驼背畸形。驼背畸形早期尚属可逆，久坐则加重，平卧则减轻；随着脊柱周围韧带、纤维环、关节突间关节的骨化，虽平卧也不能使其减轻。

约有 15% 年龄较小的患者始发症状是单侧或双侧的膝、踝关节肿痛，易和类风湿关节炎混淆。部分患者早期可在股骨大转子、坐骨结节、跟骨结节和耻骨联合等肌腱附着点出现疼痛、压痛或肿胀。

约有 20% 的患者急骤发病，可有发热及明显的全身症状，除脊柱和骶髂关节外，肩、髋、膝、踝等关节均可同时被累及。

部分病情严重的后期患者脊柱及双侧髋、膝关节均在畸形位强直后，常常被迫卧床不起，如勉强行走，必须借助于双拐或板凳；如强直发生在功能位，患者尚能直立，并能利用身体的转动和踝关节的背伸和跖屈活动缓慢步行。

约有 20% 的患者患有复发性虹膜炎，引起复发性眼痛及视力减退。

（二）体征

1. 脊柱僵硬及姿势异常　病变早期即可见平腰（腰前凸减小或消失）及腰椎后伸受限；晚期可见腰椎反弓，即由腰前凸变为后凸，脊柱各方向活动均受到限制。早期脊柱侧弯很少见到，晚期部分患者有脊柱侧弯，可见到"弓弦征"，即侧弯活动时，凹侧椎旁肌肉像弓弦一样紧张。当患者整个脊柱发展成纤维性或骨性强直时，脊柱活动完全丧失，脊背呈板状固定。严重者呈驼背畸形，甚至迫使部分患者站立时只能脸向地面，而不能向前看，更不能向上看。

2. 胸廓呼吸运动减少　一般认为，胸部的周径扩张度少于 3cm 者为阳性，表示其扩张受限。严重时呼吸运动甚至消失。

3. 骶髂关节检查多项阳性体征　骶髂关节检查阳性体征，即挤压或旋转骶髂关节而引起疼痛是骶髂关节炎的可靠体征。一般有以下 4 种方法：骨盆分离试验、骨盆挤压试验、骶骨下压试验、床边试验。

4. 周围受累关节体征　早期可见受累关节肿胀、积液、局部皮肤发热，颇似类风湿关节炎的体征。晚期可见各种畸形，关节常出现屈曲挛缩、内收、外展或旋转畸形，骨性强直机会多；膝关节可见屈曲挛缩畸形；常可见到髋膝综合征及站立时的"Z"形姿势。

5. 肌腱附着点病变体征　尽管股骨大转子、坐骨结节、髂骨嵴、耻骨联合和跟骨结节都能发生病变，但因前四者都接近强直性脊柱炎的中心发病区，症状、体征易被掩盖，而跟骨结节远离发病中心部位，且位置表浅，故症状、体征易引起注意。早期即可见跟腱附着处红、肿、热、压痛，跛行，如合并跟腱前、后滑囊炎，则肿胀更显著；晚期因骨质增生，可看到或触及局部骨性粗大畸形。

【诊断与鉴别诊断】

（一）诊断

1. 病史　强直性脊柱炎起病缓慢，初为阵发性的下腰、臀、髋部疼痛及活动不便（腰僵），以后随着病变的进展，疼痛和腰僵均变为持续性，往往在发病数年之后，疼痛和脊柱活动受限才逐渐扩展到胸椎及颈椎。少数女性患者从颈椎部位开始发病，呈下行性发展。

2. 症状和体征　初发症状为阵发性的腰骶、臀、髋部疼痛及活动不便（腰僵），随着病变的进展，疼痛和腰僵均变为持续性，疼痛的性质亦变为深部钝痛、刺痛。

3. X 线检查

（1）骶髂关节改变 是诊断强直性脊柱炎的主要依据之一。根据多年临床经验，一张正常的骶髂关节 X 线片几乎可以排除本病的诊断。强直性脊柱炎早期骶髂关节的 X 线片改变比腰椎更加重要。一般来说骶髂关节可有三期改变：①早期：关节边缘模糊，并稍致密，关节间隙加宽。②中期：关节间隙狭窄，关节边缘骨质腐蚀与致密增生交错，呈锯齿状，髂骨侧致密带增宽，最宽可达 3cm。③晚期：关节间隙消失，致密带消失，骨小梁通过已呈骨性强直。

（2）中晚期脊柱改变 病变发展至中晚期其脊柱的 X 线片可见到：①韧带骨赘（即椎间盘纤维环骨化）的形成，甚至呈竹节状脊柱融合。②方椎畸形；普遍骨质疏松。③关节突关节的腐蚀、狭窄、骨性强直。④椎旁韧带骨化，以黄韧带、棘间韧带和椎间纤维环的骨化最常见。⑤脊柱畸形，包括腰椎及颈椎前凸消失或后凸；胸椎生理后凸加大，驼背畸形多发生在腰段及上胸段。⑥椎间盘、椎弓和椎体的疲劳骨折及寰枢椎半脱位。

（3）髋膝关节的改变 早期可见骨质疏松；中期可见关节间隙狭窄、关节面腐蚀破坏、髋臼外上缘韧带骨赘明显增生、髋臼内陷及骨盆变形，晚期可见关节间隙消失，骨小梁通过，骨性强直于各种畸形位。

（4）肌腱附着点的改变 多为双侧性，早期骨质浸润致密及表皮腐蚀，晚期可见韧带骨赘形成，骨质疏松，边缘不整。

4. 实验室检查 强直性脊柱炎实验室检查除 90% 以上的患者 HLAB-27 阳性以外，多无特异性。一般早期病变活动期，80% 的患者血沉增快，但亦有 20% 的患者并不增快。若临床表现和 X 线片所见尚不足以诊断本病时，血沉的增快有一定的诊断参考价值。如拟行手术治疗，血沉若能降至正常或接近正常，能增加手术的安全性。脑脊液蛋白稍增加，可见于合并坐骨神经痛的病例。

附：强直性脊柱炎的罗马标准和纽约标准

1. 罗马标准

（1）腰痛和腰僵 3 个月以上，休息也不缓解。

（2）胸部疼痛及僵硬感。

（3）腰椎活动受限。

（4）胸廓扩张活动受限。

（5）虹膜炎的病史、现象或后遗症。

双侧骶髂炎加上以上临床标准之一，即可认为强直性脊柱炎存在。

2. 纽约标准

（1）各方面的腰椎活动（前屈、后伸、侧弯）受限。

（2）胸腰段或腰椎过去痛过，现在仍痛。

（3）在第四肋间测量，胸廓的扩张活动度等于或少于 2.5cm。

肯定强直性脊柱炎成：①3～4 度双侧骶髂关节炎，加上至少 1 项临床指标。②3～4 度单侧或 2 度双侧骶髂关节炎加上第 1 或第 2、3 项临床指标。

可能性强直性脊柱炎成立：仅有 3～4 度双侧骶髂关节炎而无临床指标。

以上两个诊断标准都强调了腰痛、腰椎活动受限、胸痛、胸廓活动受限和骶髂关节炎在诊断方面的重要性。因此，如果掌握上述要点，强直性脊柱炎是不难诊断的。

（二）鉴别诊断

1. 骶髂关节的其他炎症　主要有骶髂关节结核、骶髂关节化脓性关节炎、致密性髂骨炎。

2. 脊柱的其他炎症　如脊柱结核、脊柱化脓性骨髓炎、布氏杆菌性脊柱炎、伤寒性脊柱炎。

3. 脊柱的其他疾病　如椎间盘突出症、椎间盘退化、青年性驼背、脊柱退化性骨性关节炎。

4. 合并脊柱炎和骶髂关节炎的其他疾病　如牛皮癣、瑞特（Reiter）综合征、溃疡性结肠炎、克罗恩病（Crohn）等。

5. 类风湿关节炎　详见本章第二节。

【治疗】

（一）中医辨证论治

中医药治疗本病的常用药物有羌活、独活、秦艽、防风、赤芍、牛膝、狗脊、当归、桑枝、苍术、茯苓等。发热者，加知母、黄柏、石膏；痛重者，加威灵仙、乳香、没药；风胜者，加秦艽、防风、川芎；寒胜者，加附子、肉桂、干姜；湿胜者，加防己、泽泻、薏苡；骨质疏松者，加虎骨、龟甲板、鹿角胶。雷公藤对本病的疗效不亚于对类风湿关节炎，止痛效果在 1 周后出现，消肿和功能改进的作用亦较好。其用法、用量、注意事项参照类风湿关节炎所述。

（二）西药治疗

临床凡治疗类风湿关节炎的一线药物都可用来治疗本病。阿司匹林尤其适用于轻症患者。保泰松对本病特别有效，解除症状最明显。如胃肠刺激不能忍受，可改用肠溶保泰松或羟基保太松，一般用量每日 300mg，即可控制症状。对其他抗风湿药不能控制症状的重症患者可试用皮质类固醇，但宜从小剂量开始，不宜常规、长期使用。如逐渐减量停药有困难者，可给予雷公藤酊剂或温补肾阳的中药如巴戟天、淫羊藿、山茱萸、山药、熟地等替代治疗。

（三）外治法

1. 物理治疗　深部 X 线照射可以减轻疼痛，缓解肌肉痉挛。一般情况下，按照腰椎、胸椎、颈椎及一侧骶髂关节各 200 拉德（rad）的放射剂量治疗。由于其并发症多而顽固，目前只选择性地用于各种常规疗法都无效的病例。

2. 推拿按摩　推拿按摩增加关节活动度，但必须取得患者的主动配合，才能收到事半功倍的效果。

3. 中药外用　可参照类风湿关节炎。

4. 支具和牵引　间断使用各种支架，对预防和矫正各种畸形有一定意义。当关节畸形未发展到骨性强直时，给予适当的牵引措施，对于防治脊柱及关节畸形有一定效果。

（四）手术治疗

对经过保守治疗无效的患者，可配合手术治疗，以挽救和改善关节功能。一般早期可行滑膜切除术；中期可行关节清理术；晚期可根据情况行关节松解术、截骨术、关节融合术、关节成形术及人工关节置换术等。对严重驼背畸形而影响平视者，可行脊柱截骨成形术。

与类风湿关节炎一样，强直性脊柱炎虽无根治良方，但及时、积极和妥善的治疗，加上患者的主动配合，可以达到减轻疼痛、缩短疗程、预防畸形、减少病残和改进功能的目的。

【预防与调护】

食用富含蛋白质及维生素的饮食。骨质疏松者应加服钙剂和鱼肝油。适当休息，避免风寒湿邪的侵袭，避免长期从事弯腰的工作。适当理疗、休养。保持良好的生理姿势，宜卧硬板床，低枕或不用枕睡眠，尽量采用俯卧睡姿。坚持功能锻炼，如深呼吸操、脊柱和髋关节伸肌的锻炼、温水中游泳等。

第四节　血友病性关节炎

血友病是由于遗传性凝血因子缺乏而引起的血液病变，发于男性，而由女性遗传给男性后代。血友病主要的病理改变是患者血液中缺乏抗血友病球蛋白（AHG）。绝大部分患者（约占患者总数的90%）缺乏凝血因子Ⅷ，称为血友病甲；少数患者系缺乏Ⅸ因子，称为血友病乙；个别患者缺乏凝血因子Ⅺ，则称为血友病丙。血友病的特征是凝血时间延长，无特殊原因出血，或仅受轻伤而出血不止。与骨科有关者为关节内血肿，常发生在膝关节，其次为踝、肩、肘等关节，关节内反复出血可导致关节的炎症性改变，即血友病性关节炎。

【中医病因病机与西医病因病理】

（一）中医病因病机

本病主要因先天不足所致，肝肾亏虚，筋骨衰退是发病基础。

（二）西医病因病理

血友病性关节炎原发的出血部位在滑膜并向关节腔伸延。开始时滑液和血肿对滑膜的刺激物被滑膜吸收，反复出血使滑膜肥厚，失去正常吸收功能，并含有铁血黄素沉淀，血管增生和炎症反应，直至滑膜被纤维和绒毛组织广泛替代。早期含铁血黄素贮积于软骨内，影响软骨细胞的代谢，使关节软骨营养不良，并可导致原纤维变性和异染性变化，轻度血管翳形成，关节边缘的软骨被吸收；后期则软骨溃损和完全破坏，产生纵向裂隙，软骨下骨质变薄并被磨损。另外，可因出血而形成囊肿、骨质疏松和塌陷，从而引起骨支持力下降，导致关节功能障碍及病废。

【临床表现】

（一）症状

血友病性关节炎患者母系家族中有男性出血病史。轻微外伤即发生皮下溢血或出血不止和关节内出血。在关节内明显出血以前，患者有关节不适感。一旦发生局部外伤，该部位关节即出现疼痛、压痛、肿胀，皮下瘀血常呈紫蓝色。由于肌肉痉挛，常引起关节功能障碍。由于关节囊张力增大出血灶因受压可暂停出血，一旦关节囊内压减低，常引起再度出血。如此反复发作，必然导致严重的骨关节改变。

一般患者自 8 岁开始，出血的发病率增加；至 30 岁以后，关节内出血的发病率将下降。

（二）体征

病变后期受累关节可出现不同程度的挛缩和功能障碍，骨骺端可肿大，肌肉可出现废用性萎缩，最常见的是膝关节屈曲，向后半脱位、外翻和外旋畸形，活动受限，但极少有关节的骨性强直。髌骨畸形亦较多见，关节内有摩擦音，但即使关节的破坏很严重，疼痛可以很轻。髋关节可因髋臼的破坏使股骨头脱位，亦可因股骨颈出血而产生与骨骺骨软骨病相似的症状。

在肌肉或筋膜下可因出血而形成假性肿瘤，或称血友病性囊肿，其外有包膜，并有骨化。这种假性肿瘤或囊肿可穿破，导致患者大出血而死亡。假性肿瘤亦可压迫主要神经和血管出现相应症状。如因误诊进行穿刺、活检，即可导致严重感染或发生败血症而死亡。少数患者因骨筋膜室出血，可引起缺血性肌挛缩。

【诊断与鉴别诊断】

（一）诊断

1. 病史　患者母系家族中有男性出血病史。轻微外伤即发生皮下溢血或出血不止和关节内出血。

2. 症状和体征　关节出现肿胀，皮下瘀血常呈紫蓝色。一般自 8 岁开始出血的发病率增加，至 30 岁以后关节内出血的发病率将下降。病变后期受累关节出现挛缩和功能障碍，骨骺端肿大，肌肉废用性萎缩。常见膝关节屈曲，向后半脱位、外翻和外旋畸形。髌骨畸形亦较多见，关节内有摩擦音，髋关节可因髋臼的破坏使股骨头脱位。在肌肉或筋膜下可因出血而形成假性肿瘤，或称血友病性囊肿，一旦穿破导致患者大出血而死亡。

3. 实验室检查　主要凝血时间延长，可达 1~2 小时或更长。其他如出血时间、血小板计数、凝血酶原时间、血块收缩时间及毛细血管脆性试验均正常。血液 AHG 含量减少或缺乏，凝血活酶的生长不良更有诊断价值。

4. X 线检查　主要表现是单纯关节囊积血和慢性增生性关节炎的相应影像。

最初的表现是关节间隙消失和关节囊膨胀，髌骨上滑囊密度增高，干骺端骨质疏松，骨小梁变粗，股骨髁过度生长。软骨下骨面不规则，并有囊肿形成，甚至有骨塌陷改变。

典型的膝关节血友病性关节炎的表现是髁间切迹增宽变深和不规则；髌骨下极呈方形。肘关节改变和膝关节类似，但桡骨头的不规则和增大明显。肱骨下端的侵蚀可使鹰嘴窝增大，肩关节也可发生变化，肱骨头骺板两侧可出现大的囊肿。髋关节出血可形成类似缺血性坏死的征象。

血友病性关节炎的诊断主要是根据血友病家族史、关节炎表现和实验室检查、X 线影像。千万不能因为要求确诊而进行损伤性的检查。

（二）鉴别诊断

一般首次发病者，应与关节外伤性血肿鉴别。临床如发现关节血肿的程度与外伤程度不相称时，即应想到血友病。晚期应与关节结核、类风湿关节炎及一般增生性关节炎鉴别。

【治疗】

（一）中医辨证论治

1. 气不摄血　患者面色萎黄，四肢倦怠，纳少脘胀，大便溏薄，舌质淡嫩，苔薄白或白滑，脉细缓弱。治宜补气健脾，固摄止血，常用方药归脾汤加棕榈炭、仙鹤草等。

2. 瘀血化热　患者素来肝阴不足，肝火偏旺，有耳鸣，目眩，口苦咽干，胁肋灼痛，目睛干涩，夜寐多梦，筋脉拘急，同时出现肺火伤络（咳喘、咳血等）及胃热迫血（胃痛、呕血等），舌体红瘦，舌苔薄微黄，脉弦细数。治宜清热泻火，凉血止血。常用方药龙胆泻肝汤或茜根散加减；肺火伤络者可用泻白散加减；胃火迫血者可用玉女煎加减。

3. 阴虚火旺　患者形体消瘦，腰膝酸软，眩晕耳鸣，健忘少寐，咽干舌燥，五心烦热，舌质红，苔少而干，脉细数。治宜补益心肾，滋阴止血。常用方药左归丸加茯神、北沙参、白茅根、旱莲草、仙鹤草、紫珠草等。

4. 肾元亏虚　患者面色苍白，畏寒喜温，四肢乏力，腰膝酸软，或见阳痿，舌质淡，苔白，脉沉细无力，两尺尤甚。治宜补肾壮阳，养血止血。常用方药金匮肾气丸加棕榈炭、侧柏炭、阿胶珠等。

5. 气血两虚　面色㿠白，神疲乏力，头晕耳鸣，心悸不宁，舌质淡，苔少，脉细弱无力。治宜补气养血，和营止血。常用方药圣愈汤加仙鹤草、藕节、薄荷等。

（二）西药治疗

急性期应尽快补充凝血因子至一定浓度，促使出血停止。典型血友病应补偿凝血因子Ⅷ，这是目前治疗血友病最主要的措施。可用抗血友病性球蛋白或冷沉淀制剂作为补偿疗法。必要时可输全血。肾上腺皮质激素可减慢出血和炎症反应，亦可加速血肿的吸收，应加大剂量，但只宜短期使用。另外，可随证选用6-氨基己酸、抗血纤溶芳酸、止血宁（花生米衣的提取液）等。慢性期可用透明质酸酶行关节内注射，可促使关节内血肿尽快吸收。

（三）固定制动

用夹板或者石膏固定关节，在创面使用凝血酶泡沫或其他止血粉；弹力绷带加压包扎或用冰袋冷敷；抬高患肢等措施对急性关节血肿的治疗都是必不可少的。有关节屈曲挛缩等畸形者，可分期应用石膏托矫正畸形。

【预防与调护】

1. 避免剧烈运动，注意预防外伤。
2. 经常服用维生素 C 等。
3. 关节部位发生外伤出血后，患者应卧床休息，制止关节活动。

第五节　银屑病性关节炎

银屑病性关节炎在骨伤科临床亦可见到，据统计有2%～4%的银屑病患者伴有关节炎。其特点是患者兼有银屑病与关节炎的临床表现，多数先出现皮肤病变，少数两种病变同时发生，但是先发生关节炎者较少见到。二者可同时加重或减轻。在关节炎的症状方面类似类风湿关节炎。

【中医病因病机与西医病因病理】

（一） 中医病因病机

在中医学中银屑病性关节炎没有相应的名称，根据其临床表现特点，属于"痹证""白疕"范畴。中医学对其认识和治疗有悠久的历史，《内经》首先揭其纲要，历代医家又从实践中不断加以发展。本病总的病机多认为内损于肝肾不足，气血失和，外感于风寒湿邪，或因跌仆劳损，致气血运行不畅，脉络痹阻不通而发病。

（二） 西医病因病理

银屑病性关节炎一般认为是因皮肤病变产生毒素而引起的关节炎。也有学者认为系同一病因先后作用于皮肤和关节这两种不同的器官所致。其基本病理变化是一种慢性炎症，有水肿、细胞浸润和纤维变性。炎性组织溶蚀骨皮质和骨端软骨，并向中心发展，使关节松质骨裸露于关节腔内，最后整个关节内被稠密的纤维组织充塞。本病不产生血管翳，也无骨质疏松，故有别于类风湿关节炎的病理变化。银屑病性关节炎很少出现骨性强直，少数严重患者可有关节脱位或者半脱位。

【临床表现】

银屑病性关节炎好发于35～40岁，男女之比约为3∶2，关节炎临床表现往往发生于银屑病病史数年之后。有的病例先出现指（趾）甲部位的病变，然后波及其他关节。病初有关节的肿胀，皮肤发亮，很像痛风，常反复发作，功能障碍加重，并可与皮肤病变的加重程度同步。多次发作后，病变可波及腕关节，特别是腕尺侧，故能引起腕关节的尺倾畸形。最后病变可累及膝、髋、脊柱等关节。银屑病性关节炎多见于红皮病性银屑病。

【诊断与鉴别诊断】

（一） 诊断

1. 病史　好发于35～40岁，关节炎临床表现发生于银屑病病史数年之后，可先出现指（趾）甲部位病变，然后波及其他关节。

2. 症状和体征　银屑病性关节炎病初关节肿胀，反复发作，可与皮肤病变的加重程度同步。多次发作后病变波及腕关节，能引起腕关节的尺倾畸形。最后累及膝、髋、脊柱等关节。

3. X线检查　早期X线表现为关节周围软组织肿胀，指（趾）间关节缘溃损及骨干的骨质增生。后期破坏延伸至远侧指（趾）骨基底关节面，形成杯状切迹；而近侧指（趾）骨骨端破坏，则形成铅笔头样的锥状尖端。此外，指骨末端也有虫噬样改变。晚期受累关节变形，可见脱位或半脱位。

银屑病性关节炎的诊断主要是根据典型银屑病和局部关节炎的临床表现，结合X线检查，一般不难做出诊断。

（二）鉴别诊断

本病主要是和类风湿关节炎进行鉴别。

【治疗】

本病临床治疗的关键是积极治疗银屑病。局部发生的关节炎治疗可参照类风湿关节炎治疗。银屑病性关节炎基本无手术指征。

【预防与调护】

1. 生活中要注意少饮酒，最好不饮酒。
2. 因病使用激素治疗，要在医嘱下进行，接触放射线要注意防护。一旦发病，要早诊断，早治疗，不要延误病情。
3. 髋关节发生病变后应减轻负重，少站、少走，以减轻股骨头受压。早期患者可于患髋应用活血化瘀中药湿热敷，并配合推拿按摩手法，以促进局部血液循环，缓解关节周围肌肉痉挛，防止肌肉萎缩。

第六节　色素沉着绒毛结节性滑膜炎

色素沉着绒毛结节性滑膜炎是发生于关节、腱鞘、滑囊的一种慢性增生性滑膜疾病。在临床上由于发病部位及病变范围的不同，可分为弥漫型和局限型两种。位于腱鞘及滑囊者多为局限型，位于关节滑膜者多呈弥漫型。本病大多数为单关节发病，膝关节为多发部位，也有少数多关节病变。本病以青壮年为多见，80% 以上的病例发生在 20~40 岁。

中医文献中无色素沉着绒毛结节性滑膜炎的相关描述，因其主症为关节肿胀、疼痛，属中医"痹证"范畴。本病多由于外伤、劳损，或外感风寒湿邪等而引起。

【中医病因病机与西医病因病理】

（一）中医病因病机

1. 外伤劳损　由于外伤、劳损致脉络受损，离经之血溢于脉外，瘀血阻滞，使气血运行不畅，痹阻骨节，导致肢体关节肿胀、疼痛、屈伸不利。

2. 外邪侵袭　外感风寒湿邪，邪气与正气相搏，聚于关节，留连筋骨，凝滞经脉，则疼痛不已，不可屈伸或肢体沉重，活动失灵。

（二）西医病因病理

本病目前原因不明，主要有以下 4 种观点：①创伤及出血：认为可因局部外伤或关节腔出血引起。②炎症：认为本病是一种炎性病变，病变组织中有炎性细胞浸润，关节腔内有渗出物。③肿瘤：认为病变滑膜表面有绒毛状或结节状突起，属于肿瘤性增生。④脂质代谢紊乱：有人认为本病可能由脂质代谢障碍引起。

【临床表现】

由于本病受累部位不一，因而发病部位及症状体征、临床表现也各异。

病变侵犯腱鞘滑膜者，临床常于手、足部肌腱处出现一些生长缓慢的肿块。其肿块质地坚硬，与皮肤无粘连，可随肌腱活动而移动。

病变累及关节时，临床上可分为局限型和弥漫型两种。弥漫型者常表现为受累关节呈周期性、慢性疼痛、肿胀，局部皮温增高但不红，肌肉萎缩，触之有海绵样感觉，并有弥漫性压痛，有时关节周围可触及移动的硬性结节。关节腔可抽出黄褐色或暗红色液体。

局限型者有结节状或绒毛结节状病变，以结节状为主，其结节多有蒂相连，所以常使关节活动受限，甚至出现绞锁或弹响，常伴有急性疼痛，压痛较局限，肿胀相对较轻。

【诊断与鉴别诊断】

（一）诊断

1. 外伤史　部分患者有明显的急性损伤或慢性劳损史，发病过程缓慢。

2. 症状和体征　病变侵犯腱鞘滑膜者，临床常于手、足部肌腱处出现一些生长缓慢的肿块。病变累及关节时，临床上可分为局限型和弥漫型两种。弥漫型者常表现为关节疼痛、肿胀，肌肉萎缩，触之有如海绵样感觉，有弥漫性压痛。局限型者，病变以结节状为主，关节活动受限，甚至出现绞锁或弹响，伴有急性疼痛，压痛较局限。

3. 影像学检查

（1）X 线检查　X 线平片尚不能直接显示滑膜的病理状态，故诊断缺乏特异性征象。但是典型的弥漫型色素沉着绒毛结节性滑膜炎的 X 线征象包括关节囊肿胀，尤其是髌上、下囊的脂肪呈结节状密度增高，关节骨端可见多发的压迫性骨质缺损，类圆形或分叶状，边界清楚，有薄的硬化缘，关节间隙狭窄或增宽。

（2）CT 检查　可以显示含铁血黄素、滑膜病变的范围以及骨的囊变和被侵袭的情况。如果有广泛的含铁血黄素沉积，则在 CT 上显示为密度升高。

（3）MRI 检查　一定程度上能够反映色素沉着绒毛结节性滑膜炎的病理组织学特性，因而具有很高的诊断价值。在 T_1 和 T_2 加权像上，含铁血黄素都表现为低信号或无信号。色素沉着绒毛结节性滑膜炎最典型的特点是在 T_1、T_2 及质子像上均表现为关节内低信号的结节性肿块。病变滑膜和灶性肿块在 T_2 加权像上显示最好，表现为低信号区，这是由于含铁血黄素沉积造成的。

4. 实验室检查　血常规、血沉、类风湿因子及 C-反应蛋白检查，无明显改变。关节液大多呈黄褐色或暗红色液体，稀薄而有黏性，含红细胞，但细菌培养阴性。局限型关节液颜色可正常或淡黄色。

5. 病理检查　肉眼所见弥漫性者的滑膜呈棕褐色，有不同程度的充血、水肿、增厚；局限型者表现为带蒂的质硬结节。镜下所见色素沉着绒毛结节性滑膜炎的特点是滑膜表面和滑膜下都有滑膜细胞增生，低倍镜下可见明显的绒毛和结节；高倍镜下可见弥漫的细胞（基质）增殖，同时伴有成纤维组织、多核巨细胞、淋巴细胞及不等量的含铁血黄素沉积。

（二）鉴别诊断

1. 滑膜软骨瘤病　是一种由滑膜结缔组织化生引起的滑膜病变，病程缓慢。早期无症状，常持续多年，逐渐出现关节肿胀、疼痛和功能障碍。临床上以关节受损和急性疼痛为特点，但经过一段时间，疼痛减轻，关节功能可恢复。无相邻关节面的骨质破坏，滑膜一般不增厚。色素沉着绒毛结节性滑膜炎可见滑膜增厚，关节骨端骨质缺损。

2. 类风湿关节炎　以关节病变为主，能导致关节发生严重畸形的慢性进行性的自身免疫性疾病，发病以 30~50 岁为多，活动期多呈疼痛、肿胀、活动受限，指、趾小关节常呈对称性肿胀。实验室检查类风湿因子阳性，病情进展期血沉、C-反应蛋白均升高，X 线检查也有相应变化。而色素沉着绒毛结节性滑膜炎实验室检查均在正常范围，通常表现为关节疼痛、肿胀，但以单关节为主，关节液大多呈黄褐色或暗红色液体。

【治疗】

（一）中医辨证论治

色素沉着绒毛结节性滑膜炎的病机为外伤劳损、外邪侵袭，故治疗应以驱邪为先，宜活血化瘀，祛风除湿。

1. 外伤劳损　关节肿胀、疼痛，按之波动感或结节肿块，屈伸不利，跛行，舌质紫暗或有瘀斑，脉涩。治宜活血化瘀，消肿通络，桃红四物汤加减。若关节屈伸不利较甚，加伸筋草、鸡血藤、木瓜等舒筋通络。

2. 外邪侵袭　关节肿胀、重着、疼痛，触之有漂浮感或结节肿块，屈伸不利，局部不温，舌质淡，苔白，脉紧或迟。治宜祛风除湿，通络止痛，羌活胜湿汤加减。若结节重者，增加白芥子、僵蚕的用量。

（二）手术治疗

将病变滑膜彻底清除是治疗本病的有效方法。由于彻底切除很困难，因此复发很常见。关节镜下滑膜切除术适用于结节型或弥漫型中不活跃者。开放性滑膜切除术适用于病变活跃的弥漫型患者。对无法彻底切除病变滑膜或合并骨质损害，需采用搔刮及植骨者，应辅以放疗。对病变广泛，骨质破坏严重者，可行人工关节置换术。

【预防与调护】

1. 色素沉着绒毛结节性滑膜炎患者应避免关节过度活动及劳损，注意劳逸结合，防止因过度用力造成的组织损伤。

2. 个别病例有恶变可能，对复发病例应严密追踪观察。

第七节　创伤性关节炎

创伤性关节炎是一种继发的骨关节病，又称继发性骨关节炎、外伤性关节炎、损伤性骨关节炎。是由于创伤导致的可运动关节的软骨变性、破坏以及在此基础上的关节软骨、软骨下骨、滑膜、关节囊及周围肌肉和韧带的一系列改变而引起的关节功能障碍。临床表现以关节疼痛、活动受限为主，四肢负重关节发病较多，患者可见于任何年龄，但多见于青壮年。

创伤性关节炎在中医文献中并无与之相应的病名。但主要症状是关节疼痛、活动受限，故当属于中医"痹证"范畴。

NOTE

【中医病因病机与西医病因病理】

（一）中医病因病机

1. 损骨血凝　跌仆闪挫，肢节受损，轻者伤筋，重则伤筋损骨，以致气滞血瘀，气血运行不畅，痹阻筋脉骨节，久而成痹。

2. 体虚劳损　肝主筋，肾主骨，肝血充盈，则筋腱得到充养，关节活动灵活；肾精充足，则骨有所养，活动有力。患者损伤后久病体虚，累及肝肾，肝血肾精渐亏，加之长期劳损，致使筋骨逐渐失养，关节活动不利，甚则关节变形而发病。

3. 风寒湿痹阻　外伤后感受风寒，或居处潮湿、涉水冒雨、水中作业等，致风寒湿邪乘虚侵袭人体，闭阻骨节、经脉，气血不通，筋骨失养而发病。

（二）西医病因病理

1. 关节急性损伤　包括无骨折型和有骨折型两类。前者由于关节挫伤、扭伤或脱位整复后，关节周围肌肉、韧带和滑膜等受累，引发滑膜炎，关节内渗出或出血，关节内压力增高，影响关节软骨、滑膜和关节囊。后者由于造成关节软骨及软骨下骨损伤，使关节面不平整，最终导致创伤性关节炎的发生。而关节创伤后异物存留，可引起异物反应，亦可造成关节软骨磨损，引起本病。

2. 慢性劳损　关节活动频繁或特定的姿势，或过度肥胖，或长期单肢过度负重等关节慢性劳损，可引起关节周围软组织、骨组织及关节软骨的慢性损伤，造成相应关节的关节面过度磨损和破坏，导致本病发生。

3. 在原发病基础上的慢性损伤　先、后天畸形（如发育性髋关节发育不良、扁平髋、膝内翻或膝外翻、肘内翻或肘外翻、足部畸形、脊柱侧弯等）、骨疾病（类风湿关节炎、骨的缺血性坏死、关节结核等），使关节负重力线长期不正，承压处的关节面遭受过度磨损与破坏，造成软骨的损害，引发本病。

创伤性关节炎病理变化主要是关节软骨的变性和继发骨质增生，引起关节间隙进行性变窄，关节边缘有骨刺形成，软骨下骨质可有囊性变。最早期病理改变发生在关节软骨，首先是关节软骨失去正常弹性，然后暴露软骨胶原纤维，脱落的软骨碎屑经纤维素包裹钙质沉着，形成小的关节内游离体，磨损和积累性微小损伤反复刺激关节软骨下骨，使松质骨外露、增殖、肥厚和硬化，这种病理过程不断演化，形成恶性循环，严重影响关节正常活动。

【临床表现】

本病早期受累关节疼痛和僵硬，开始活动时疼痛较明显，活动后减轻，活动多时又加重，休息后症状缓解。病情常反复发作，时轻时重，与运动量及天气变化有明显的关系。关节僵硬往往在早晨起床后或白天一段时间不活动后出现，但僵硬时间较短。晚期关节反复肿胀，疼痛持续并逐渐加重，关节活动逐渐受限，可出现关节积液、畸形和关节内游离体，关节活动时出现摩擦音。畸形多见于因负重力的改变而出现的下肢畸形，如膝关节内、外翻，本病临床以内翻畸形多见。严重者出现关节功能基本丧失，不能负重，下肢病变者不能站立、行走。

不同的病情可有其特殊的病理步态，创伤性关节炎为抗痛性步态，即行走时，当患侧足着地后，因负重疼痛而迅速更换健侧足起步，以减少负重，故患肢迈步小，健肢迈步大。

【诊断与鉴别诊断】

（一）诊断

1. 外伤史　有明显的急性损伤或慢性劳损史，发病过程缓慢。

2. 症状和体征　早期受累关节疼痛和僵硬，活动后好转，但过劳后症状又加重。后期关节疼痛持续并逐渐加重，关节活动逐渐受限，可出现关节积液、畸形和关节内游离体，关节活动时出现摩擦音。

3. 影像学检查

（1）X 线检查　早期可无明显改变，以后逐渐出现关节面不平整，关节间隙变窄，骨端硬化、变形，可有囊性变，关节边缘部骨赘形成，关节内可有游离体，有时合并关节周围软组织内钙化或骨化。

（2）CT 检查　容易得到横断扫描图像，还可重建矢状或冠状图像，有利于明确关节及软组织病变的大小、范围和密度变化，以及骨病相毗邻的侵袭。

（3）MRI 检查　可做任何层面成像，密度分辨率高，可较准确区分同一解剖部位各种组织、脏器的轮廓和相互之间的界限，加之 MRI 所特有的流空效应，有利于观察软组织及软骨病变的范围及内部结构。

4. 实验室检查　创伤性关节炎实验室检查没有特异性，但能起到鉴别诊断作用。

（二）鉴别诊断

1. 骨关节炎　是一种以关节软骨退行性变和继发性骨质增生为特征的慢性关节疾病，以关节疼痛、活动受限和关节畸形为主要症状。两者在发病机制上有根本的区别，创伤性关节炎有明显的外伤史和累积伤。骨关节炎多见于 50 岁以上的中老年人，女性发病率高于男性，而创伤性关节炎可见于任何年龄。

2. 类风湿关节炎　是以关节病变为主，能导致骨骼关节发生严重畸形的慢性进行性自身免疫性疾病。本病不仅侵犯关节和腱鞘、滑膜，也常常损害其他器官，为一种全身性结缔组织疾病。发病以 30~50 岁为多，活动期多呈疼痛、肿胀、活动受限，指、趾小关节常呈对称性肿胀。实验室检查类风湿因子阳性，病情进展期血沉、C-反应蛋白均升高，X 线检查也有相应变化。而创伤性关节炎实验室检查均在正常范围。

【治疗】

（一）中医辨证论治

本病治疗应以活血通络、补益肝肾、祛风散寒除湿为先。

1. 损骨血凝　关节刺痛，固定不移，动则加剧，关节僵硬，活动不利，舌暗红，有瘀斑，脉涩。治宜活血、通络、止痛，风伤丸或搜损寻痛丸加减。患者麻木、活动受限严重者，加炮山甲、乌梢蛇。

2. 体虚劳损　关节畸形，隐痛酸重，遇劳加剧，活动不利，腰膝酸软。偏于阴虚者，常伴心烦失眠，口燥咽干，手足心热，舌红少苔，脉弦细。偏于阳虚者，伴精神萎靡，神疲气短，手足不温，小便清利，舌淡，苔白，脉沉细无力。治宜补益肝肾，左归丸或右归丸加减。阴虚明显者，加玄参、地骨皮、沙参等；阳虚明显者，加狗脊、巴戟天等。

3. 风寒湿痹阻　关节疼痛，活动不利，自觉发凉，得温痛减，遇阴雨加重，舌质淡，苔白滑，脉沉缓。治宜祛风散寒，除湿通络，独活寄生汤加减。湿盛者，加苍术、薏苡仁等；寒甚者，加附子、乌头等。

（二）　西药治疗

临床常用非甾体类抗炎药，可迅速有效地缓解症状。可选用 COX-2 抑制剂（如塞来昔布等）或 COX-1 抑制剂（如双氯酚酸等），具有镇痛及抗炎作用，一般只在关节症状发作时服用，症状缓解时即应停止服用。一般不使用皮质激素口服治疗。硫酸软骨素、氨基葡萄糖等软骨营养药物，可改善病情，缓解软骨的退变。

关节腔内注射透明质酸是一种常用的治疗方法，透明质酸是滑液和关节软骨的主要组成部分，而本病患者透明质酸的分子量和透明质酸的量都有减少，故关节腔内注射透明质酸是很好的补充。本病很少使用关节腔内注射皮质激素，只有伴有明显滑膜炎症状时才予以应用。

（三）　外治法

1. 中药外用　多用活血化瘀、祛风散寒、通络止痛药物缓解症状，可用中药煎剂局部热敷、熏洗，还可外贴膏药，如狗皮膏等。

2. 针灸治疗　针灸可循经取穴及取阿是穴。根据寒热、虚实，辨证与辨病相结合灵活运用。耳针可取压痛点。

3. 理筋手法　理筋手法可用提、揉、拿、捏等手法，手法由轻到重，以患者有酸胀感为度，并做患肢各个方向的被动活动。

4. 物理治疗　可采用直流电离子导入法、超短波电疗法、磁疗法、红外线疗法、超声波疗法，以促进创伤性关节炎的炎症吸收，缓解关节周围肌肉痉挛。

（四）　手术治疗

1. 切开复位内固定术　适用于陈旧性骨折对位、对线不良者，以恢复肢体的正常轴线或使关节面平整，消除造成创伤性关节炎的病因。

2. 关节清理术　适用于关节内有游离体，关节边缘骨赘比较明显，但关节负重面尚比较完整者。

3. 截骨术　适用于明显的关节畸形，且关节面基本完整者，通过截骨可以减少骨内压力，矫正重力线，并使比较完整的关节面承担更多的体重负荷。

4. 关节融合术　适用于单发的下肢负重关节，关节破坏严重，疼痛剧烈，而又比较年轻需要从事行走或站立工作者。

5. 人工关节置换术　适用于关节严重破坏，关节疼痛剧烈，影响工作与生活的老年人。

【预防与调护】

1. 保证关节内骨折的解剖对位和肢体的正常生理轴线，是预防创伤性关节炎的两个基本条件。

2. 发病后受累关节应注意休息，尽量减少关节负重，如过久站立、长跑、爬山、上下楼梯等。过度的锻炼会引起关节的进一步损伤，症状缓解期应进行适当的功能锻炼，对于创伤性关节炎的恢复有明显作用。疼痛较剧时尽量减少活动，病情严重者，可用拐杖等帮助行走。

3. 尽量控制体重增长，最好是减轻体重，保持关节功能。

4. 应耐心做好患者辅导，帮助患者认识疾病，掌握自我护理方法。

第八节　神经性关节炎

神经性关节炎是一种继发于神经感觉和神经营养障碍的破坏性关节疾病，以感觉神经损害和关节损伤为主要症状，又称夏科氏关节病、夏科氏关节、夏科病等。本病为无痛觉引起，又有无痛性关节病之称。好发部位各异，如肩、肘、髋、膝、踝、足等关节。患者年龄多为40~60岁，男、女比例为3∶1。

中医文献中并无神经性关节炎相应的描述，因其主症为本体感觉和痛觉丧失，关节活动受限，多归属于中医"痹证"范畴。

【中医病因病机与西医病因病理】

（一）中医病因病机

1. 营卫俱虚　患病日久，营卫俱虚，脉络空虚，骨节、经脉失荣，肢节失于濡养，故活动受限。

2. 脾胃气虚　脾主四肢肌肉，脾胃气虚则运化失常，输布精微乏力，气血生化不足，无以滋养筋骨，四肢关节失去濡养而发病。

3. 肝肾亏虚　肝主筋，肝藏血，肾主骨，肾藏精，久病伤及肝肾，精血亏损，筋骨失养，髓减骨弱，肢节失用。

（二）西医病因病理

神经性关节炎可继发于脊髓梅毒、脊髓空洞症、糖尿病性神经病、脊髓膜膨出、先天性痛觉缺如等疾病。由于支配关节感觉神经的丧失，肩、肘、颈椎、髋、膝、踝、足等关节由于没有痛觉的保护机制导致关节过度使用、撞击，发生破坏。此外，长期应用皮质类固醇、止痛药等医源性问题，亦可引起关节破坏。由于关节的痛觉和深部感觉丧失，已破坏的关节软骨在尚未修复的情况下继续受到损伤，可使软骨剥脱，继发关节畸形、脱位或半脱位，有的患者甚至发生关节内骨折。

【临床表现】

神经性关节炎起病隐匿，常由一个大关节或数个小关节开始，关节逐渐肿大、不稳、积液。肿胀关节多无疼痛，无局部压痛，关节活动受限也不明显。本病的最大特点是关节破坏的程度与疼痛和功能受限不成正比。关节病变发生后，病变发展较为迅速。晚期关节破坏进一步发展，可导致病理性脱位或病理性骨折，出现各种畸形。

原发神经疾病不同可使不同的关节受累，其临床表现亦可随原发病各不相同。颈髓的脊髓空洞症是累及上肢关节的常见神经病性疾患，肩关节、肘关节、腕关节和颈椎椎间关节为受累的多发部位，以肩关节最为多见。脊髓梅毒也称脊髓痨，常累及髋关节、膝关节、踝关节和腰椎椎间关节，以膝关节最多见。脊髓膜膨出，以踝和足小关节受累多见。糖尿病性神经病，可发生在足小关节（跗跖关节、跖趾关节、趾间关节等）。

【诊断与鉴别诊断】

（一）诊断

1. 病史　绝大部分患者在出现关节病变前已有神经系统原发病变。

2. 症状和体征　初期可见关节肿胀、不稳、积液，疼痛并不明显，无局部压痛，关节活动尚可。关节病变发生后，病变发展较为迅速。晚期可出现病理性脱位或骨折，形成各种畸形。

3. 影像学检查

（1）X 线检查　X 线检查早期可见关节的退行性改变，关节面轻度硬化、侵袭及破坏，关节肿胀，关节间隙增宽。晚期可见关节脱位或半脱位，受累的关节骨端硬化更明显，可见骨端碎裂不齐，骨膜反应，关节畸形，关节面不规则、塌陷，关节间隙变窄；关节边缘可见到形状不规则的巨大骨赘，脱落后形成大量关节内游离体，此为本病特征性改变；关节周围软组织肿胀，软组织内不规则钙化斑或碎骨片。

（2）CT 检查　由于 CT 具有高分辨率的优点，能更好地显示病灶的结构、骨质破坏和临近软组织的情况。可区分 X 线所显示的游离体是位于关节腔还是软组织内，有助于确定关节腔积液的具体范围和积液量，区分关节积液和软组织肿胀引起的软组织密度增高。对于平片不能诊断或难于确定病变范围的病例，CT 可作为重要的检查手段加以利用。

4. 实验室检查　主要是原发神经系统疾病的实验室检查表现，如糖尿病性神经病可见尿糖阳性、空腹血糖增高、酮尿、高比重尿等。

（二）鉴别诊断

1. 类风湿关节炎　是以关节病变为主，能导致骨骼关节发生严重畸形的慢性进行性自身免疫性疾病。本病不仅侵犯关节和腱鞘、滑膜，也常常损害其他器官，为一种全身性结缔组织疾病。发病以 30~50 岁为多，活动期多呈疼痛、肿胀、活动受限，指趾小关节常呈对称性肿胀。实验室检查类风湿因子阳性，病情进展期血沉、C-反应蛋白均升高，X 线检查也有相应变化。而神经性关节炎主要是原发神经系统疾病的实验室检查表现。

2. 骨关节炎　是一种以关节软骨退行性变和继发性骨质增生为特征的慢性关节疾病，以关节疼痛、活动受限和关节畸形为主要症状。两者在发病机制上有根本的区别，神经性关节炎出现关节病变前已有神经系统原发病变。骨关节炎多见于 50 岁以上的中老年人，女性发病率高于男性，而神经性关节炎患者年龄多为 40~60 岁。

3. 创伤性关节炎　是由于创伤导致的可运动关节的软骨变性、破坏，以及在此基础上的关节及周围软组织的一系列改变而引起的关节功能障碍。临床表现以关节疼痛、活动受限为主，以四肢负重关节发病较多。两者在发病机制上有根本的区别，创伤性关节炎多由外伤引起，神经性关节炎则在出现关节病变前已有神经系统原发病变。创伤性关节炎可见于任何年龄，而神经性关节炎患者年龄多为 40~60 岁。

【治疗】

（一）中医辨证论治

神经性关节炎乃本虚之证，其病机为营卫俱虚，脾胃气虚，肝肾亏虚，故治疗应补虚为先，宜补益元气，益气健脾，养肝益肾。

1. 营卫俱虚　关节酸软乏力，全身倦怠，头晕目眩，少气懒言，自汗，活动时诸症加剧，舌质淡，脉虚无力。治宜补益元气，固摄营卫，八珍汤加减。

2. 脾胃气虚　肢体倦怠，关节乏力，形体渐瘦，面色萎黄，食少纳呆，脘腹胀满，少气懒言，舌淡苔白，脉缓弱。治宜益气健脾，养胃渗湿，六君子汤或参苓白术散加减。

3. 肝肾亏虚　关节肿胀，肌肉瘦削，尿频，腰酸膝软，偏于阴虚者，常伴心烦失眠，口燥咽干，手足心热，口干舌红，脉沉细而数。治宜滋补肝肾，养精益髓，六味地黄丸加减。偏于阳虚者，常伴有浮肿、腹胀、阳痿、怯寒，舌红苔白，脉沉细无力。治宜益肾固摄，壮阳补骨，金匮肾气丸加减。阴虚明显者，加枸杞、杜仲等；阳虚明显者，加淫羊藿、菟丝子等。

（二）西药治疗

首先要查明病因，然后针对原发病进行治疗。如糖尿病性神经病通过饮食和口服降糖药控制血糖，脊髓痨按梅毒进行驱梅治疗，不仅治疗原发病，而且可改善关节症状。若患者疼痛明显，必要时服用非甾体类抗炎药缓解疼痛。

（三）外治法

1. 固定治疗　主要是减少关节负重，保护和稳定关节。上肢关节受累应避免用力，减少投掷、挥舞等动作。下肢关节应尽量减少站立时间和行走路程，行走时应扶拐杖，以防关节扭伤。对不稳定关节可用支架保护，以防畸形和骨端破坏的发展。

2. 针灸治疗　以患处局部取穴为主，循经邻经配穴。可采用体针、温针或电针，配合拔罐治疗。

3. 物理治疗　可采用直流电离子导入、超短波电疗等治疗，每日 1 次，每次 20~30 分钟，20 次为 1 个疗程。如脊髓空洞症，可行空洞节段深部 X 线照射。

（四）手术治疗

对关节内有大量游离体者，可采用关节清理术，同时应注意术后活动时间要迟，避免参加重体力劳动。必须使用患肢工作或行走的青壮年患者可考虑行关节融合术。因受累关节神经控制差，应尽量采用加压融合术，同时严格掌握手术适应证。对于某些足部病变严重、溃疡经久不愈的病例，可考虑截肢。传统认为关节置换术对本病患者风险太大，但随着技术的提高，当疾病处于非进展期时，对部分患者可行全髋和全膝关节置换术，但并发症较多，应谨慎进行。

【预防与调护】

1. 针对病因，对原发性神经疾患进行有效治疗，将会减慢关节病变的进展速度，改善关节症状。

2. 保护受累关节，上肢病变应尽量少用患手工作；下肢病变应尽量减少负重，行走时可使用拐杖。破坏较重关节可用支架保护，以防止畸形和骨破坏发展。

3. 关节积液过多者，可行关节穿刺，抽出积液。

第九节　痛风性关节炎

痛风是由于嘌呤代谢紊乱致使尿酸盐沉积在关节囊、滑囊、软骨、骨质、肾脏、皮下及其

NOTE

他组织而引起病损及炎症反应的一种疾病。临床表现为关节的急慢性炎症、痛风石、泌尿系结石及痛风性肾病。多数患者的关节炎表现为发作与缓解交替。反复发作的急性痛风性关节炎为痛风患者的最初临床表现，急性期具有骤然发作和剧烈疼痛的特征。本病好发于跖趾关节、踝关节等处，以中老年男性多见。

痛风性关节炎归属于中医"痹证""痛风"范畴。《素问·痹论》说："风寒湿三气杂至，合而为痹也，其风气胜者为行痹，寒气胜者为痛痹，湿气胜者为着痹也。""痛风"之名最早见于梁代陶弘景的《名医别录》："……百节痛风无久新者。"《丹溪心法·痛风》描述痛风的症状为"四肢百节走痛是也"，还指出"他方谓之白虎历节风证"。其后的许多医家大都沿袭"痛风"而设专论，如清代林佩琴《类证治裁》、吴崑《医方考》都将痛风与痹证分而论之，丰富和发展了痛风的论治内容。

【中医病因病机与西医病因病理】

（一）中医病因病机

1. 湿热蕴结　饮食不节，过食肥甘、厚腻之品，酿生湿热，湿热内蕴，气血凝滞，痹阻不通而发病。

2. 痰浊阻滞　素体不足，脾运不健以致运化失调，酿湿成痰，痰浊阻滞气机，痹阻不通而发病。

3. 瘀血阻络　恶血在内，留而不去，腠理闭而不通，复遇风寒，则血气瘀滞，留滞筋脉关节，阻滞关节经络而成痛风。

4. 寒湿浊毒　久病不愈，正气亏虚，阳气不足，卫外不固，风寒湿邪乘虚侵入人体经脉，留着于肢体、筋骨、关节之间，痹阻不通而发病。

5. 肝肾阴虚　肝主筋，肝藏血，肾主骨，肾藏精，素体肝肾阴虚或久病伤及肝肾，筋骨失养，而致本病。

（二）西医病因病理

血液中尿酸的长期增高是痛风发生的关键原因。尿酸是人类嘌呤代谢的最终产物，主要来源于两个方面：①人体细胞内蛋白质分解代谢产生的核酸和其他嘌呤类化合物经一些酶的作用而生成内源性尿酸。②食物中所含的嘌呤类化合物、核酸及核蛋白成分经消化与吸收后，在一些酶的作用下生成外源性尿酸。根据高尿酸血症发病的原因，分为原发性和继发性，前者由先天性嘌呤代谢紊乱引起，后者可继发于其他先天性代谢紊乱疾病或慢性肾脏病、血液病等及一些药物或代谢产物等。原发性痛风的病因还不完全清楚，而受寒、劳累、饮酒、饥饿、食物过敏或进食富含嘌呤食物、感染、创伤和手术等为发病的常见诱因。

现代病理研究发现，痛风性关节炎是尿酸钠微晶体沉淀于关节的滑膜、软骨、骨质及关节的周围软组织引起的非特异性炎症反应。这是个复杂的过程，可能是多种因素综合作用的结果。血液或滑囊液中，尿酸钠浓度达到饱和状态，即出现结晶沉淀，故大多数患者的急性痛风性关节炎发作，与高尿酸血症程度呈正相关。关节中血管较少，组织液氢离子浓度较高，基质中黏多糖丰富，是尿酸较易沉积于关节组织的原因。

尿酸钠沉淀于关节软骨和骨质内，逐渐增多，突破关节面，刺激滑膜，即发生炎症。经过治疗或休息后，炎症消退，但间歇一段时间后又复发。在尿酸钠微晶体导致急性关节炎发作过程中，多形核白细胞起重要作用。痛风时滑膜组织和关节软骨释放的尿酸钠晶体被关节液的白细胞吞噬，白细胞又被破坏释放出蛋白酶和炎性因子进入滑液。酶和炎性因子使关节中的白细胞增多，于是有更多的吞噬了尿酸钠结晶的白细胞相继破裂释放出酶和炎性成分，形成恶性循环，进一步导致急性滑膜炎和关节软骨破坏，骨质缺损，关节边缘增生，周围组织纤维化，使关节功能明显受限。

【临床表现】

（一）急性痛风性关节炎

典型的急性痛风性关节炎的特点是起病急骤，有时甚至呈爆发性，多在夜间发作，第一次发作通常在健康状况良好的情况下突然出现关节剧痛和肿胀，在 24~48 小时达到高峰，受累关节及其周围软组织明显红肿、发热、压痛及活动受限，局部接触被单等物时疼痛加重。以第一跖趾关节最多，其次为踝、手、腕、膝、肘及足部其他关节等。部分患者发作前常出现全身无力、发热、头痛、关节局部刺痛等先兆，通常持续 3~10 天后可自行缓解。缓解期关节局部不遗留任何不适。

（二）慢性痛风性关节炎

随着急性发作次数的增多和病程的进展，尿酸盐在关节内外和其他组织中的沉积逐渐增多，受累关节逐渐增多，关节炎症也逐渐演变为慢性。受累关节呈非对称性不规则肿胀和进行性僵硬，以致关节广泛破坏并有较大皮下结节形成，终致病变关节畸形而丧失活动功能，此时关节炎发作已不明显。由急性发病转变为慢性关节炎形成平均为 10 年左右。也有少数病例没有急性发作，呈潜行慢性病变。至晚期，部分患者可有肾脏损害的表现。

（三）痛风结节

痛风结节又称痛风石，是尿酸沉积于组织所致。由于尿酸盐不易透过血脑屏障，故除中枢神经系统外，几乎在所有组织中均可形成痛风结节，但以关节软骨及关节周围组织多见。体表痛风石的好发部位是外耳，尤以耳轮和对耳轮多见，其次为尺骨鹰嘴、膝关节囊和肌腱，少数见于手指、手掌、足、眼睑、鼻软骨、角膜或巩膜。痛风结节的特点为：①突出皮肤表面呈淡黄色或白色圆形或椭圆形结节。②数目 1~10 个不等。③小者如米粒，大者如鸡蛋。④质地坚硬或柔软。⑤随体积增大，表皮变薄或损伤而破溃，可流出白色尿酸盐结晶。

【诊断与鉴别诊断】

（一）诊断

1. 病史　部分患者有家族史，部分患者急性发病前有进食含嘌呤较高的食物或劳累、饮酒等情况。

2. 症状和体征　典型的急性痛风性关节炎的特点是起病急骤，多在夜间发作，受累关节红肿、发热、压痛及活动受限。随着急性发作次数的增多和病程的进展，受累关节逐渐增多，关节炎症也逐渐演变为慢性，最终病变关节畸形而丧失功能。部分患者可见痛风石和发生肾损害。

3. X 线检查　痛风性关节炎患者多在发病数年或数次发作后才出现骨关节病变，早期急性发作时仅表现为受累关节周围软组织肿胀。反复发作时，软组织内出现不规则团块状致密影的痛风结节，可出现钙化影。病程较长者，在关节边缘可见偏心性半圆形骨质破坏，随着病情进展逐渐向中心扩展，形成穿凿样缺损，这是慢性痛风性关节炎较为特征性的改变之一。第一跖趾关节是好发部位，骨质缺损常见于第一跖骨头的远端内侧或背侧，其次是第一趾骨的近侧，常合并邻近软组织的肿胀、踇趾外翻畸形，第一跖骨头增大。

4. 实验室检查

（1）血尿酸测定　急性痛风性关节炎发作期绝大多数患者血清尿酸含量升高，男性>420μmol/L（7mg/dL），女性>360μmol/L（6mg/dL），具有诊断价值。

（2）血常规和血沉检查　急性发作期，外周白细胞计数升高，为（10~20）×10⁹/L，中性粒细胞相应升高。血沉增快，但通常<60mm/h。

（3）关节腔穿刺检查　肿胀关节腔内可有积液，抽取关节液检查，具有极其重要的诊断意义，约95%以上急性痛风性关节炎滑液中可发现尿酸盐结晶，即使在缓解期，亦可在许多关节找到尿酸盐结晶。

（4）痛风石活检　穿刺吸取痛风石及其内容物，查到特异性尿酸盐的阳性率极高。

附：痛风性关节炎诊断标准

目前诊断痛风性关节炎多采用美国风湿病协会1977年制定的标准。

1. 尿酸盐结晶：滑囊液中查见特异性尿酸盐结晶。

2. 痛风石经化学方法或偏振光显微镜检查：证实含有尿酸盐结晶。

3. 具备下列临床、实验室和X线征象：12项中有6项相符者：

（1）1次以上的急性关节炎发作。

（2）炎症表现在1天内达到高峰。

（3）单关节炎发作。

（4）患病关节皮肤呈暗红色。

（5）第一跖趾关节疼痛或肿胀。

（6）单侧发作累及第一跖趾关节。

（7）单侧发作累及跗骨关节。

（8）有可疑的痛风石。

（9）高尿酸血症。

（10）X线显示关节非对称性肿胀。

（11）X线片示骨皮质下囊肿不伴骨质侵蚀。

（12）关节炎症发作期间关节液微生物培养阴性。

具备以上3项中的任何1项者可做出痛风性关节炎诊断。

（二）鉴别诊断

1. 急性痛风性关节炎

（1）急性风湿性关节炎　本病有A族溶血性链状菌感染，发病前常有咽炎、扁桃体炎等病史，多见于青少年。典型表现为游走性、对称性多关节炎，常侵犯膝、肩、肘、踝等关节，常伴有心肌炎、环形红斑和皮下结节等表现，实验室检查抗溶血性链球菌抗体升高，血尿酸值正常。

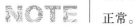

（2）化脓性关节炎　主要由金黄色葡萄球菌所致，多见于小儿和青少年。可发现原发感染或化脓病灶，多发生于髋、膝等负重大关节，多呈急性关节疼痛、肿胀、活动受限，并伴有高热、寒战等症状。关节穿刺液为脓性，可培养出金黄色葡萄球菌，滑液中无尿酸盐结晶，抗痛风药物治疗无效。

（3）假性痛风　由焦磷酸钙沉积于关节软骨引起，多见于老年人，有膝、肩、髋等大关节急性炎症发作，常伴有关节软骨钙化，X线片见关节间隙变窄和软骨钙化灶呈密点状或线状，无骨质破坏改变。滑囊液中含焦磷酸钙或磷灰石结晶，血尿酸值正常，秋水仙碱治疗无效。

2. 慢性痛风性关节炎

（1）类风湿关节炎　发病以 30~50 岁为多，活动期多呈疼痛、肿胀、活动受限，指、趾小关节常呈对称性肿胀。约 20% 的病例在关节附近有皮下结节，易与不典型痛风相混淆。实验室检查类风湿因子阳性，病情进展期血沉、C-反应蛋白均升高，关节液无尿酸盐结晶，X线检查也有相应变化，但骨皮质缺损性改变较少见。

（2）银屑病性关节炎　多见于男性，常非对称性侵犯远端指趾关节，且 1/5 患者血清尿酸增高，需与痛风相鉴别。此病发生于银屑病史数年之后，手、足远侧或近侧指（趾）间关节及跖趾关节多见。早期有关节肿胀，皮肤发亮，类似痛风，发作时可出现关节的游走性疼痛，功能障碍加重，并可与皮肤病变的恶化程度同步，实验室检查无特异性，X线检查可见严重的关节破坏，关节间隙增宽，晚期受累关节出现畸形。

【治疗】

（一）中医辨证论治

痛风性关节炎的治疗应以清热除湿、活血通络、祛风散寒、补益肝肾为先。

1. 湿热蕴结　关节红肿疼痛，拒按，局部灼热，得凉痛减，伴发热口渴，心烦不安，尿黄，舌红，苔黄腻，脉滑数。治宜清热除湿，祛风通络，宣痹汤加减。若口渴、身热心烦者，可加金银花、蒲公英等；湿重加车前草、冬葵子等。

2. 痰浊阻滞　关节肿胀，甚则关节周围漫肿，局部酸麻疼痛，伴有目眩，面浮足肿，胸脘痞满，舌胖质紫暗，苔白腻，脉缓或弦滑。治宜祛湿通络，薏苡仁汤加减。若关节屈伸不利，加伸筋草、木瓜等；胸脘痞满甚者，加茯苓、白术、泽泻等。

3. 瘀血阻络　关节红肿刺痛，肤色紫暗，局部肿胀变形，屈伸不利，周围或有硬结，肌肤甲错，舌紫暗或有瘀斑，苔薄黄，脉细涩或沉弦。治宜活血化瘀，通络除痹，化瘀通痹汤加减。关节久痛，疼痛较甚者，加全蝎、蜈蚣、乌梢蛇等。

4. 寒湿浊毒　肢体关节疼痛，屈伸不利，冬、春阴雨天气尤易发作，局部皮色不红，触之不热，遇寒痛增，得热痛减，舌质淡，苔白，脉弦紧或濡缓。治宜祛寒散邪，除湿通痹，独活寄生汤加减。寒邪偏重者，加附子、川乌等。

5. 肝肾阴虚　病久屡发，日久不愈，肌肤麻木不仁，屈伸不利，昼轻夜甚，甚或关节变形，腰膝酸软，头晕耳鸣，颧红口干，舌质红，少苔，脉弦细或细数。治宜补益肝肾，通络止痛，六味地黄丸加减。肌肤麻木较甚，加防己、鸡血藤、络石藤等；关节变形者，加炮山甲、乌梢蛇等。

（二）西药治疗

1. 急性痛风性关节炎　急性痛风性关节炎应尽早使用抗炎止痛药和秋水仙碱，禁用降尿酸及影响尿酸排泄的药物。秋水仙碱是本病的特效药，对于症状较重或难治性病例，具有快速控制疼痛和消炎的作用：①秋水仙碱：首剂 0.5~1mg，其后每小时 0.5mg，直至症状缓解或出现不良反应，达到治疗量一般为 3~5mg，24 小时内不可超过 6mg。在症状缓解后 48 小时内不需服用，72 小时后改为维持量 0.5mg，每日 1~3 次。②非甾体类抗炎药：为缓解疼痛，应尽早给予非甾体类抗炎药治疗，可选用 COX-2 抑制剂（如塞来昔布等）或 COX-1 抑制剂（如双氯酚酸等），一般 1~2 天可见效，症状消失应停止服用。

2. 慢性痛风性关节炎　对慢性期和痛风发作间期，尤其有痛风石、泌尿系结石、痛风性肾病其中任何一项者，宜采用降尿酸治疗。降低尿酸水平的药物有两类：一类是促进尿酸排泄的药物，另一类是抑制尿酸生成的药物：①促进尿酸排泄的药物：主要有丙磺舒，丙磺舒初用 0.25g，每日 2 次，然后每隔 1 周将日量增加 0.25~0.5g，直至 1~2g/d 维持治疗，最大剂量每日不超过 3g。本品要求患者肾功能良好。使用该类药物应注意：伴有活动性溃疡、磺胺类药物过敏或肾功能低下及痛风性关节炎急性发作期的患者不宜使用，需大量饮水，加用碳酸氢钠或碱性药物。②抑制尿酸生成的药物：目前主要是别嘌醇，常用剂量是口服每次 100mg，每日 3 次，如病情需要剂量可加大至每次 200mg，每日 3 次，但应逐渐递增，且最大剂量每日不超过 600mg。

（三）外治法

1. 中药外用　可采用中药外洗、外敷、外搽等治疗，药物以活血、清热、祛风湿、通经络为主。

2. 针灸治疗　可采用毫针、火针、温针灸、三棱针等在痛风周围取穴及循经取穴治疗。

3. 理筋手法　选用点穴、舒筋等手法，如有关节功能障碍者，运用屈伸法治疗。

4. 物理治疗　可用山慈菇 10g，生南星 10g 加 75% 酒精浸泡，做痛区离子导入。

（四）手术治疗

对于痛风石巨大，影响关节功能，有穿破皮肤危险或压迫邻近组织，妨碍关节功能活动时，应考虑手术摘除。对穿破皮肤并已形成窦道者，应考虑手术刮除痛风石。对于关节面严重破坏的关节，可行关节融合术或人工关节置换术。术前 3 日及术后 1 周内每日口服秋水仙碱，以防术后急性发作，同时应长期应用丙磺舒降低血尿酸。

【预防与调护】

1. 低嘌呤饮食　高嘌呤饮食常可使血尿酸暂时增加，诱发关节炎急性发作，故应少食高嘌呤食物，如肝脏、肾、骨髓、大肠等动物内脏，以及菠菜、芹菜等蔬菜，虾、蟹、牡蛎、墨鱼等水产品。多食碱性食物，如油菜、白菜与瓜类，可促进尿中尿酸溶解，增加尿酸排出量。

2. 忌酒，多饮水　乙醇可在体内产生乳酸，减少尿酸的排泄，而啤酒含有大量的嘌呤，用应忌酒。多饮水，多喝碱性饮料，以促进尿酸转化。

3. 肥胖者应减轻体重　痛风性关节炎且较肥胖者，应控制饮食，适当减轻体重。

4. 避免疲劳，积极进行预防性治疗　痛风性关节炎患者，应避免过劳、紧张、寒冷、外伤等诱发因素。发作期间，应卧床休息，可适当固定患病关节。有痛风家族史者，男性应经常检查血尿酸，如有可疑，即给予预防性治疗。痛风相关疾病，如高脂血症、高血压、冠心病等应积极治疗。

第十节　致密性骨炎

致密性骨炎最常见于髂骨，是一种原因不明的发生于骶髂关节髂骨侧，以硬化致密为主要影像学特征的病变。近年来认为，本病是一种特殊缺血性坏死改变，可能与妊娠、感染、外伤、机械性劳损等有关。本病好发于 20～35 岁青年女性，尤以经产妇多见。骶髂关节疼痛为首发症状，继而出现运动障碍，可有晨僵症状。

本病属中医学"腰痛""痹证"范畴。《诸病源候论·腰背病诸候》云："劳损于肾，动伤经络，又为风冷所侵，血气击搏，故腰痛也。"《素问·痹论》云："风寒湿三气杂至，合而为痹也。"

【中医病因病机与西医病因病理】

（一）中医病因病机

1. 瘀血阻络　局部劳伤，复感风寒湿邪，寒性凝滞，致筋脉拘急，运行迟缓而瘀滞；水湿、痰浊内阻，血行不畅，瘀血内阻，痹阻骨节筋脉而成痹证。

2. 肝肾亏虚　肝主筋，肝藏血，肾主骨，肾藏精，精血相生，女子妊娠、分娩多有劳伤，耗精伤血，因而损肝折肾，筋骨失肝肾之养而致病。

3. 寒湿痹阻　风性开泄，寒湿之邪依附于风而侵袭人体，寒湿之邪入里留于关节，寒性凝滞，湿性重着，可阻滞气血，使筋骨失于濡养而发为痹证。

（二）西医病因病理

致密性骨炎一般认为与妊娠和泌尿系感染有关，是同感染和炎症毒素引起的骨质改变。本病 90% 发生于青年女性，且妊娠女性多见，妊娠后期骨盆韧带的松弛使骶髂关节松动，失去稳定性，若受到异常刺激或损伤可诱发致密性髂骨炎。也有人认为本病是由于骨盆倾斜角改变，使髂骨周围韧带紧张，造成髂骨供血不良，引起致密性髂骨炎。另外，本病与骨盆的负重和局部解剖结构有关，某些职业和劳动可加重髂骨耳状面对重力传导的负担，所以职业因素在病因上起一定作用。

妊娠、分娩及外伤均可引起骶髂关节韧带出现撕裂，使局部血供受阻。因此，本病早期局部即呈现充血、水肿及渗出增加等，渐而局部出现增生与变性反应，随着胶原纤维的致密化而向硬化演变；血管形成厚壁血管，易闭塞而引起髂骨耳状面的缺血和缺氧，骨质呈硬化性改变，单侧和双侧均可发病，以髂骨骨质密度增高为特点的非特异性炎症。骶髂关节囊显示纤维增生、弹性降低及松动样改变。继发于盆腔内炎症者亦出现类似的病理改变。

【临床表现】

本病一般症状较轻甚至无任何症状。首发症状为腰骶部或下腰部疼痛，80% 为单侧发作，偶尔在臀下部及大腿后侧出现放射痛，但无典型的坐骨神经痛，步行、站立、负重及劳累后疼痛加重，休息后症状减轻，疼痛多可忍受。

多数病例病变发生于两侧骶髂关节髂骨部，骶棘肌多处于紧张状态，故骶髂关节部有压痛及叩击痛，骨盆分离、挤压试验、"4"字试验等均阳性。

【诊断与鉴别诊断】

（一）诊断

1. 病史 多有妊娠、外伤及盆腔感染等病史。

2. 症状和体征 首发症状为腰骶部或下腰部疼痛，偶尔在臀下部及大腿后侧出现放射痛。骶髂关节部压痛及叩击痛，骨盆分离、挤压试验、"4"字试验等均阳性。

3. 影像学检查

（1）X 线检查 表现为单侧或双侧骶髂关节中下部局限性骨质硬化，一般局限为髂骨侧，表现为髂骨侧有三角形或梨形的边缘清晰、均匀一致的致密带，硬化边缘清晰，关节间隙内可有"真空"样改变，关节面一般不受累，关节间隙正常。

（2）CT 检查 CT 显示髂骨耳状面呈均匀性密度增高硬化区，且硬化区常呈三角形，尖端向上，骶髂关节光滑锐利，关节间隙无改变，无骨质破坏及骨质疏松，也无软组织肿块。

4. 实验室检查 实验室检查无特殊性。HLA-B27 多为阴性。

（二）鉴别诊断

1. 强直性脊柱炎 致密性骨炎与强直性脊柱炎发病部位、临床症状相似，极易混淆，需注意鉴别。强直性脊柱炎可有下腰部疼痛，表现为开始为间歇性疼痛，数月、数年后发展为持续性疼痛，常伴有晨僵，活动后减轻，其病变往往从骶髂关节开始。致密性骨炎表现为腰骶部或下腰部疼痛，无明显演变过程，疼痛较轻，劳累后症状加重。影像学检查，强直性脊柱炎可见骶髂关节狭窄，关节面虫蚀样改变，关节面下骨质囊性破坏，伴有局限性骨质疏松，有时可有新骨生成及下腰部韧带骨化等征象；而致密性骨炎病变局限于髂骨侧，关节面一般不受累，关节间隙正常。

2. 腰椎间盘突出症 致密性骨炎临床表现为反复下腰痛，有时可向下放射至两侧臀部和大腿，下腰活动时可加重症状，但无典型的坐骨神经痛，故须与腰椎间盘突出症相鉴别。两者的病史、症状和体征不同，应详细询问病史，全面查体，合理应用影像学检查，X 线片检查、CT 扫描、MRI 检查能为诊断提供有力证据，经过鉴别，可做出明确诊断。

【治疗】

（一）中医辨证论治

致密性骨炎的中医辨证治疗应活血化瘀、补肝益肾、祛湿散寒为主。

1. 瘀血阻络 腰骶部刺痛，日轻夜重，活动时疼痛，痛处不移，舌质暗红或有瘀斑、瘀点，苔薄白，脉弦涩。治宜活血化瘀，通络止痛，桃红四物汤加减。阻络重者加地龙、乌梢蛇。

2. 肝肾亏虚 腰骶部酸痛，劳累后加重，眩晕耳鸣，双眼干涩，腰膝酸软，形体消瘦，筋脉拘急，指甲淡白，舌淡，苔薄白，脉细弱。治宜补肝益肾，养血止痛，大补阴丸加减。若见失眠、心悸、气短等，加菖蒲、远志、五味子。

3. 寒湿痹阻　腰骶部冷痛，伴或不伴周身关节冷痛，畏风恶寒，寒冷和阴雨天加重，舌质淡，苔白腻，脉浮紧或沉紧。治宜祛湿散寒止痛，独活寄生汤加减。寒证明显者，加附子、乌头；湿证较重者，加薏苡仁、苍术。

（二）　西药治疗

疼痛明显者，临床常用非甾体类抗炎药可迅速有效地缓解症状，可选用 COX-2 抑制剂（如塞来昔布等）或 COX-1 抑制剂（如双氯酚酸等）。

（三）　外治法

1. 中药外用　采用中药煎剂热敷、熏洗患处，可用中药膏药或药膏外敷。

2. 封闭治疗　可采用骶棘肌骶髂关节附着处封闭或仅做痛点封闭。

3. 针灸治疗　患者取俯卧位，选腰阳关及患侧肾俞、膀胱俞、八髎穴、秩边、委中、阿是穴等，也可根据疼痛部位选取邻近相应穴位。并依照疼痛的性质及患者体质强弱选用相应的补泻手法和强弱刺激量，必要时可采用电针以加强针麻和镇痛效果。

4. 物理治疗　以透热活血镇痛为主，可采用超短波治疗、超声波治疗、红外线、蜡疗等。

（四）　手术治疗

若症状严重经上述治疗仍不能减轻者，可考虑行骶髂关节融合术。

【预防与调护】

1. 本病一般预后良好。

2. 日常生活中应避免可能导致腰部扭伤的剧烈活动（如搬抬重物）。

3. 发作时症状较轻者应暂时避免活动及久坐，应卧床休息，局部用毛巾热敷可缓解疼痛。

第四章　骨关节退行性疾病

第一节　骨关节退行性疾病概述

骨关节退行性疾病又称骨关节炎、骨关节病，是指多发于中年以后，从软骨退化开始的一种慢性、变形性关节疾病。本病好发于负重大、活动多的关节，如膝关节、髋关节、指间远节关节及颈椎、腰椎椎间小关节等，临床表现为关节疼痛、僵硬、活动受限及代偿性骨赘形成。根据其发病的某些特点，过去也称增生性关节炎、肥大性关节炎、老年性关节炎等。如果仅具有骨关节退行性X线改变而无关节症状者，只能称为增生性改变，只有同时具有关节疼痛、活动受限等症状时才能称为骨关节炎或骨关节病。

本类疾病属于中医学"痹证"范畴，中医文献中的相关论述相当丰富。《素问·痹论》曰："风寒湿三气杂至，合而为痹也。"《素问·长刺节论》曰："病在骨，骨重不可举，骨髓酸痛，寒气至，名曰骨痹。"《素问·逆调论》曰："……骨痹，是人当挛节也。"《景岳全书》曰："痹者，闭也，以气血为邪所闭，不得通行而病也。"

【中医病因病机与西医病因病理】

（一）中医病因病机

1. 肝肾不足　肝主筋，又主藏血，筋为一身之关纽，束节络骨，利全体之运动；肾主藏精，生髓充骨，骨为干，是支持人体的支架，能舒筋生髓。筋骨均有赖于肝血、肾精的滋养和推动，肝肾旺盛，则筋骨强壮，关节滑利，运动灵活。《素问·五脏生成论》曰："足受血而能步，掌受血而能握，指受血而能摄。"中年以后肝气失调，肾气衰少，则筋骨失养，致骨髓空虚，筋挛拘急，复受劳伤或外邪而发本病。

2. 气滞血瘀　长期某种不良姿势或过度负重活动，致使筋骨劳伤，气血不活，经脉受阻，正如《素问·宣明五气》曰："久立伤骨，久行伤筋。"或直接遭受外伤，使本已失荣的筋骨更易受损，脉络受阻，血溢脉外，气滞血瘀。

3. 风寒湿邪　《素问·痹论》曰："风寒湿三气杂至，合而为痹也。"年臻老迈，肝肾不足，筋骨失荣，此时又居住潮湿之地或当风露宿，或天气骤变，风寒湿三气乘虚侵袭，痹阻脉络。

综上所述，本病实为正虚邪实之证，肝肾不足是发病的内因，"正气存内，邪不可干"，风寒湿外侵或劳损为常见外因。

（二）西医病因病理

骨关节病按病因学分类，有原发性和继发性两种。原发性骨关节病为正常关节无明显局部致病原因情况下发生者，多见于体力劳动者、高血压患者和中老年妇女；继发性骨关节病则为继发于某种明确的原因，即在局部原有病变基础上发生，如关节畸形、关节损伤和关节感染后等。不过，这种划分只是相对的，在许多情况下，原发性骨关节病与继发性骨关节病很难截然区分。

骨关节病的发生是从软骨退变开始的，具体发生机制仍未能完全阐明。一般认为是生物性和机械性等多种因素共同作用的结果。在所有骨关节病发病因素中，年龄被认为是最危险因素之一，主要是随着年龄增高，关节软骨损伤的不断积累作用和自然退变作用所导致。其他还有创伤、过度劳损、肥胖、炎症、遗传、代谢等，也被认为是很重要的发病因素。如创伤后关节内积血，炎症引起的大量纤维蛋白物质均可覆盖于关节软骨面，影响关节软骨的营养代谢，从而导致关节软骨的退行性变。

骨关节病的病理学特征主要是关节软骨退变、软骨下骨改建和骨赘形成。其次，还包括关节滑膜、关节液、韧带及关节囊等多种病理变化。

正常的关节软骨面呈浅蓝色，有光泽，质地硬韧。关节软骨由软骨细胞和细胞外基质组成。软骨细胞产生细胞外基质，基质主要由Ⅱ型胶原、蛋白聚糖和水组成，胶原纤维排列成一种拱形网状结构，蛋白聚糖被胶原网络包绕，这种结构使关节软骨具有一定的黏弹性，为关节活动提供了一个耐摩擦、低阻力的润滑面，使关节能够承受相当大的压应力和剪切力而活动自如。关节软骨无神经、血管和淋巴管，其营养主要依靠关节活动时软骨基质的泵吸功能从滑液渗透和软骨下血管获得。

多种因素影响下，软骨发生磨损或软骨细胞出现代谢异常，损伤的软骨细胞释放溶酶体酶和胶原蛋白酶等蛋白溶解酶类，使软骨基质降解，出现胶原蛋白网络断裂，网络中的蛋白聚糖降解。发病早期，局部软骨面变为白色、黄色或褐色，不透明，无光泽，压之较软。软骨表面原纤维暴露，称为原纤维化。以后病变向深层发展，形成裂纹、溃疡，以致形成软骨片状剥脱，软骨下骨板暴露。

软骨下骨的改建和软骨的变化几乎同时进行，甚至可能还要早。当关节软骨发生变化时，通过骨代偿性改建，有血管自软骨面周围和软骨下骨板向钙化软骨区侵入，入侵血管周围形成新骨沉积，因而使软骨下骨板致密、增厚和硬化。软骨面脱落后，裸露的软骨下骨板经磨光而呈象牙质。在负重区，致密骨的下方还出现囊性变，囊肿样骨腔内含黏液样、纤维样或软骨组织，囊腔边缘骨质硬化增厚，可能是关节负重运动时产生的压力波通过骨裂孔传导至骨端松质骨，使骨小梁骨折、破坏、萎缩吸收所致。沿关节周围形成骨赘，骨赘中心与松质骨相连，外面被纤维组织或纤维软骨覆盖，通常认为是机体扩大关节承力面积的代偿性产物。

滑膜炎是骨关节炎关节慢性积液、疼痛和肿胀的主要原因，它主要由关节内的软骨碎屑引起。正常情况下，退行性的软骨碎屑由滑膜消化吸收，但当滑膜不能再处理这些软骨碎屑时，则发生滑膜炎。骨关节病早期，软骨碎屑附着于滑膜上，刺激滑膜，使关节滑膜增生肥厚、滑液分泌增加。随着病变的加重，在后期滑膜会呈绒毛结节状，广泛纤维化。此外，关节囊、韧带也会发生挛缩，关节腔内有时会见数量不一、大小不等的游离体。游离体可能来自脱落的软骨碎片，也有可能是滑膜组织化生或周边骨赘骨折脱落产生，在关节活动时引起弹响、绞锁和疼痛。

NOTE

【临床表现】

本病一般发生于中年以后，继发性骨关节病较原发性骨关节病的发病年龄偏小，在 50 岁以上患者中，多数都有不同程度的 X 线退行性改变，但因出现临床症状而就诊者只有少数。

疼痛是最早出现的主要症状，初起时多为轻度的、间歇性钝痛或隐痛，以后逐渐加重。当活动多、负重大，或天气突变受凉时加重，休息后可缓解，随着病情发展，疼痛可变为持续性，即使休息也不能完全缓解。颈椎、腰椎病变还可因神经根受压而出现放射性疼痛。

伴随疼痛出现的是关节僵硬或关节活动受限，早期常较轻微，关节常处于某一位置或早晨起床时活动比较困难且伴疼痛，短时间活动后可恢复，一般不超过 30 分钟，这一现象分别称为"胶着"或"晨僵"。后期可出现严重的关节僵硬，但关节强直极少发生。

关节肿胀在早期也呈现一种发作性，在滑膜丰富的关节尤为明显，可出现大量关节积液，位置表浅者可见明显肿大，以后变为持续性。活动时有捻发音和摩擦音。

【诊断与鉴别诊断】

（一）诊断

根据患者年龄、临床症状和体征，以及影像学、实验室检查，诊断本病不难。但应注意不能将只见有 X 线改变，而未见明显临床症状者简单确诊为本病。

1. 症状和体征　见临床表现。

2. X 线检查　X 线检查在本病早期无明显变化，以后可见关节间隙狭窄，关节边缘及关节内骨赘形成，软骨下骨板致密硬化，其下方骨质囊性改变，有时可见关节内游离体，后期可出现关节畸形或半脱位表现。

3. 实验室检查　一般无特殊，血、尿常规及血沉、C-反应蛋白一般都在正常范围。关节液抽检时，色泽呈淡黄色，尚清晰，质地微稠，镜下偶可见红细胞。

（二）鉴别诊断

1. 类风湿关节炎　好发于 30~50 岁年龄段，女性多见，呈多发性、游走性、对称性关节受累，尤其以双手小关节多见，但远端指间关节很少受侵犯。常有全身症状及皮下结节等。类风湿因子阳性，血沉及 C-反应蛋白增高。

2. 强直性脊柱炎　年轻男性多见，有一定家族遗传倾向性，发病缓慢，多见下腰部间歇性疼痛，活动受限。X 线片常见骶髂关节炎表现，脊柱早期可见椎间小关节模糊，晚期呈竹节样改变，HLA-B27 常呈阳性，而类风湿因子呈阴性。

3. 痛风性关节炎　单关节受累多见，关节症状初期为发作性，发作时局部皮肤发热发红，疼痛拒按，活动受限，血尿酸增高，痛风石的发现可帮助诊断。

4. 反应性关节炎　起病急，发病前 2~4 周常有肠道或者泌尿生殖系感染史，下肢大关节最易受累，呈非对称性，骶髂关节和脊柱也可累及。主要表现为关节肿胀，发红发热，压痛及活动受限，同时可有结膜炎、尿道炎等表现，有很高的 HLA-B27 阳性率，类风湿因子阴性。

【治疗】

（一）中医辨证论治

1. 肝肾不足　腰膝酸软、筋脉拘急、关节肿大、活动不利，或伴有耳鸣耳聋、健忘失眠、反应迟钝、发落齿摇等，舌淡少苔、脉细沉无力。予以补益肝肾、舒筋活络之法，偏肾阳虚者，宜温补肾阳，选用金匮肾气丸加减；偏肾阴虚者，可选用知柏地黄丸加减。

2. 气滞血瘀　近期有过度劳损或外伤病史，脊柱或关节疼痛剧烈，痛有定处，有刺痛感，关节僵硬、活动艰难、痛处拒按，舌质暗紫，或有瘀斑改变，苔薄白或苔薄黄，脉沉涩或弦，予以活血化瘀、通络止痛，选用桃红四物汤加减。

3. 寒湿痹阻　脊柱或骨节冷痛重着，痛有定处，虽静卧亦不减轻或反而加重、日轻夜重、遇寒痛增、得热则减，舌质淡胖、苔白腻、脉弦缓或沉紧。治则祛寒除湿、舒筋通络，予以当归四物汤加减；若痹阻日久，瘀而化热，痛处伴有灼热感，肢节红肿，口渴不欲饮，苔黄腻，脉濡数或滑数，则给予祛湿通络、清热解毒，选用三妙散加减。

（二）西药治疗

1. 控制症状药物　此类药物可较快地止痛和改善症状，但对骨关节病的基本病变结构不产生影响。主要包括非甾体类抗炎药和阿片类镇痛药。骨关节病疼痛可能因多种因素引起，如骨内压增加、软骨下微骨折、骨赘刺激、肌肉痉挛或韧带牵拉等，并非只因关节滑膜炎引起。所以，在骨关节病治疗中，多首选解热镇痛药如对乙酰氨基酚。该药具有一定的镇痛效果，且胃肠反应小，但无明显抗炎作用，所以在有滑膜炎症状，对乙酰氨基酚往往治疗效果不佳时，再考虑选用非甾体类抗炎药。非甾体类抗炎药对骨关节病患者的炎症表现如关节疼痛、肿胀、积液及活动受限有较好的治疗作用，至今仍是骨关节病的主要症状性治疗药物，其疗效确切，但也有相当明显的副作用，主要表现在消化性溃疡、消化道出血和肾功能损害。新一代消炎镇痛药"环氧酶-2抑制剂"，对消化道副作用虽减少，但提高了心血管及脑血管疾病的风险，还有些非甾体类抗炎药对软骨基质的合成可能有抑制作用，因此不应作为骨关节病的长期治疗药物；阿片类镇痛药多在骨关节病疼痛剧烈，而以上药物治疗无明显效果时使用，该类药虽具有较强镇痛作用，但多有恶心、呕吐、眩晕或便秘等反应，且有一定成瘾性，一般不单独使用，常与解热镇痛药、非甾体类抗炎药合用。

2. 改善病情的药物　这类药物虽然起效缓慢，但能减缓、稳定骨关节病软骨退变过程，临床使用的主要包括有硫酸氨基葡萄糖、盐酸氨基葡萄糖、硫酸软骨素和双醋瑞因等。

（三）外治法

1. 关节腔注射　包括注射透明质酸钠和肾上腺皮质激素两种。透明质酸是关节液和关节软骨基质的主要成分，目前临床上广泛使用，每周一次，共5次，疗效可持续半年至一年左右；肾上腺皮质激素注射只适用于骨关节病伴发滑膜炎出现大量关节积液时。肾上腺皮质激素具有较强的抗炎作用，可以快速缓解症状，但若大剂量反复多次使用，则阻碍软骨修复过程，加上使用后疼痛消失快，可导致关节的过度使用而加重软骨损伤，故肾上腺皮质激素也不是治疗骨关节病的基本药物。

2. 其他治疗　选用祛风胜湿、活血通络中药，配合中药离子导入、中药熏蒸、热敷等，达到消肿之功效。或采用针灸、推拿按摩、超声、超短波电疗及磁疗法等，均可缓解疼痛，舒

NOTE

利关节。

（四）手术治疗

骨关节病后期，关节病变严重，持续疼痛及明显的功能障碍，通过保守治疗无明显改善者，可考虑手术治疗。手术方式的选择具体需根据患者实际情况而定，常用方法有关节镜下关节清理术、骨赘切除术、游离体摘除术，矫形截骨术、人工关节置换术和关节融合术等。

【预防与调护】

首先要注意患者的健康教育，讲解本病发生及发展规律，认识本病的发生不仅与年龄有关，还与劳损、外伤、肥胖、炎症、代谢、遗传、内分泌等多种因素有关。因此，要消除或避开不利因素，如肥胖患者应节制饮食、减轻体重，避免关节过度负重，对不良姿势及关节畸形应合理使用支持工具或尽早治疗矫正，纠正各种内分泌、代谢性紊乱，树立治病信心，合理化起居。骨关节炎患者多数都可以进行正常生活，虽有关节肿痛，活动受限，但终不至于残废。通过简单有效措施都可以达到减轻症状，改善功能的效果。避开风寒潮湿环境，同时加强合理化的运动锻炼，动静结合、适当锻炼，对保持和改善关节功能及增强关节周围肌力有利，当关节活动和负重时，软骨便受到挤压，可以将网状结构中的水分挤出；当不负重或休息时，它又像海绵一样，从关节滑液中汲取水分，从而得到养分。避免剧烈运动，避免久坐久站或使关节处于某一体位长久不动，均可以延缓关节软骨的退变。比较合理适宜的运动应以散步、太极或游泳等轻柔舒缓运动为主，同时要重视关节稳定性的保护，避免各种机械性损伤的发生。当症状急性发作时，应注意休息保护。

第二节　膝关节骨性关节炎

膝关节骨性关节炎是临床最常见的骨关节病之一。随着人口老龄化的进程，其发病率呈逐渐上升趋势，严重影响老年人的生活质量和活动能力，越来越引起人们的重视。而且在所有骨关节病中，需要采取治疗特别是外科手段干预的比例，以膝骨关节炎最高。

【中医病因病机与西医病因病理】

（一）中医病因病机
本病发病以肝肾不足、气滞血瘀、寒湿痹阻为主，参见本章第一节。

（二）西医病因病理
1. 病因

（1）原发性膝关节骨性关节炎　在年轻患者中，膝关节骨性关节炎是由关节软骨代谢的先天性异常引起，常见于有退行性骨关节炎倾向的家族或患有黏多糖疾病患者；在老年患者中，膝关节骨性关节炎的发生主要是由关节软骨的营养紊乱所致，常见于50岁以上的肥胖女性，老年性组织变性再加上积累劳损是起病的主因。

（2）继发性膝关节骨性关节炎　常见因素有膝关节内、外翻畸形及其他成角畸形，韧带损伤引起的膝关节不稳、半月板损伤或半月板切除术后、膝关节感染性病变后。另外，关节内不恰当的糖皮质激素的使用，也可能导致膝关节骨性关节炎的发生。

2. 病理　原发性膝关节骨性关节炎与继发性膝关节骨性关节炎是一组具有不同病因学，但却有相似的生物学、形态学及临床特征的疾病。当人体渐趋老化时，因损伤或疾病，关节软骨中Ⅱ型胶原纤维出现退化，逐渐出现断裂及变短，使关节软骨失去弹性，接着便发生断裂、大疱、糜烂与溃疡，使软骨表面呈毛刷状，不平的软骨面相互摩擦，位于胫股关节间的半月板因此多会受损。反之，受损的半月板又会像一把锉子样使关节软骨产生极为有害的三体摩擦，使关节软骨损毁进一步加重。随着疾病的发展，软骨脱落使软骨下骨板裸露硬化，硬化的骨板下出现囊性变。早期以内侧胫股关节面和髌骨关节面单独或混合受累最多，而外侧胫股关节面受累较轻；后期则全关节均可累及。

【临床表现】

（一）症状

膝关节骨性关节炎的主要临床表现为早期的疼痛和关节僵硬，后期可出现关节功能障碍或关节畸形。该病起病缓慢隐渐，初起疼痛轻微，以髌骨下疼痛最为常见，劳累或受凉后加重，尤以上、下楼梯或下蹲时明显，休息后缓解。同时伴发症状还有关节僵硬，常在晨起或长久固定某一体位而突然变换姿势时出现，活动片刻后减轻，活动过多又加重。随病情的发展，疼痛会越来越明显，关节屈伸活动时常有摩擦音或弹响，由于膝关节内常伴有半月板损伤或游离体，部分患者可出现关节绞锁现象，后期关节周围组织挛缩、骨赘形成，可见关节肿大，活动范围越来越小，甚至固定于某一屈曲位置或内、外翻畸形。

（二）体征

浮髌试验，髌股研磨试验，内、外翻应力试验多为阳性，关节间隙常有压痛，尤其膝内侧压痛更为明显剧烈。当伴有半月板损伤时，麦氏征常为阳性。

【诊断与鉴别诊断】

（一）诊断

诊断膝关节骨性关节炎主要依据临床症状、体征和影像学检查。

1. 症状和体征　见临床表现。

2. X 线检查　早期 X 线片常无明显异常表现，以后可见关节内外侧间隙非对称性狭窄，关节边缘及关节内增生和骨赘形成，胫骨髁间嵴尖锐，有时可见关节游离体，晚期甚至可见关节内、外翻畸形或半脱位。

3. 关节镜检查　可见关节滑膜明显增生肥厚，充血水肿，以髁间窝及髌上囊聚集最明显，多呈绒毛状；关节软骨发黄灰暗、软化起疱、溃疡或脱落、软骨下骨板外露，呈象牙质变；边缘骨赘形成，髁间棘尖锐；半月板退变或破裂。

4. 实验室检查　参见第一节，当伴有严重滑膜炎时，血沉和C-反应蛋白可能出现轻度异常，当膝骨关节炎继发于某些感染性病变后，则应注意原发病本身理化指标异常情况。

膝关节骨性关节炎具体诊断标准参见表4-1。

NOTE

表 4-1 膝骨关节炎诊断标准

序号	表现
1	近 1 个月内反复膝关节疼痛
2	X 线片（站立或负重位）显示关节间隙变窄、软骨下骨硬化和囊性变、关节边缘骨赘形成
3	关节液（至少 2 次）清亮、黏稠，白细胞少于 2000 个/mL
4	中老年患者（40 岁以上）
5	晨僵少于 30 分钟
6	活动时有骨摩擦音（感）

其中，符合 1+2 条，或 1+3+5+6 条，或 1+4+5+6 条，可诊断为膝关节骨性关节炎。

（二）鉴别诊断

1. 类风湿关节炎 本病可出现膝关节肿痛，关节僵硬或活动受限。但多见于中青年女性，且呈多发性、游走性、对称性关节受累，常伴随双手小关节受侵犯。实验室检查类风湿因子阳性，血沉及 C-反应蛋白增高。

2. 色素沉着绒毛结节性滑膜炎 本病发于膝关节时，可出现关节肿胀、疼痛、活动受限，亦可因关节内游离体形成而出现绞锁、弹响。但多发于青壮年，且常为单侧膝关节发病，关节周围有时可扪及结节状肿块，关节穿刺可见大量血性液体，后期 X 线片可见关节面两侧有骨质缺损或骨赘形成。

3. 滑膜软骨瘤病 本病发于膝关节时，主要症状为关节肿胀、疼痛和活动受限，有时伴有关节绞锁、弹响。但该病常见于青壮年，多单侧膝关节发病，且 X 线片常见关节内外多个大小不一的钙化或骨化结节，而关节间隙和关节面常无异常改变。

【治疗】

在所有骨关节病中，膝关节骨性关节炎的治疗方法最多，但迄今为止，还未发现哪种方法可以有效逆转、中止骨关节病病程，或改变骨关节病的病理结构。但通过治疗，可以解除症状，改善关节活动度，增强关节稳定性，延缓病变进程，所以治疗时应根据患者不同情况选用恰当的方法治疗。

（一）中医辨证论治

证属肝肾不足者，予以补益肝肾、舒筋活络；气滞血瘀者，予以活血化瘀、通络止痛；寒湿痹阻者，予以祛寒除湿、舒筋通络。

（二）西药治疗

1. 口服药物 主要有解热镇痛药、非甾体类抗炎药物、阿片类镇痛药、硫酸氨基葡萄糖、盐酸氨基葡萄糖、硫酸软骨素和双醋瑞因等，具体可参见本章第一节。

2. 关节腔注射 ①透明质酸钠，适用于关节僵硬明显，但关节软骨损伤不严重者，每周注射 1 次，连续 5 次为 1 个疗程。注意使用时尽量抽尽关节积液。②肾上腺皮质激素，用于膝关节疼痛较明显，或滑膜炎较重而其他药物治疗未见明显好转者，注意此类药物可加重关节软骨损害，使膝骨关节炎症状进一步加重，所以使用时应慎重，1 年之内不应超过 3 次。

（三）外治法

1. 药物局部外用 治疗膝骨关节炎，主张首选局部外用药物治疗，症状较重者，也可配合使用内服药物消炎镇痛。常用外用药物有乳胶、膏剂、酊剂、贴膏等可以有效缓解局部疼痛，改善关节功能，且无明显不良反应。

2. 物理治疗 包括各种热疗、电疗、磁疗以及针灸、推拿按摩等方法。目前临床使用较多的有中草药熏洗、中药离子导入、超短波、超声波治疗等，可以起到较好的舒筋活络、消肿止痛作用，能明显解除肌肉痉挛，增加关节活动功能。

（四）手术治疗

手术治疗包括以关节镜为代表的微创手术和开放手术。主要适用那些经保守治疗均无法控制症状，且关节功能明显受限或关节畸形，严重影响患者的生活质量者。手术的目的为：①进一步协助诊断。②减轻或消除疼痛。③防止或矫正畸形。④防止关节破坏进一步加重。⑤改善关节功能。⑥综合治疗的一部分。目前具体手术方法有很多，选用时一定要慎重，对于那些没有明显关节畸形，相对较年轻，暂不适宜或不愿意进行人工关节置换者，或关节内游离体形成、半月板损伤等，则宜选用关节镜手术，如游离体摘除术、关节清理术等；对于明显关节内外翻畸形，力线严重不良的患者，应采用截骨矫形术；对于关节明显畸形，关节间隙狭窄，或接近消失，症状严重者，可采用膝关节表面置换。

【预防与调护】

1. 宣传教育 了解膝骨关节炎的发病情况，充分认识膝骨关节炎的性质和预后，消除患者恐惧心理，减轻压力，从而增强治病信心。

2. 饮食调养 忌肥甘厚腻，戒烟少酒，宜常食牛奶、蛋类、豆制品、蔬菜和新鲜水果。膝关节骨性关节炎与体重之间存在相关性，体重减轻可缓解关节疼痛和功能障碍，故应控制饮食，减轻体重。

3. 运动调护 应适当加强关节周围肌肉和韧带的有氧锻炼，如游泳、骑自行车、散步；加强关节功能训练，在非负重位下进行关节屈伸活动，以保持关节最大活动度，如空中蹬车等。忌登山、爬楼梯及深蹲活动，因爬楼梯时膝关节承受的压力是人体自身重量的 3 倍左右。太极拳亦不太适宜本病患者，因其身体重心较低，动作缓慢，可使关节负重过大，加速软骨的磨损。

4. 辅助支具 可采用手杖、拐杖、护膝等，可减少膝关节过度负重。对存在轻度膝关节内、外翻畸形者，可佩戴相应矫形支具，能达到一定的平衡关节面负荷的作用。

第三节 髋关节骨性关节炎

髋关节是骨关节病的好发部位之一，男性多于女性，单侧多于双侧。可分为原发性和继发性，但临床上继发性较为常见。以髋关节疼痛、僵硬、功能活动障碍为主要临床表现。

【中医病因病机与西医病因病理】

（一）中医病因病机

本病属中医"痹证"范畴，其病因病机参见本章第一节。

（二）西医病因病理

1. 病因

（1）原发性髋关节骨性关节炎　具体发病原因不清楚，可能受遗传、体质、代谢及内分泌等因素影响，使关节软骨发生退变所致，此型临床不多见。

（2）继发性髋关节骨性关节炎　常继发于先天性髋臼发育不良、先天性髋关节半脱位、股骨头骨骺软骨病、股骨头骨骺滑脱、股骨头缺血性坏死、类风湿关节炎等，约占此型发病的80%。此外，下肢不等长，髋内、外翻畸形，以及各种髋部外伤、感染也是发病的重要因素。

2. 病理　在多种不同因素作用下，髋关节软骨面所承受应力分布不均匀或过于集中在某一处，使传导到软骨细胞的机械性压力升高，软骨的生物学稳定性和对生物力学的适应性降低，使关节软骨发生磨损或软骨细胞出现代谢异常，软骨细胞释放基质金属蛋白酶，作用于胶原和蛋白聚糖，使软骨基质成分破坏，最终导致关节软骨发生退变、碎裂、脱落、骨质裸露。以髋关节外上方受累最多见，这可能与髋臼发育不良发生率较高有关。在原有的软骨和新生的软骨降解的过程中，产生的颗粒和降解产物进入滑膜衬里，引起细胞吞噬反应，导致滑膜炎症和渗出，滑膜产生的炎性因子又反过来加速软骨的破坏，当侵蚀进展到软骨下骨板和骨髓时，软骨下骨板致密硬化呈象牙质变，软骨下骨可出现大小不等的囊样改变，由于血管增生，沿髋臼盂唇形成大量骨赘，好似关节软骨的延伸，覆盖于股骨头外上方，通常认为是机体试图扩大关节承力面积的代偿性结果。后期滑膜出现广泛肥厚纤维化，关节囊及周围韧带挛缩，大量骨赘形成，股骨颈变短变粗，股骨头变扁增宽，关节功能发生障碍。

【临床表现】

（一）症状

1. 疼痛　起病隐匿、发展缓慢，早期仅在过度承重活动或劳累后感到髋部轻微胀痛或酸痛不适，休息后好转。以后随着病情发展，疼痛逐渐加重，严重时股骨近端骨内静脉压明显增高（大于5.33kPa），甚至会出现静息痛。疼痛常位于髋关节前、后、内侧，但以内侧腹股沟处多见，并可向大腿内侧、膝关节附近放射。疼痛还可激惹多条神经放射至臀部或大腿后、外侧。

2. 关节僵硬　伴随着疼痛的出现，受累髋关节常有僵硬感，表现为晨僵和关节胶着现象，即在晨起或长久固定某一姿势后，感觉关节活动不灵便，但当活动片刻后可缓解，一般持续时间不超过30分钟。

3. 功能障碍　早期常较轻微，随着病情进展，症状逐渐加重，髋关节活动范围逐渐减小。首先表现在髋关节内旋和外展活动，随后即为内收、外旋和伸展受限，直至固定于屈髋、内收、外旋位。如果首先出现伸展受限，则应考虑其他疾病的可能，如腰大肌脓肿或髂耻滑囊炎等。

（二）体征

患侧行走跛行，髋关节或有肿胀，患侧腹股沟纹变浅，局部皮肤不红，皮温常不高或微增高，周围可有明显压痛，尤其髋关节前方更明显。髋关节常处于屈曲、内收、外旋畸形位，因此体位时关节囊相对最松弛，关节容积最大，关节积液所造成的压力最小。托马斯征阳性，

"4"字试验阳性。

【诊断与鉴别诊断】

（一）诊断

根据患者病史、临床症状、体征和影像学表现等，诊断髋关节骨性关节炎并不难。

1. 症状和体征 见临床表现。

2. X线检查 表现为关节间隙狭窄，关节面骨质硬化，髋臼盂唇周围骨赘形成，股骨颈变短、变宽，股骨头变扁呈蕈状，股骨头承重区硬化骨面下和髋臼外上方可见单个或多个大小不等、呈圆形或卵圆形的囊样改变，囊样变周围骨质增生硬化。有时可见关节内游离体，严重者可见股骨头外上方半脱位现象，此时可见髋关节内下方间隙增宽。

3. 实验室检查 常无特殊改变，血、尿常规、血沉、C-反应蛋白一般都在正常范围。关节穿刺时，关节液呈淡黄色，质地清晰微稠，镜下偶可见红细胞。

髋关节骨性关节炎诊断标准见表4-2。

表4-2 髋关节骨关节炎诊断标准

序号	表现
1	前月大多数日髋痛
2	血沉<20mm/h
3	X线片有骨赘形成
4	X线片髋关节间隙狭窄

其中，符合1+2+3条，或1+2+4条，或1+3+4条，可诊断为髋关节骨关节炎。

（二）鉴别诊断

1. 强直性脊柱炎 本病可伴有髋关节炎的表现，但主要以侵犯骶髂关节和椎间小关节为主。X线片常见骶髂关节炎和椎间小关节模糊或竹节样改变，还常伴有肌腱末端病及虹膜睫状体炎，且多发于青壮年男性，HLA-B27呈阳性。

2. 股骨头缺血性坏死 本病与髋关节骨性关节炎在临床症状上有很多相同之处，均以髋关节隐渐性疼痛开始，逐渐出现持续性疼痛，活动受限，以至于跛行。但前者多有长期酗酒史，或肾上腺皮质激素使用史，或髋部外伤或骨折史。X线片在不同发病时期可有某些特征，如早期的新月征，中期的台阶征，后期的股骨头碎裂变扁，关节间隙多正常。晚期多继发髋关节骨性关节炎，MRI可更早、更准确地做出诊断。

【治疗】

（一）中医辨证论治

按肝肾不足、气滞血瘀、寒湿痹阻证型辨证，分别采用补益肝肾、舒筋活络；活血化瘀、通络止痛；祛寒除湿、舒筋通络之法。

（二）西药治疗

1. 主要采用控制症状和改善病情两大类药物，具体用药可参见第一节。

2. 关节腔注射：参见本章第一节。穿刺部位常选髋关节前方，髂前上棘与耻骨结节连线

NOTE

中点的外下方约 2cm 处，股动脉外侧垂直进入，必要时可在超声波、CT 引导下进行。

（三）外治法

1. 局部外用药物　治疗髋关节骨关节炎，也主张首选局部外用药物治疗。症状较重者，也可配合使用内服药物消炎镇痛，常用外用药物有乳胶、膏剂、酊剂、贴膏等可以有效缓解局部疼痛，改善关节功能，且无明显不良反应。

2. 物理治疗　包括各种热疗、电疗、磁疗以及针灸、推拿按摩等方法。目前临床使用较多的有中草药熏洗、中药离子导入、超短波、超声波治疗等，也可将各种理疗与局部按摩相结合。先行局部理疗，然后再给予局部手法弹拨，可以起到较好地改善局部血液循环，舒筋活络，消肿止痛作用，能明显解除肌肉痉挛，增加关节活动功能。

（四）手术治疗

通过各种保守治疗无法改善或控制症状者，则需采取手术治疗。具体的手术方法应根据关节软骨损伤情况、患者年龄以及个人意愿而定。

1. 关节镜术　对于关节负重面软骨比较完整，边缘骨赘增生明显或关节内游离体形成者，可行关节清理术或游离体摘除术。关节镜下可清楚了解关节内病变，刨削增生炎变滑膜，磨削部分骨赘、清除游离体等机械性摩擦物质，解除关节内绞锁因素和功能紊乱，阻断炎症过程的恶性循环。加上大量生理盐水持续加压冲洗，可较好地清除关节内各种致炎、致痛因子及其他病理产物。

2. 截骨术　对于明显髋内、外翻畸形或髋关节包容性不良，但关节面软骨仍比较完整的患者，通过相应截骨，如髋臼旋转截骨、髋臼周围截骨、股骨上端内外翻畸形截骨矫形术等，可以直接矫正解剖异常，矫正负重力线，增加髋臼包容覆盖率，可以更好地完善关节面应力负荷的均衡分布，减小骨髓内的压力，对于减轻症状和改善关节功能都有一定效果。并可以延缓骨关节炎进程，推迟行人工关节置换术的时间。

3. 闭孔神经切除术　适用于以髋关节疼痛为主要症状，而关节面软骨又破坏不明显者。具体手术操作有骨盆外和骨盆内两种方式，建议术前应常规进行闭孔神经封闭试验，进一步明确手术适应证，即采用 1% 利多卡因骨盆外进行闭孔神经封闭，当封闭后关节疼痛明显减轻者，则适合此手术。

4. 人工关节置换术　髋关节持续明显的疼痛和严重功能障碍，且患者年龄又在 50 岁以上，又无严重心、脑、血管疾病者，人工髋关节置换是一个不错的选择，可较好地解除关节疼痛，保持关节功能活动度和均衡肢体长度。具体方法有髋关节表面置换术和全髋关节置换术等。

5. 关节融合术　病变仅限于一侧髋关节，关节面破坏严重，活动明显受限，而患者又比较年青，特别是从事体力劳动，同意接受术后髋关节相对稳定的强直状态者，髋关节融合术不失为一种简单有效的方法。但对其他关节，特别是对侧髋关节，或同侧膝、踝关节有严重病变者，应禁做此类手术。

【预防与调护】

1. 宣传教育　了解髋关节骨关节炎的中医病因病机与西医病因病理及预后，临床虽表现为髋关节疼痛、僵硬、功能活动障碍，但最终很少会出现关节强直而致残，消除恐惧心理，减轻压力，增强治病信心。

2. 减轻负荷　髋关节是身体主要持重关节之一，当身体负荷过大时，最易导致损伤而退变。为防止髋关节骨关节炎的发生，应首先避免或改善加重髋关节负荷的不利因素。如身体肥胖者，应控制饮食，减轻体重；减少跑跳运动和避免久站久行，避免习惯性跷二郎腿，必要时可借助拐杖、手杖予以支持保护。

3. 运动调护　加强关节周围肌肉和韧带的运动，既可以起到稳定关节，防止损伤的作用，又可以缓建关节周围软组织痉挛而止痛。宜进行非负重的有氧锻炼，如游泳、骑自行车、散步等，切莫进行不当的或过度活动反而导致髋关节的损伤。

第四节　踝关节骨性关节炎

踝关节骨性关节炎又称踝骨关节病、踝增生性关节炎等，是一种以踝关节局灶性软骨退行性变、关节边缘骨赘形成、关节畸形和软骨下骨质硬化为特征的慢性关节疾病。女性发病率高于男性。

踝关节骨性关节炎并非少见，仅次于髋关节和膝关节。原发性踝关节炎发病较少，多为继发性。其特点为踝关节软骨损伤后，滑膜肿胀增生，继发关节间隙变窄、软骨脱落、骨赘生成等一系列骨质病理变化，引发踝部疼痛、肿胀、活动受限等症状。

【中医病因病机与西医病因病理】

（一）中医病因病机

1. 风寒湿邪侵袭　外邪侵袭人体，痹阻经络，导致气血运行不畅。又寒为冬季主气，冬季感受风寒湿邪，肾先应之，故邪气伤肾入骨，使骨重不举，酸软疼痛，久而关节变形，活动受限，形成本病。

2. 湿热痰浊浸淫　湿性重浊而黏腻，《证治汇补·湿症》云："在肌肉则肿满如泥，在肢节则屈伸强硬。"湿邪流注关节，蕴而化热，结为痰浊，久之则骨赘增生，发为本病。

3. 外伤瘀血痹阻　瘀血是血液运行障碍，血行不畅而产生的病理产物。《类证治裁·痹证》说："痹久必有瘀血。"王清任《医林改错》中也有"瘀血致痹"之说。瘀血既是骨性关节炎的病理产物，也是其病因。《素问·阴阳应象大论》说："气伤痛，形伤肿。"说明损伤气血可导致作肿作痛。气滞血瘀，经络受阻，踝关节及周围组织失养疼痛。或因病致虚，气滞血瘀，久则肝肾亏损，脉络失和，渐成本病。

4. 肝肾亏虚失养　《素问·宣明五气》曰："久视伤血，久卧伤气，久坐伤肉，久立伤骨，久行伤筋，是谓五劳所伤。"说明长期劳损及外伤，可导致肝肾亏虚，骨髓失养，筋脉弛缓，形成本病。

（二）西医病因病理

1. 病因

（1）慢性劳损　多发生于某些特殊职业，如以下肢运动为主的足球、体操等运动员，重体力劳动者多见于搬运工人，长期从事爬山登高者如野外考察队员等。从事这些职业的时间越长，发病率及严重程度越高。

（2）**踝关节反复扭伤**　反复扭伤可致韧带松弛，关节不稳，运动中关节发生超常范围的活动致关节软骨受损。同时反复扭伤后产生急、慢性滑膜炎，关节积血、积液，滑液成分改变，影响软骨的营养及润滑，致使软骨进一步退变。

（3）**关节创伤**　关节的急性扭伤，若暴力较大可使韧带断裂，关节松弛或踝关节半脱位，导致关节软骨损伤、软骨骨折、软骨剥脱等。

（4）**过度肥胖**　体重超重，踝关节超常负重，致使关节软骨磨损增加而发生退变。

（5）**医源性因素**　骨折脱位复位不佳或复位不及时，踝关节骨折为关节内骨折，关节面结构常遭破坏，关节面不平整，后期均可并发骨关节炎。

（6）**踝、足关节畸形**　下肢骨折畸形愈合、发育畸形或扁平足，使踝关节面力线改变，负重不均，磨损关节软骨。

（7）**继发病症**　踝关节伤病后，如踝关节化脓性感染、结核、痛风、类风湿关节炎及大骨节病等，继发踝关节骨性关节炎；或固定过久和功能练习不够，以致关节软骨缺乏生理性压力刺激，软骨缺乏营养而退变。

2. 病理　踝关节骨性关节炎不单是骨赘增生，还有一系列的病理表现：①关节软骨损伤退变：胫骨距骨关节面软骨损伤后表现失泽、变黄、不平、软化、纤维变、断裂、剥脱或呈剥脱性骨软骨炎表现。软骨片脱离关节内形成软骨关节鼠。软骨内可由周围滑膜侵入滑膜血管翳。②滑膜炎：滑膜受到牵拉撞击引起炎症，关节软骨细胞膜也可作为抗原刺激滑膜。滑膜充血肿胀，日久肥厚、纤维化绒毛增生，甚至被挤压呈纤维软骨化或骨化。③骨唇、骨疣增生：于关节软骨缘胫骨前唇增生呈唇样骨赘，距骨软骨缘呈骨疣状增生。其下骨髓常有充血纤维组织增生。病变可发生在踝前和踝后，如果骨赘增生较大可以折断形成关节鼠。④踝周肌腱腱鞘炎：内、外踝下方及踝关节后方有肌腱通过，由于骨的增生刺激或因关节滑膜炎症状波及踝周肌腱引发腱鞘炎。关节囊纤维层的骨止处也有末端病表现。

【临床表现】

早期有关节晨僵感，活动后缓解。病情进展一段时间后可出现运动或工作后踝关节疼痛，但休息后可以缓解。以上症状可持续数年甚至十几年，以后出现较为典型的骨关节炎临床表现。

1. 踝关节肿痛　踝关节疼痛由运动后疼痛变为运动痛，由休息后疼痛消失变为有休息痛。而且伴有关节肿胀，时消时显。

2. 踝关节绞锁　如有关节鼠，常可发生踝关节绞锁，滑膜增生严重时也可卡于关节间隙中出现绞锁症状。

3. 踝关节活动受限　踝关节伸屈活动受限且逐渐加重。

4. 踝关节检查　关节滑膜肥厚、积液，关节间隙压痛。踝关节伸屈及内外翻时疼痛、活动受限，可触到骨赘的骨性隆突，偶可发现绞锁。

【诊断与鉴别诊断】

（一）诊断

根据踝关节外伤史、临床症状体征，结合影像学检查，即能明确诊断。

1. 症状和体征　见临床表现。

2. X 线检查　踝关节的功能为负重和行走，站立位摄片十分必要，早期 X 线可表现正常，以后出现胫骨前后唇、距骨关节面增生骨唇和骨疣，内、外踝变尖。胫骨后缘可增生甚至折断，似距后三角骨。此外可显示关节鼠，距骨剥脱性骨软骨炎时可见距骨上关节面内或外有脱钙或骨块。

3. CT 与 MRI 检查　CT 在足、踝关节疾病中不作为一线检查项目，其敏感性、准确性和费用-效能并无优势；MRI 在软组织显像方面有优势，对骨关节炎诊断意义不大，一般用于诊断胫后肌腱是否断裂。

（二）鉴别诊断

1. 类风湿关节炎　部分症状可出现在踝关节，但类风湿以近指关节和掌指关节的病变为主，晨僵时间长，且关节肿痛、滑膜炎症状远较骨关节炎明显，且类风湿因子阳性、血沉增快。

2. 大骨节病　本病发病年龄较小，一般为 3~15 岁，手、足和踝部发病率高。常常多发性、对称性侵犯软骨内成骨型骨骼，导致软骨内成骨障碍、管状骨变短和继发的变形性关节病。血浆碱性磷酸酶（ALP）活性、尿中羟赖氨酸升高，而踝关节骨性关节炎发病多为成人，无地域性，实验室指标变化不大。

3. 痛风性关节炎　局限于个别关节，整个关节呈暗红色。多为第一跖趾关节肿痛。虽然有时也影响踝关节，但多有痛风石和高尿酸血症。实验室检查易于鉴别。

4. 神经性关节炎　本病为无痛觉所引起，又有无痛性关节病之称，是一种继发于神经感觉和神经营养障碍的破坏性关节疾病。关节逐渐肿大、不稳、积液，关节可穿出血样液体，肿胀关节多无疼痛或仅轻微胀痛，关节功能受限不明显。关节疼痛和功能受限与关节肿胀破坏不一致为本病之特点。本病一般伴有原发病，如梅毒、脊髓空洞症、糖尿病性神经病、脊髓膜膨出、先天性痛觉缺如等。X 线有助于鉴别。

【治疗】

（一）中医辨证论治

1. 风寒湿痹　踝关节酸痛，屈伸不利，局部皮色不红，触之不热，得热痛减，遇寒增剧，活动时疼痛加重，舌苔薄白或白滑，脉弦紧或涩。治以祛风散寒，行气活血，方选蠲痹汤合活血止痛汤加减。

2. 湿热痹阻　关节肿胀、积液，以下肢膝、踝关节为重，伴疼痛、灼热，周身困乏无力，下肢沉重酸胀（胶着感），舌体胖，边有齿印，舌质红，苔黄腻，脉滑数。治以清热利湿，活血消肿，方选积液汤合薏苡仁汤加减。

3. 血瘀阻痹　踝关节痹痛日久，患处刺痛、掣痛，疼痛较剧且麻木，不可屈伸，反复发作，骨关节僵硬变形，关节及周围呈暗瘀色，舌体暗紫或有瘀点、瘀斑，脉细涩。治以活血化瘀，通络止痛，方选复元活血汤合五虫散加减。

4. 肾虚骨痹　踝关节疼痛日久，时轻时重，或筋脉拘急牵引，屈伸加剧，或关节变形，筋肉萎缩，腰膝酸软，形寒肢冷，尿多便溏，心悸气短，食少乏力，面色萎黄，或头晕耳鸣，烦热盗汗，舌淡白，或舌红少津，脉沉细，或沉细而数。治以滋阴壮阳，补益气血。方选金匮肾气丸合四物汤加减。

（二） 西药治疗

1. 非甾体类抗炎药（NSAIDs）　许多的 NSAIDs 都可用于治疗骨性关节炎，如阿司匹林、美林布洛芬、酮洛芬等，主要作用机理为，抗炎、消肿、缓解疼痛。其副反应为，引起胃肠道刺激，影响肾功能。使用这类药物的时间越长，就越容易出现副反应，对身体的影响也就越严重。另外，环氧化酶-Ⅱ抑制剂如塞来昔布胶囊和罗非昔布片，作为治疗本病的新型药物，与传统的 NSAIDs 一样可以减轻炎症，但是引起的胃肠道反应少。

2. 醋氨酚（对乙酰氨基酚）　是一种非抗炎性疼痛缓解药（如对乙酰氨基酚缓释片）。这种药不会刺激胃肠道，长期应用的副作用也比 NSAIDS 要少得多。需要注意的是，有肝脏疾病的患者、严重酗酒者和服用抗凝药的患者有慎用醋氨酚。

3. 其他药物　主要有局部应用的缓解疼痛的乳剂或喷雾剂，如双氯芬酸二乙胺乳胶剂，可直接涂于皮肤上。

（三） 外治法

1. 针灸　可用毫针针刺丘墟、昆仑、悬钟、三阴交、解溪、太冲等穴。也可在上述穴位用温针灸，留针 20 分钟，10 次为 1 个疗程。

2. 物理疗法　可选用热疗、水疗、蜡疗、超声波、醋离子导入等，可缓解疼痛和伴发的肌肉痉挛，有助维持及恢复关节功能。关节运动前 15~20 分钟的热疗，有助于缓解关节疼痛和减轻僵硬。

3. 中药熏洗　可用海桐皮汤或骨科熥洗药水煎熏洗踝关节，或者用消瘀散和蜂蜜调敷；也可用狗皮膏外贴。

（四） 手术治疗

长期保守治疗无效，症状严重影响活动，或者有关节鼠、反复绞锁者宜手术治疗。手术方法视病情而定。

1. 踝关节清理术　适用于中晚期踝关节的骨关节炎伴有有症状的关节内游离体、关节纤维化、骨赘或小软骨缺损。在踝关节镜下进行手术，切除增生肥厚粘连的滑膜、关节内纤维化的组织、摘除游离体、去除骨赘、修整小软骨的缺损等。

2. 骨赘切除术　适用于伴有有症状的胫骨与距骨的撞击性骨赘的踝骨关节炎。在踝关节镜下进行手术，铲除骨赘。

3. 关节软骨面修整术　适用于早中期踝关节的骨关节炎伴有关节软骨面破坏者。在踝关节镜下进行手术。清理碎软骨片及纤维软骨。修整软骨面，若软骨面损伤过深而且面积较小时，或剥脱性骨软骨炎可以作微骨折治疗，以期生长肉芽组织，化生成类关节软骨组织。

4. 关节融合固定术　严重的踝关节骨关节炎，疼痛剧烈、难以忍受的患者，若不适用于作人工踝关节置换，可行踝关节融合固定治疗，对于解除症状，恢复足踝的负重行走功能疗效肯定。

5. 人工踝关节置换术　严重的踝关节骨关节炎，疼痛剧烈、难以负重行走，经上述治疗无效、患者对踝关节术后有一定活动要求时，可以考虑行人工踝关节置换。人工踝关节置换在我国还处在初步应用阶段，应持谨慎的态度。

【预防与调护】

实践中总结出以下方法作为预防踝关节骨关节炎的措施。

1. 去除引起发病的因素，如下肢负重力线不正应及时矫正。骨折复位要注意对合完好、及时。避免关节扭伤。

2. 对职业性跑跳、爬山者及运动员，提倡使用踝关节支持带，保护关节防止超常范围活动，防止受伤。

3. 控制体重　超重或肥胖的患者须减轻体重。进而减少承重踝关节所受的压力，防止更大的伤害。健康的饮食和有规律的锻炼有助于减轻体重。

第五节　肘关节骨性关节炎

肘关节骨性关节炎，又称退行性肘关节病，是肘关节长期磨损过度造成的，以肘关节疼痛、关节畸形和活动障碍等症状为主要特征。本病是一种比较少见的骨性关节炎，占退行性关节炎的1%~2%。

临床上本病可分为原发性和继发性。原发性肘关节骨性关节炎少见，主要见于中年体力劳动者，如木工、锻工、杂技演员，因其肘关节活动最多，容易患此病；继发性肘关节骨性关节炎常见于创伤，包括肘关节骨折脱位所致的关节软骨损伤；对位异常所致的肘、内外翻，关节失稳；感染和炎症所致的剥脱性软骨炎等。

【中医病因病机与西医病因病理】

（一）中医病因病机

1. 肝肾亏耗，因虚致瘀　肝主筋，肾主骨，随着年龄增长，正气渐衰，气血不足，肝肾亏虚，骨髓失去充养，则骨骼发育不良，关节畸形或异常增生。或劳役太过，致气滞血瘀，筋骨不健，无力保护骨骼，筋不能约束诸骨。活动越频繁，则磨损越严重，导致关节过快退变，发为骨痹。

2. 风寒湿侵，痹阻经络　《素问·痹论》云："风寒湿三气杂至，合而为痹也……痹在于骨则重，在于脉则血凝而不流，在于筋则屈不伸，在于肉则不仁，在于皮则寒。"肘关节骨折脱位损伤后，内在筋骨不坚；或对位异常，感受风寒湿等外邪，关节局部发生气血运行阻滞，筋骨失其濡养，生成邪瘀痹阻之证。

（二）西医病因病理

1. 机械与外伤因素　长期不正常的负载可影响关节软骨的抵抗力，导致软骨的退行性改变，如杂技演员、体操运动员、油漆工等。特别是骨折脱位后关节面的损伤，或关节软骨损伤后复位不佳，或粗暴手术加重其损伤，骨折畸形愈合，关节负重不均，使软骨受损。

2. 关节畸形　肘关节的内翻或外翻，肘关节失稳，使关节受力分布异常，力线改变，造成关节有效负重面积减少，负重部位单位面积内的软骨压力增加，破坏软骨胶原，消耗软骨表面蛋白多糖，损害软骨细胞。

最初骨软骨软化，丧失原来的色泽，软骨相继出现磨损、糜烂、脱落，随着软骨下骨裸露、象牙化或囊性变，关节边缘骨质增生形成骨赘，关节内剥落的软骨刺激滑膜和关节囊，使关节囊肥厚和纤维化，关节内形成游离体，可并发尺神经受压。

【临床表现】

1. 肘部疼痛　起病初期，或肘关节损伤后功能基本恢复，又重新出现肘关节隐痛，活动时加重，休息后减轻，且疼痛和天气相关。随着病情的发展，肘关节由隐痛逐渐转变为明显的钝痛，以屈肘或伸肘终末时疼痛为特点。可以有夜间痛和休息痛，并有晨僵现象。稍微活动后疼痛减轻，过度活动后加重。

2. 活动障碍　晚期伸肘或屈肘过程均感疼痛，关节畸形或强直，活动受限。部分患者可出现骨摩擦感和关节绞锁现象。

3. 肘关节肿胀　初期肘关节有肿胀，关节内有积液，晚期积液吸收，肌肉萎缩，关节僵直，活动受限。

4. 尺神经损伤　尺肱关节后内侧常有骨赘并可撞击尺神经，导致第四、五指麻木，肌力减退。

【诊断与鉴别诊断】

（一）诊断

1. 症状和体征　见临床表现。

2. X 线检查　早期 X 线无明显改变，通常表现为肘关节间隙变窄，关节边缘增生，有骨赘形成，软骨下骨骨密度增高或有囊性改变。晚期有关节强直畸形，关节内游离体，严重时肘关节可能半脱位。

3. CT 与 MRI 检查　CT 能更精确地反映肘关节的细微病变，冠状突骨赘可影响肘关节的屈曲，而尺骨鹰嘴近端骨赘形成可影响肘关节伸直；MRI 则可帮助了解肘关节软骨、肘关节囊及内、外侧肱尺韧带的病变和损伤。

（二）鉴别诊断

1. 肘关节骨化性肌炎　损伤 2 个月后，进行性骨质结构在前臂伸屈肌、肱二头肌及肱三头肌近肘关节处于肌肉、结缔组织内沉积，出现局限性肿块，影响肘关节的屈伸功能，X 线可见骨化影，开始呈云雾状环形钙化，以后轮廓清楚，成熟后外周骨化致密，形成与一般骨质相同、肌肉行径一致的粗条状或片状致密影。根据病史、体征和 X 线可与肘关节骨性关节炎鉴别。

2. 肘关节异位骨化　见于神经瘫痪的患者，发病机理不清楚。诱发因素可能是神经和生物电因素。其产生可能与损伤早期过度活动肢体有关。一旦发生异位骨化，原则上应避免早期对受累局部进行热疗及超声波、按摩治疗。缓慢、柔和的运动可预防挛缩，应采用渐进性运动练习，不当的治疗会使骨化加剧。

【治疗】

（一）中医辨证论治

1. 肝肾亏耗，因虚致瘀　多见于中年以后，肘关节隐痛，活动时加重，休息后减轻，有

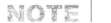

时伴有晨僵，活动后稍缓，渐至变为明显钝痛，肘关节活动受限，舌淡，苔薄白，脉细弦或涩。治以补益肝肾，活血化瘀，方选补肾壮筋汤合复元活血汤加减。

2. 风寒湿侵，痹阻经络　病变部位疼痛剧烈，与天气变化有关。活动重着，关节肿胀或有积液，或有外伤史。舌淡，苔白腻，脉沉迟或濡细。治以祛风散寒除湿，行气活血止痛，方选三痹汤合活血止痛汤加减。

（二）西药治疗

主要包括非甾体类抗炎药（NSAIDs）和解热镇痛药。

（三）外治法

1. 中药外用　中药外敷治疗一般是以祛风散寒、解痉通络，活血化瘀为目的。可用海桐皮汤或五加皮汤局部热敷熏洗，也可用狗皮膏等外敷药外用。

2. 针灸　取穴曲池、手三里、少海、曲泽、合谷、养老、阳陵泉、阿是穴等穴，用温针灸，留针 20 分钟左右。

3. 推拿按摩　选用揉、搓、推、弹、扳等法使僵硬或萎缩的肘部肌肉得到缓解，进而松解粘连，加强功能，配合点穴、拨筋、摇扳关节，增加肘关节的活动度。

4. 物理治疗　采用蜡疗、超短波、微波、离子导入、射频、电磁、光疗等方法，有一定的改善作用。

（四）手术治疗

1. 尺神经前置术　适用于外伤性神经缺损或神经损伤处的神经床粗糙或神经牵张力过大，导致慢性摩擦、牵拉而造成神经传导功能不全或丧失的患者。肘关节骨性关节炎出现尺神经卡压可选用。

2. 肘关节清理术　包括肘关节镜下清理术和关节切开清理术，目的是去除关节内位于软骨边缘碰撞关节面的骨赘，摘除关节内的游离体，切除炎性增生，修复关节软骨面，缓解症状，延缓疾病的进展。前者为肘关节骨性关节炎的首选，具有创伤小，恢复快，疗效快的特点；晚期则可能要关节切开清理。

3. 假体植入关节成形术　主要指征是肘部疼痛、不稳定或肘关节强直在非功能位。肘关节假体设计分两大类：①半限制性金属对聚乙烯铰链假体。②完全非限制性假体或肱骨、尺骨两部分间有咬合匹配关系的假体。

4. 关节切除成形术　极少被应用，仅用于原发或继发于肘关节成形术后的顽固性关节感染，以及人工肘关节置换术失败后的补救措施。

【预防与调护】

注意保护关节，防止外伤。适当进行关节锻炼，加强肘关节周边肌肉的训练改善关节的灵活性和稳定性。增加食物中维生素 C 含量可以保护软骨抗损伤能力。

第六节　脊柱骨性关节炎

脊柱骨性关节炎，又称肥大性脊柱炎、退行性脊柱炎，是一种脊柱退行性病变。本病以颈、胸、腰段脊柱退变为基础，引起颈臂痛及腰腿痛的一种常见的临床综合征。本病多见于40岁以上的体力劳动者，有脊柱损伤、姿势不良、肢畸形或肥胖者也易患本病。本病男性多于女性。

《灵枢·刺节真邪》曰："虚邪之中人也，洒淅动形，起毫毛而发腠理。其入深，内搏于骨，则为骨痹。"可见本病与身体虚弱有关。由于邪留筋骨，久痛缠绵，其症时轻时重，骨节酸痛无力，屈伸时加重，脊柱、四肢筋骨均受累。

脊柱骨性关节炎属于中轴骨退变，故脊柱所有节段的骨突关节、盘椎关节和骶髂关节均可受累。脊柱退行性改变常发生在磨损多的节段，以颈椎和腰椎骨关节最为常见。

【中医病因病机与西医病因病理】

（一）中医病因病机

中医学认为，本病多发生于中老年，筋骨、肌肉损伤可累及肝肾，而肝肾不足，脾气虚弱可导致筋骨失养，不能束骨而利机关。肾元亏虚，肝血不足，风寒湿邪容易侵入，进而形成"邪实正虚"的复杂状况。

1. 肝肾不足，筋骨不荣 先天禀赋不足，或中老年体衰，致肝肾亏虚，肾虚则髓减，肝弱则血虚，使骨节失其滑利，筋膜难持骨节之张弛。在脊柱，则可出现椎体发育异常和韧带松弛。活动频繁，则磨损严重，可出现脊柱过早退化。

2. 外力损伤，瘀血阻滞 跌仆坠堕，压轧冲撞，扭转劳损，超过脊柱的适应力和耐受力，使气血逆乱，或筋骨损伤后，血溢脉外，瘀血凝滞，久之脊柱骨骼结构受损，滋养乏源，则退变出现。

3. 外邪侵袭，筋脉痹阻 感寒受凉，或居处潮湿，冒雨涉水，外邪经肌表经络客于督脉，脊柱及周围筋骨邪瘀痹阻，发为骨赘。

肝肾亏虚是脊柱骨性关节炎病变的根本，风寒湿邪是致病的外在因素，瘀血是其病变过程中的病理产物。而其骨赘可从痰瘀互结辨证论治。

（二）西医病因病理

由于年龄、职业、创伤、生活方式、身体一般状况和基因因素等的影响，脊柱可在以下4个方面发生变化，从而加速其退变，发展为脊柱骨性关节炎。

1. 椎间盘退变 人体从20岁以后随着年龄的增长，椎间盘开始变性，首先是髓核的改变，椎间盘从椎体吸收水分的能力下降，椎间盘的水分尤其是髓核的水分随年龄增加而减少。与此同时，在0~5岁时，Ⅰ型和Ⅱ型前胶原含量也随年龄增加显著减少，而Ⅰ型前胶原抗体表达显著增加。水和蛋白聚糖的混合物形成酸性黏多糖凝胶减少，胶原增加，使承受载荷的髓核平衡应力得不到维持，椎间盘出现干燥、松弛、裂隙、褐色素沉着，以致椎间隙变窄，脊柱失稳和弯曲异常；其次是纤维环的改变，纤维环的完整性对保持椎间盘的正常结构和功能起较大的作用。随着年龄的增长和外周的扭转外力，胶原纤维开始退化，当纤维环基质逐渐松散时，纤维环软骨细胞因变性而减少，纤维不规整，开始出现类囊肿样空洞，其反射性可伸展能力降低，出现玻璃样变、钙化和裂隙，纤维环开始破裂。

2. 骨赘生成 骨赘的形成与椎间盘的退变关系仍是众多学者探讨的课题。一般认为，髓核的脱水和耗损，致使弹性下降，并使附着于椎体边缘的韧带断裂和耗损，反应性生成骨刺。

也有人认为，纤维环最外层的断裂，再加上体重负荷和运动的作用，使韧带和椎体附着部的骨膜受到持续性的牵拉，从而产生骨赘。

3. 关节韧带退变　由于腰椎不稳、退变和外伤，黄韧带失去柔软和弹性，并有能摺起的特性，变为坚硬的纤维组织，部分有钙盐沉积，发展为黄韧带钙化，引发椎管狭窄及神经根压迫症状；前后纵韧带的退变主要表现为韧带本身的纤维增生和硬化，后期形成钙化和骨化。

4. 椎间关节变化　椎间盘变性导致椎间隙狭窄，韧带松弛，椎体间的异常活动及脊柱生理弧度异常，脊柱出现椎体排列失稳，椎间关节歪斜，甚至椎体发生前后轻度移位，即所谓的"假性滑脱"，从而引起关节面对合不良，滑膜增生。再加上椎体后外缘骨赘形成，使椎间孔变窄，压迫神经根。另外，椎体后缘骨赘的形成，伴有黄韧带肥厚，后纵韧带骨化，导致硬脊膜囊受压。

【临床表现】

1. 疼痛　颈肩腰腿痛是本病的主要症状，也是导致功能障碍的主要原因。其特点为隐匿发作，持续钝痛，多发生于活动后，休息可以缓解。随着病情进展，椎体间活动可因疼痛而受限，甚至休息时也可发生疼痛。

2. 牵涉痛　主要是骨性关节炎导致椎间盘突出所致。牵涉痛可向肩部或上肢、臀部或下肢放射。伸展时疼痛加重多提示骨突关节病变，屈曲时加重多提示椎间盘病变。

3. 晨僵和黏滞感　晨僵提示滑膜炎的存在。但和类风湿关节炎不同，其持续时间比较短暂，一般不超过30分钟。黏滞感指关节静止一段时间后，开始活动时感到僵硬，如黏住一般，稍活动即可缓解。

4. 活动受限　由骨赘、软骨丧失、关节周围肌肉痉挛及关节破坏所致。随着病情进展，可出现椎间关节和骨突关节不稳定，负重时疼痛加重。由于关节表面吻合性差，肌肉痉挛和收缩，关节囊收缩，以及骨刺或关节鼠引起机械性闭锁，脊柱活动度下降。

5. 其他　颈椎骨性关节炎多见于第五颈椎。颈项疼痛、僵硬主要由骨突关节引起。脊髓受压可引起肢体无力和麻痹，椎动脉受压可致眩晕、耳鸣以至复视、构音和吞咽障碍，严重者可发生定位能力丧失，甚或突然跌倒。腰椎骨性关节炎多见于第三至五腰椎，间歇性跛行见于腰椎骨质增生导致的腰椎管狭窄。

【诊断与鉴别诊断】

（一）诊断

临床根据症状、体征及神经节段和相应部位的X线检查即可明确诊断。

1. 症状和体征　见临床表现。

2. X线检查　判断脊椎骨质增生部位及程度最常用的方法是通过拍摄脊椎X线片。一般将脊椎骨质增生（或骨赘）分为4度：①Ⅰ度：骨质增生的体积较小，仅在椎体的上下边缘可见到微小的骨性突起，但不明显。②Ⅱ度：骨质增生的体积增大，椎体上下边缘的骨性突起不断增大，部分增生的骨质向水平方向生长。由于水平方向增生的骨质形态如同人的嘴唇，故形象地称其为"唇样增生"。③Ⅲ度：椎体骨质在"唇样增生"的基础上继续发展，变大、变长、变尖，呈"鸟嘴样"。相邻椎体边缘"鸟嘴样"的骨质增生有相互融合的趋势，但尚未接触。增生的骨质明显增大、增多。④Ⅳ度：相邻椎体的骨质增生在"唇样增生"和"鸟嘴样"增生的基础上继续发展，接触融合，连接成骨桥，使相邻椎体连接成为一个整体。此时，患者感到腰部活动不便，腰腿疼痛明显。

3. CT 及 MRI 检查　CT 用于椎间盘病变的诊断明显优于 X 线摄片。但对于关节间隙的改变、骨赘的形成不如 X 线摄片敏感。检查骨突关节，CT 比 X 线摄片和 MRI 均优越，可以显示骨突关节的改变、骨赘的形成、关节软骨下硬化、囊性变等。MRI 能显示椎间盘退变所致的代谢、形态改变，硬膜囊及脊髓受压情况，均比 CT 显示清晰。

4. 肌电图检查　用于评定运动神经单位功能，椎间盘突出患者的肌群潜能阈值增加、低振幅及潜伏期延长与运动功能减弱程度相关，对神经根病变有高度的准确性。

（二）鉴别诊断

1. 强直性脊柱炎　本病为以脊柱为主要病变的自身免疫性慢性疾病，其特点为几乎全部累及骶髂关节，常发生椎间盘纤维环及附近韧带钙化和骨性强直，造成弯腰活动障碍，并可有不同程度的眼、心血管、肾等多个脏器损害。实验室检查血沉多增快，类风湿因子阴性，HLA-B27 阳性。

2. 类风湿关节炎　本病可能与遗传、感染、性激素等有关，呈对称性小关节受累，脊柱以颈椎受累为主，有发热、类风湿结节、贫血和脏器损害。关节液培养、类风湿因子检测及 X 线检查有助于鉴别。

3. 脊柱结核　早期多有消瘦、乏力、食欲下降、盗汗等症状，继而出现疼痛、脊柱强直、肌肉萎缩、肌肉痉挛；X 线以椎体破坏为主，椎间隙变窄，在短期内椎体可发生楔形改变，但不出现广泛的韧带钙化；B 超检查可较准确地诊断有无冷脓肿及其大小、形态等。

【治疗】

本病的治疗的目的是减轻症状，改善关节功能，减少伤残。应避免过度服药，根据脊柱骨性关节炎"邪实正虚"的不同情况，选择不同的治疗方案。

（一）中医辨证论治

中医辨证论治以祛风散寒、解痉通络、活血化瘀为目的，一般分为 3 期进行治疗。

1. 初期　脊柱、颈肩腰腿痛疼痛剧烈，呈针刺或刀割样，夜间为甚，甚则彻夜不眠，脊柱关节强硬，活动不利，舌质紫暗或瘀点、瘀斑，脉细涩。治以活血化瘀，祛风散寒，理气止痛，方选身痛逐瘀汤加减。

2. 中期　疼痛绵绵，颈腰酸楚，脊柱屈伸不利，畏寒肢冷，舌淡苔薄，脉沉细；或口燥咽干，五心烦热，舌红少苔，脉细数。治以补益肝肾，祛风通络，除湿止痛，方选独活寄生汤加减。

3. 后期　疼痛时作时止，身困乏力，腰膝酸软，关节活动时有响声，舌质淡嫩，脉细弱。治以培补肝肾，益气活血，舒筋通络，方选左归丸合十全大补汤加减。

（二）西药治疗

非甾体类抗炎药在本病主要起镇痛作用，一般只需用治疗类风湿关节炎剂量的 1/2。传统非甾体类抗炎药胃肠道不良反应比较多见，必要时可加用 H_2 受体拮抗剂或质子泵抑制剂，或选用选择性 COX-2 抑制剂。

（三）外治法

1. 中药外敷 在民间有许多外用膏药、外敷药，临床疗效显著，如消瘀散、五方散、宿伤膏等。

2. 针灸推拿、刺络拔罐 有补肝益肾，祛风除湿，活血行气，通络止痛的作用。比内服、外用中药更直接，取效快。临床常选用华佗夹脊穴和背俞穴，补虚泻实，灵活选用，辨证治疗。

（四）手术治疗

脊柱骨性关节炎症状严重，引起明显的神经并发症或功能障碍，影响日常生活和工作者；或正规保守治疗无效者，可根据病情酌情行椎间盘摘除术，钙化的关节囊、韧带切除术，神经支切断术或脊柱关节融合术等。

【预防与调护】

人体的退行性改变虽难以避免，但脊柱骨关节炎的发生还是可以预防。预防方法为，保持良好的姿势，矫正下肢畸形，避免脊柱损伤，经常运动锻炼。急性期应禁止手法推拿与腰椎牵引，因多数患者经牵引后病情加重。腰围及支具的固定和支持，有稳定脊柱和预防脊柱畸形发生之作用。

第七节　其他关节骨性关节炎

骨关节炎是一种常见骨关节病变，就其发病部位来说，以膝、髋、踝、肘及脊柱关节容易受累，而手的远端和近端指关节、腕、足和肩关节亦有发病。根据其发病特点，可分为原发性全身性骨关节炎、侵蚀性炎症性骨关节炎、弥漫性特发性骨质增生症等。

【中医病因病机与西医病因病理】

参见本章第一节。

【临床表现】

除具有骨关节炎的关节疼痛及压痛、关节肿胀、晨僵、关节摩擦音等共性临床表现之外，不同部位和发病特点的骨性关节炎各有其临床特点。

（一）不同部位的骨关节炎

1. 手 年龄超过 50 岁发病率更高，女性高于男性，以远端指间关节受累最为常见，表现为关节伸侧面的两侧骨性膨大，称为 Heberden 结节；而近端指间关节伸侧出现者则称为 Bouchard 结节。可伴有结节局部的轻度红肿、疼痛和压痛。第一腕掌关节受累后，其基底部的骨质增生可出现方形手畸形，而手指关节增生及侧向半脱位可致蛇样畸形。

2. 肩 肩关节既往有创伤史和疾病史，肩关节持续钝痛，隐袭性发作。病程也可呈间歇性发作，疼痛缓解期可持续数月。肩关节僵硬，活动后好转，严重时夜间痛甚，不能缓解，常有关节强直或功能丧失。

3. 腕　腕关节骨性关节炎常感远侧桡尺关节部位疼痛，活动时加重、受限。体检时桡尺关节压痛、弹响或摩擦感，前臂旋转受限，关节不稳和握力减弱。

4. 足　跖趾关节常有受累，以第一跖趾关节最常见，典型症状为局部关节疼痛、压痛，骨性肥大和活动受限，或称之为"踇趾僵硬"，主要是第一跖骨头背侧骨赘形成，还可以出现踇外翻等畸形。

（二）　特殊类型的骨关节炎

1. 原发性全身性骨关节炎　以远端指间关节、近端指间关节和第一腕掌关节为好发部位，膝、髋、跖趾关节和脊柱也可受累。症状呈发作性，可有受累关节积液、红肿等表现。可根据临床和流行病学特点将其分为两类：①结节型：以远端指间关节受累为主，女性多见，有家族聚集现象。②非结节型：以近端指间关节受累为主，性别和家族聚集特点不明显，但常反复出现外周关节炎。重症患者可有血沉增快及 C-反应蛋白增高等。

2. 侵蚀性炎症性骨关节炎　常见于绝经后的女性，主要累及远端及近端指间关节和腕掌关节，有家族倾向性及反复急性发作的特点。受累关节出现疼痛和触痛，可最终导致关节畸形和强直。患者的滑膜检查可见明显的增生性滑膜炎，并可见免疫复合物的沉积和血管翳的生成。X 线可见明显的骨赘生成和软骨下骨硬化，晚期可见明显的骨侵蚀和关节骨性强直。

3. 弥漫性特发性骨质增生症　好发于中老年男性。病变累及整个脊柱，呈弥漫性骨质增生，脊柱韧带广泛增生骨化及其邻近的骨皮质增生。但是，椎小关节和椎间盘保持完整。一般无明显症状，少数患者可有肩背痛、发僵、手指麻木或腰痛等症状，病变严重时会出现椎管狭窄的相应表现。X 线可见特征性椎体前纵及后纵韧带钙化，以下胸段为著，一般连续 4 个或 4 个椎体以上，可伴广泛骨质增生。

【诊断】

根据患者的临床表现、体征和影像学等辅助检查，诊断并不困难。

【治疗】

参见本章第一节。

【预防与调护】

参见本章第一节。

第五章　骨与软骨坏死性疾病

第一节　骨与软骨坏死性疾病概述

骨坏死（osteonecrosis）是一种常见的致残性骨病，也是古老的临床病症，其概念在过去的两个世纪中经历了相当大的演变。在 19 世纪的大部分时间中，骨坏死被当作脓毒源而引起注意。当时对坏死骨的放射学表现也认识不足，几乎把所有不能解释的骨密度升高视为坏死骨，其中许多病例缺乏组织学证实，并将这一大组骨病称为骨软骨炎（osteochondrisis）或骨软骨病（osteochondrosis）。后经广泛深入的研究，在已被组织学证实的骨坏死病灶内，不仅无细菌而且无血液供应，因而改称此类病变为"无菌性坏死"（aseptic necrosis）、"缺血坏死"（ischemic necrosis）或"无血供坏死"（avascular necrosis）。1992 年，国际骨循环学会将骨坏死定义为：骨坏死是指由于各种原因（机械、生物等）使骨中血液循环中断，骨的活性成分（骨细胞和骨髓细胞）死亡及随后修复的一系列复杂病理过程。

根据发病部位可将骨坏死分为骨缺血性坏死和骨梗死两类。发生于骨骺或软骨下骨的称为骨缺血性坏死，可累及皮质骨、软骨下骨和软骨，软骨下骨及软骨的破坏将引起关节功能障碍，临床较常见；发生于干骺端或骨干的称为骨梗死，通常只累及骨髓组织，骨皮质很少受累，临床较少见。本章论述的是前者。

骨坏死可发生在股骨头、肱骨头、膝关节（股骨髁、胫骨近端）、足、踝、腕、手（舟状骨、月状骨）及椎体等部位，相对于其他部位的骨坏死而言，股骨头坏死最常见，对人类危害最大。

目前普遍认为骨坏死的发病机制是骨组织供血受限或障碍，但确切机制尚未完全阐明。引起骨坏死的因素非常多，大致可分为创伤性和非创伤性两种。创伤性因素主要是各种外伤，引起血流直接阻断而发病，如股骨颈骨折及髋关节脱位引起的股骨头坏死。非创伤性因素主要有酗酒、激素治疗、血红蛋白病、镰刀形红细胞贫血症、减压病、系统性红斑狼疮等，其中以酗酒和激素治疗为主要危险因素。与创伤性骨坏死相比，非创伤性骨坏死有一个显著特点，即病变并不仅仅局限在坏死局部，往往是全身性疾病的局部表现，或者是全身骨坏死的一部分。

骨缺血性坏死的病理过程分为早期骨血流灌注异常和晚期坏死骨吸收修复两个阶段。影像学骨血流灌注异常以血流供应减少、中断或血流瘀滞不畅为主要表现；坏死骨吸收修复阶段以血管增生、骨再生、骨小梁吸收为其影像特征。

骨坏死的自然病程多变，主要与坏死的部位和范围有关。疼痛是患者最常见的主诉，隐袭起病者疼痛最初较轻，随着软骨下骨的骨折和关节面的塌陷而迅速加重；减压病、高雪病、激素治疗等引起的大范围骨坏死，疼痛也会非常剧烈。发生在下肢的骨坏死，一旦影响关节的承重功能，患者就会出现跛行，甚至行走困难；而发生在上肢的骨坏死则对关节的运动影响较小。

有临床症状的骨坏死的诊断主要依靠 X 线检查，MRI 检查是诊断早期骨坏死和无症状骨坏死最为敏感的检查方法，CT 检查有助于了解骨坏死后骨结构损害的细节。

骨坏死的治疗目前仍是棘手的难题，寻找安全、有效、微创的治疗方法一直是骨科研究的重要课题。骨坏死的治疗方法虽然很多，归纳起来主要分保守治疗和手术治疗两大类。一般根据患者年龄、疾病分期、病变部位和范围、致病原因等方面来选择合适的治疗措施。无论采用保守治疗还是手术治疗，其主要目的是促进坏死骨修复，阻止或减轻关节面塌陷，减轻疼痛，改善关节功能。

中医古籍中虽然没有骨坏死病名的记载，但就其发病部位、病理机制与证候特点来说，一般认为属于"骨蚀""骨痹"和"骨痿"的范畴。正气（肝肾气血）虚弱、气滞血瘀、外邪侵袭和积劳损伤是本病发病的重要因素，尤其与肝肾精气亏损有密切关系。中医学认为，肝主筋，肾主骨，故肝肾不足，气血不能正常周行于全身，筋骨、关节失去气血滋养而缺血、变性，甚至坏死。《灵枢·刺节真邪》说："虚邪之入于身也深，寒与热相搏，久而内著……热盛其寒……内伤骨为骨蚀。"气滞血瘀也是发病的关键因素，气血运行不畅，瘀阻不通，瘀血不去，新血不生，筋骨失养，最终导致坏死。所以，治疗本病应循"血和则经脉流行，营复阴阳，筋骨劲强，关节清利矣"，以补益肝肾、行气活血为治疗大法。药物多以补益药和活血药为主，如熟地、黄芪、牛膝、续断、当归、川芎、丹参、鸡血藤等；临床上还可根据患者的体质和证型，加用一些壮筋续骨的药物，如龟甲、补骨脂、狗脊等。活血化瘀、祛痰化湿、补肾健骨等中药有利于改善血气，促进坏死修复，在临床获得广泛使用并取得一定效果，特别是对早期骨坏死，有望避免手术，值得深入研究。

第二节　成人非创伤性股骨头坏死

股骨头坏死是骨坏死中最常见和危害最大的一组疾病。根据发病时骨骺的成熟状况分为成人和儿童（小儿）股骨头坏死，根据发病原因可分为创伤性和非创伤性股骨头坏死。本节讨论成人非创伤性股骨头坏死。

本病早期以瘀血、气血闭阻为主，病情较轻，当属"骨痹"和"髋骨痹"的范畴；晚期有股骨头塌陷和软骨缺损，又具有"蚀"的病理改变，病情较重，当属"骨蚀"的范畴；而介于两期之间的中期，以髓减骨枯，筋骨痿软为特征，又属于"骨痿"的范畴。因此，"骨痹""骨痿""骨蚀"可理解为股骨头坏死不同病程发展阶段、不同病理改变和不同证候表现所对应的中医病名。

【中医病因病机与西医病因病理】

（一）中医病因病机

本病为虚实夹杂之病，致病内因主要有肝肾亏虚和气血不足，外因主要有药毒、酒毒及风寒湿热等外邪侵犯经络。病机以血瘀痰凝、筋脉阻滞为核心，导致气血痹阻，髓海瘀滞，髓死骨枯。

1. 血瘀气滞　激素为药邪、酒精为湿热之邪，脉络屡受邪毒戕伐，则气血运行不畅，久则气滞血瘀，发为骨痹。

2. 肾虚血瘀　激素"药邪"，其味入营血，酒性辛窜，久服均易伤肝肾，肝虚不能藏血，肾虚不能生髓养骨，发为骨痿。

3. 痰瘀蕴结　长期酗酒、嗜食膏粱厚味，易生湿热、化痰，痰湿互结，蕴阻于内，致气滞血瘀，精耗髓伤，骨失濡养而发病。

（二）西医病因病理

1. 病因　成人非创伤性股骨头坏死有关的病因包括激素的使用、过量饮酒、血红蛋白病、减压病等。本病还与许多病理生理状态有关，如高雪病、骨内脂沉积、超敏反应、内毒素反应，以及与血栓形成、促凝血酶原激酶释放有关的状态，（妊娠、恶性肿瘤、炎症性肠病等）。临床最常见的是激素和酒精，故又有激素性股骨头坏死和酒精性股骨头坏死的称谓。

2. 病理

（1）**早期**　①坏死前后血管变化：静脉窦充血、外渗，组织间隙内出血，有坏死的红细胞及含铁血黄素，水肿组织间隙中出现网状纤维、间质细胞和成纤维细胞及类似幼嫩而松软的纤维组织。静脉窦小血管扩张，动脉壁增厚并有栓塞。②脂肪骨髓坏死与造血髓组织坏死和再生：脂肪细胞核消失、破碎，脂滴居于细胞之内，呈圆形或多面体形，细胞核小，成群积聚在一起。缺血首先引起造血细胞抑制，红骨髓呈现颗粒状坏死，造血组织消失，骨髓组织坏死后可再生，纤维血管增生区与骨形成区可同时存在而毗邻。③骨小梁的变化：并非全部骨小梁坏死，多数骨小梁显示有陷窝空虚，骨细胞消失，骨小梁坏死后的结构和密度不变。骨细胞周围骨质溶解而显得陷窝扩大。骨坏死的修复通常是从死亡的骨小梁表面开始，并在其周围出现类骨质层和大量骨细胞，呈不规则分布。

（2）**晚期**　典型的晚期坏死分为5层：关节软骨坏死区、软骨下坏死区或中心死骨区、纤维肉芽组织区、增生硬化区或反应新骨形成区、正常骨小梁区。

3. 发病机制　非创伤因素引起的股骨头坏死机理仍未清楚。为了阐述这些因素与骨坏死的关系，出现了许多假说。

（1）**脂肪栓塞**　长期服用激素可使脂肪在肝脏沉积，造成高脂血症和全身脂肪栓塞，由于股骨头软骨下骨终末动脉管腔很小，脂肪球易于黏附在血管壁上，造成血管栓塞，或骨髓内骨细胞被脂肪占据。脂肪细胞肥大并融合成片，使骨髓内生血细胞死亡。酒精中毒可导致脂肪肝或脂质代谢紊乱，使骨细胞发生脂肪变性坏死，最终发生股骨头坏死。

（2）**骨内小动脉损害**　激素性股骨头坏死患者，原来往往存在血管炎为特征的疾病，而小动脉通常是血管炎和激素的靶器官，表现为血管内膜炎、血管壁损伤、出血等，结果导致股骨头供血障碍，发生坏死。

（3）**骨内小静脉淤积、骨内高压**　长期使用激素能增加髓内脂肪体积，造成髓内有限的空间压力增高、静脉回流受阻、股骨头血供减少；而股骨头微循环障碍造成的缺氧又引起髓内组织渗出、肿胀，加重髓内高压而形成恶性循环，最终导致股骨头缺血而发生坏死。

（4）**血管内凝血**　近年来，有学者认为各种原因可引起血液呈高凝状态和低纤溶状态，导致血管内凝血而引起骨坏死。

（5）骨质疏松　骨质疏松是长期使用激素的副作用之一，由于骨质疏松，易因轻微压力而发生骨小梁细微骨折，受累骨由于细微损伤的累积，对机械抗力下降，从而出现塌陷，塌陷后骨髓细胞和毛细血管被压缩，进而股骨头因缺血发生坏死。

【临床表现】

（一）症状

髋部疼痛通常是首先出现的临床症状，有时会牵涉到膝部。以往认为早期疼痛的产生与骨内高压有关，近来有学者提出，疼痛的产生与头内不稳定有关，往往提示股骨头内已发生隐性骨折或已经发生塌陷。而且疼痛的程度与不稳定的程度密切相关，严重不稳定可出现静息痛，当稳定性改善，疼痛亦可以缓解。后期疼痛与骨关节炎及头内不稳定有关。

（二）体征

跛行，早期呈痛性步态，后期与疼痛、下肢不等长及活动受限有关，头内严重不稳定与伴有半脱位者跛行明显。腹股沟中点附近有压痛。髋关节周围肌肉及股四头肌萎缩。当髋关节半脱位，可出现屈德仑堡（Trendelenburg）征。髋关节活动功能在早期可有外展、内外旋活动轻度受限，晚期由于股骨头塌陷、增生变形、头臼不匹配，髋关节各方向活动均有不同程度受限。

【诊断与鉴别诊断】

（一）诊断

1. 病史　多数患者有激素应用与酗酒史。对于患者无法确切提供用药史时，可通过了解既往病史与用药后有无出现向心性肥胖、痤疮、食欲增加等激素的副作用表现，推测是否曾经使用过激素。

2. 症状和体征　常见髋部疼痛、跛行、腹股沟中点压痛、髋关节周围肌肉及股四头肌萎缩、屈德仑堡（Trendelenburg）征和髋关节活动不同程度受限。需要强调的是，坏死早期多数没有疼痛等症状，而一旦出现疼痛，通常提示股骨头已发生塌陷或头内已发生隐性骨折，故不能以疼痛作为早期诊断的线索。

3. 影像学检查　常用的影像学检查包括 X 线检查、CT 检查和 MRI 检查，典型股骨头坏死的影像学表现如下。

（1）X 线检查　股骨头前外侧死骨；软骨下新月征阳性；股骨头塌陷，不伴关节间隙变窄。

（2）CT 检查　股骨头内坏死病灶密度不均匀增高，可见星芒征和囊性变、软骨下骨折、股骨头塌陷。

（3）MRI 检查　T_2 加权像线样征。

以 3 位股骨头坏死患者为例。

患者一：42 岁男性，酒精性坏死，右髋疼痛伴跛行半年，其影像学表现见图 5-1，图5-2。

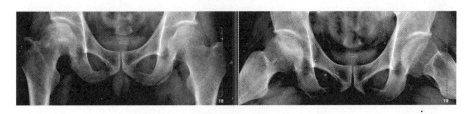

右侧股骨头前外侧坏死区、软骨下新月征和股骨头塌陷；左侧股骨头未见明显坏死征象。

图 5-1　患者一 X 线表现

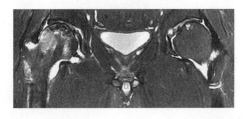

双髋冠状位 T_2 加权脂肪压抑像，可见右侧股骨头坏死区边缘双线征、

股骨近端和关节腔水肿，左侧股骨头负重区软骨下小范围局部坏死病灶。

图 5-2　患者一 MRI 表现

患者二：46 岁女性，激素性坏死，左髋疼痛伴跛行 3 个月，其影像像学表现见图 5-3，图
5-4，图 5-5。

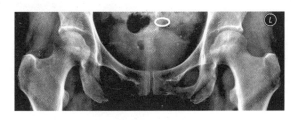

左侧股骨头前外侧坏死区、无明显软骨下新月征

和股骨头塌陷；右侧股骨头未见明显坏死征象。

图 5-3　患者二 X 线表现

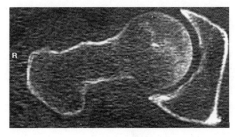 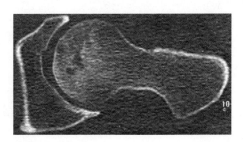

（1）右侧　　　　　　　　　　　　（2）左侧

股骨颈中轴横切位可见，右侧股骨头软骨下皮质骨

骨壳完整，左侧软骨下皮质骨壳可见皱缩（骨折）。

图 5-4　患者二 CT 表现

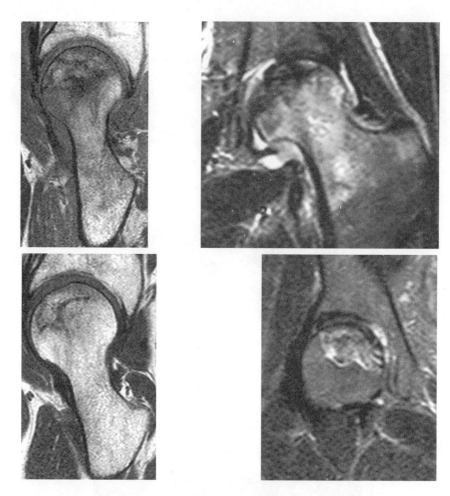

左侧股骨颈中轴矢状位 T_1 加权显示负重区大范围坏死灶和线样征，冠状

位 T_2 加权脂肪压抑像显示股骨近端水肿和关节腔积液；左侧股骨颈中轴

矢状位 T_1 加权显示负重区中等范围坏死灶和线样征，冠状位 T_2 加权脂肪

压抑像显示股骨近端无水肿和关节腔积液，可见坏死区修复反应。

图 5-5　患者二 MRI 表现

患者三：31 岁男性，激素性坏死，右髋疼痛伴跛行近两年，左髋疼痛 3 个月。其影像学表现见图 5-6，图 5-7。

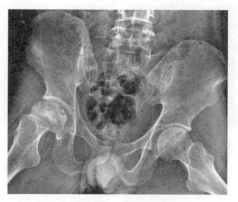

右侧股骨头明显塌陷，关节间隙无明显狭窄；

左侧股骨头平片未见明显塌陷和软骨下骨折。

图 5-6　患者三 X 线表现

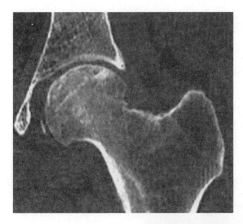
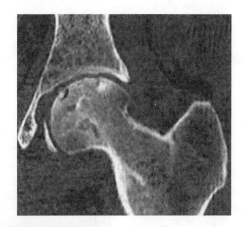
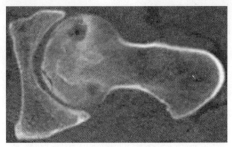

左侧股骨头软骨下骨折和新月征。

图 5-7　患者三 CT 表现

（二）分期

股骨头坏死一经确诊，则应做出分期，科学的分期可指导制定合理的治疗方案、准确判断预后、使疗效有可比性。在过去的 30 多年时间中，已有多种不同的分期方法，其中许多分期至今仍在使用。

1. Ficat 分期　是根据 X 线及骨功能性探查提出的分期系统，适用于非创伤性股骨头坏死（表 5-1）。

表 5-1　Ficat 分期系统

坏死	分期	关节间隙	头外形	骨小梁	X 线诊断	功能性诊断与活检
单纯骨坏死	I	正常	正常	正常或轻度骨质疏松	不可能	血液动力学检查可能阳性
	II	正常	正常	骨质疏松混有硬化	可能	组织病理可以肯定
坏死并塌陷	III	正常	头扁、软骨下梗塞、塌陷	死骨形成	肯定	肯定
	IV	狭窄	塌陷	顶端破裂	与骨关节炎不易区别	必须配合活检

2. ARCO 分期　见表 5-2。

表 5-2　ARCO 股骨头坏死分期系统

项目	0 期	I 期	II 期	III 期	IV 期
影像学表现	所有检查均正常或不能诊断	X 线片、CT 正常，骨扫描或 MRI 异常	无半月征，X 线片示硬化、囊变、局部疏松，无新月征	X 线片示股骨头软骨面变扁，新月征阳性	骨关节炎，关节间隙变窄、髋臼改变、关节破坏

续表

项目	0 期	I 期	II 期	III 期	IV 期
检查技术	X 线片、CT、核素骨扫描、MRI	X 线片、CT、核素骨扫描、MRI 定量基于 MRI	X 线片、CT、核素骨扫描、MRI 定量基于 MRI	X 线片、CT 定量基于 X 线片	X 线片
亚分类	无	内侧型、中央型、外侧型	内侧型、中央型、外侧型	外侧型	无
定量	无	股骨头受累面积（%）A 型<15% B 型 15%~30% C 型>30%	新月征长度（%）A：<15% B：15%~30% C：>30%	股骨头表面塌陷程度（%）及顶部压扁程度（mm）	无

（三） 鉴别诊断

1. 与 MRI 改变相类似的疾病

（1）暂时性骨质疏松症　此病属于暂时性疼痛性骨髓水肿，以男性中青年多见。X 线片示受累髋关节骨量减少，MRI 的 T_1 加权像显示均匀低信号、T_2 加权像均匀中或高信号，范围可扩展至股骨头颈及大转子部，无带状低信号显示。此病为自限性疾病，一般经对症治疗 3~6 个月痊愈。

（2）色素沉着绒毛结节性滑膜炎　色素沉着多发生在膝关节，发生在髋关节少见。髋关节色素沉着的主要特点为中青年发病，髋关节中度疼痛，早、中期活动不受限。CT 扫描和 X 线片可显示股骨头颈部或髋臼骨皮质侵蚀，常位于非负重滑膜肥厚处，晚期关节间隙变窄。MRI 示 T_1 及 T_2 加权像为滑膜肥厚，呈低或中信号强度，侵入股骨颈部。

2. 与 X 线检查改变相类似的病变

（1）原发性髋关节炎　此病多见于老年患者，早期即可显示关节间隙轻度变窄、头臼骨赘增生、软骨下囊性变，囊变周围有硬化骨包绕且紧贴关节面。而股骨头坏死塌陷前一般不发生关节间隙变窄及增生，囊性变多数发生在坏死与活骨附近，远离关节面。

（2）髋关节发育不良继发骨性关节炎　此病特点为髋臼发育浅，股骨头覆盖不全，股骨头变形但无明显节段性塌陷，不对称关节间隙变窄且常伴有髋臼硬化或囊性变。

（3）强直性脊柱炎累及髋关节　此病多见于青少年男性，骶髂关节首先受累，逐步上行侵犯脊柱，导致脊柱活动受限、畸形，甚至强直，下行侵犯髋关节，但股骨头保持圆形而首先出现关节间隙变窄或消失，检查 HLA-B27 多数呈阳性。

【治疗】

制订治疗方案应根据患者的病因、分期、坏死部位及坏死范围、年龄、职业等综合考虑，治疗方法包括非手术治疗和手术治疗两大类，对于有症状的股骨头坏死多数需及早配合手术干预。

（一） 非手术治疗

适用于股骨头坏死 ARCO I 期、II A 期。

1. 保护性负重　一般认为单纯保护性负重不能阻止病情的发展，但有可能延缓塌陷发生，减轻塌陷程度，减轻疼痛。

2. 中医辨证论治　主要是通过方药调节全身气血运行，补益肝肾等整体治疗作用，从而达到缓解疼痛、改善功能、促进坏死修复的目的，但单纯应用难以预防与纠正塌陷，故当病情发展至围塌陷期阶段，需配合手术治疗。

（1）血瘀气滞　髋部疼痛，夜间痛剧，刺痛不移，关节屈伸不利，舌质暗或有瘀点，苔黄，脉弦或沉涩。治宜行气活血，化瘀止痛。方药：桃红四物汤加减。

（2）肾虚血瘀　髋痛隐隐，绵绵不休，关节强硬，伴心烦失眠，口渴咽干，面色潮红，舌质红，苔燥黄或黄腻，脉细数。治宜补益肝肾，行气活血。方药：独活寄生汤加减。

（3）痰瘀蕴结　髋部沉重疼痛，痛处不移，关节漫肿，屈伸不利，肌肤麻木，形体肥胖，舌质灰，苔腻，脉滑或濡缓。治宜祛痰化湿，活血化瘀。方药：桃红四物汤合二陈汤加味。

3. 外治法

（1）药浴　基本药物为骨碎补、透骨草、伸筋草、莪术、丹参、川芎等。

（2）中药外洗　基本药物为威灵仙、透骨草、钩藤、苏木、荆芥等，每日外洗 1~2 次，3 个月为 1 个疗程。

（3）中药敷贴　对于疼痛明显者，用双柏散等敷贴以清营凉血，消肿止痛；活动不利者，采用舒筋活络、温经散寒、活血通痹类药物；肝肾阳虚者，则采用补肝益肾、强筋壮骨兼舒筋活血类药物。将制好的膏药贴于患处，每日 1 次，每次 1 贴。

（4）物理治疗　①高频磁场：电磁场治疗股骨头坏死疗效差异较大，通常作为辅助治疗。②体外震波：体外震波对促进坏死组织修复、止痛等有一定疗效，可试用于Ⅰ、Ⅱ期。

（二）手术治疗

1. 保髋手术　保髋手术的目的是促进坏死修复，预防与纠正塌陷，避免或延缓人工关节置换。保髋手术应争取在塌陷前进行，一旦塌陷，软骨发生明显退变，疗效则明显下降。

（1）打压支撑植骨术　①适应证：ARCO Ⅱ期 C 型，ARCO Ⅲ期 A~B 型。②手术方法：采用仰卧位，手术操作在 C 形臂 X 线机监视下进行。

1）髓芯减压、病灶清除：大腿外侧股骨大转子下方做纵行切口，暴露股骨大转子，于大转子下方沿股骨颈中轴向坏死区中心钻入导针至股骨头软骨下。透视确定定位准确后，沿导针扩大骨隧道，沿骨隧道尽量彻底清除坏死骨，注意操作过程不要穿破关节面。

2）打压、支撑植骨：病灶清除完毕，充分冲洗骨隧道后，经隧道填充松质骨粒（自体骨或者同种异体骨），并用植骨棒适当打压改善或纠正股骨头塌陷，然后植入相应的干燥异体腓骨及螺钉。

（2）带血管骨瓣植入术　①适应证：ARCO Ⅲ C 期，年龄<50 岁。②手术方法：采用仰卧位，髋关节 Smith-Peterson's 切口。

1）分离带血管大转子骨瓣：于粗隆间股外侧肌深面分离旋股外侧血管横支分支，切取所支配的约 2cm×2cm×2cm 左右大转子骨瓣，盐水纱布包裹，置于肌间隙中保护备用。

2）病灶清除：显露并切开关节囊，于股骨头头颈交界处或软骨破裂处开窗，清除死骨、肉芽组织，用高速磨钻打磨硬化骨（壁）至均匀渗血。

3）髂骨取骨：经髂骨外板开窗取松质骨适量备用。

4）同种异体松质骨和自体髂骨松质骨混合植骨：根据死骨空腔的大小，取异体松质骨条剪碎成小颗粒状，与髂骨松质骨混合，适当打压植入股骨头内软骨下，纠正塌陷，并预留骨瓣植入空间。

5）大转子骨瓣植入：将已截取的大转子骨瓣经开窗处植入，并轻轻锤击，使骨瓣位置稳定无松脱。

（3）其他   另外还有吻合血管的腓骨移植术、股骨近端截骨术等术式。

2. 人工关节置换术

（1）适应证   ARCO Ⅲ、Ⅳ期，年龄>50 岁，疼痛明显伴有跛行。

（2）手术方法   ①侧卧位，患侧向上，采用后外侧切口，钝性分离臀大肌、臀中肌、臀小肌，暴露髋关节囊，切开关节囊，用电锯行股骨颈截骨，取头器取出股骨头。②髋臼置换，用小号髋臼锉锉除髋臼软骨，然后使用合适的髋臼锉扩大髋臼，修整完毕后用定位器确定方向，取出已灭菌的髋臼假体，置入后加以固定。③股骨头置换，用髓腔开口器打开髓腔，接着用扩髓器及髓腔锉扩大髓腔，将大小相应的假体牢固地打入髓腔。冲洗伤口，去除所有的骨碎片，内旋复位，各方面活动关节，观察关节的稳定性和活动度，效果满意后，清点物品，逐层关闭切口。

【预防与调护】

1. 避免酗酒能有效预防酒精性股骨头坏死。

2. 对于需要长期大量应用激素的患者，应定期做 MRI 检查，有助于及时发现早期股骨头坏死，一旦坏死需根据坏死范围、部位，决定是否限制负重，预防股骨头塌陷。

3. 功能锻炼是促使关节功能恢复的有效手段，要贯彻"筋骨并重、动静结合"的原则。以主动为主，被动为辅，注意动作协调，循序渐进，并根据不同的分期分型、功能受限程度及体质，选择适宜的站立、坐、卧位方式进行功能锻炼，着重改善功能与增加肌肉力量，通过锻炼可改善头臼之间的匹配及局部血液循环等。

第三节   成人创伤性股骨头坏死

成人创伤性股骨头坏死一般由髋部损伤引起，最常见的是股骨颈骨折和髋关节脱位。股骨头坏死是股骨颈骨折后最常见及最严重的并发症，发生率为 10%～43%，故本节以股骨颈骨折造成的股骨头坏死为例展开讨论。

【中医病因病机与西医病因病理】

（一）中医病因病机

气滞血瘀是本病发病的关键因素，骨折或者脱位之后，局部骨折筋伤，血不循经，气血运行不畅，瘀阻不通；瘀血不去，新血不生，筋骨失养，最终导致坏死。

（二）西医病因病理

股骨颈骨折后导致股骨头坏死的机制目前主要有两种理论。

一种认为股骨颈骨折后骨折端移位，破坏股骨头的骺动脉，导致股骨头缺血坏死，骨折端移位程度越大，坏死的可能性越高。

另一种理论是"关节囊填塞效应"，即股骨颈骨折后由于骨折部位出血，导致髋关节囊内压增高，当压力增高至大于舒张压时，股骨头的动脉灌注将受到影响，股骨头出现缺血坏死。

股骨颈骨折发生股骨头坏死的其他原因还包括骨折复位质量、骨折端后方的骨质缺损、受伤至手术的时间、术后负重的时间、骨折不愈合、合并同侧股骨干骨折等。

【临床表现】

除了明确的外伤史外，本病的其余表现与非创伤性股骨头坏死无本质区别。

【诊断与鉴别诊断】

除了明确的外伤史外，其余参见第二节非创伤性股骨头坏死。对于移位骨折或者切开复位内固定术中发现股骨头有任意一个探查方向无新鲜渗血，预判术后发生创伤性坏死的可能性较大者，可于术后 3 个月到 12 个月期间每隔 3 个月在复查 X 线平片的同时进行 MRI 检查，有助于早期诊断，并进行针对性治疗。

【治疗】

参见第二节非创伤性股骨头坏死。

【预防与调护】

参见第二节非创伤性股骨头坏死。

第四节　骨骺骨软骨病

一、骨骺骨软骨病概述

骨骺骨软骨病是以骨骺或干骺端骨软骨缺血性坏死为特征，多发于长骨及短骨骨骺或扁平状骨的骨骺和骨突，特别是股骨头、胫骨结节、跟骨后骨骺等受肌腱牵拉较大的部位较为常见，又称为骨软骨缺血性坏死和骨软骨炎。Salter 和 Harris（1963）根据发病累及部位将本病分为 3 类：①关节骨软骨病，指累及关节的病变。②非关节骨软骨病，指发生在骨突部的病变。③骺板骨软骨病，单指累及骺板的病变。

中医学无"骨骺骨软骨病"这一病名，但在以往的典籍中多有相关论述，总体而言属于"骨蚀""骨痹"或"骨痿"的范畴。《灵枢·刺节真邪》云："虚邪之于身也深，寒与热相得，久留而内著，寒胜其热，则骨疼肉枯……内伤骨为骨蚀。"

中医学认为，由于先天不足，素体虚弱，关节损伤或劳损，虚邪深入筋骨，寒凝于里，经络受阻，造成气血凝滞，营卫不通，骨软骨失去气血温养而为病。

西医学认为，本病的病因不明，可能与创伤、局部缺血及遗传、环境等多方面因素有关，重复的轻微外伤所引起的血供障碍是其直接致病原因，特别是骨骺分离后愈合不佳或长期骑马、弹跳下落着地时的姿势不当。

本病主要表现为局部肿胀（深部病变如股骨头骨骺则不明显）和疼痛。

中医辨证论治：本病是一种自限性疾病，保守治疗，早期减轻负重或避免过度活动，有较好的效果，故中医辨证论治较为理想。活血化瘀与补益肝肾为论治为本病基本治疗原则，中晚期病变辅以温法；在治疗过程中接骨续筋，促进新骨生成或止痛是必要的。本病主要分为湿痹、血瘀、劳损和肾虚4型：①湿痹：骨关节部位轻度肿胀、疼痛，或轻度压痛，关节活动受限，肌肉轻度萎缩。舌质淡、苔白腻、脉弦滑。治宜化湿健脾通络。方药：桂枝芍药知母汤加减。②血瘀：骨关节部位硬僵疼痛，疼痛拒按、痛有定处，发于髋关节股骨头者有跛行，舌紫暗或瘀斑、脉弦涩。治宜活血化瘀，强筋壮骨。方药：和营止痛汤加减。③劳损：患者有劳损病史，骨关节部位肿胀、疼痛，压痛明显，功能受限。舌淡或暗，苔白，脉弦。治宜行气活血。方药：顺气活血汤加减。④肾虚：发病隐匿，筋骨关节酸软，疼痛绵绵，神疲乏力，舌淡，苔白，脉沉细无力。治宜补肾壮骨。方药：健步壮骨丸加减。

手术治疗：受累骨骺坏死后塌陷、整个骨骺呈碎裂状态、丧失正常的结构和功能是手术治疗的主要适应证，对不同部位的病变，需要采用不同的手术方法。

二、股骨头骨骺骨软骨病

股骨头骨骺骨软骨病（Legg-Calvé-Perthes病）是最常见的骨骺骨软骨病，主要侵犯股骨头的骨骺和干骺端，系某些因素引起的骨骺血管栓塞，以致骨骺部分或全部坏死，并伴有软骨内成骨紊乱，偶尔影响髋臼，故亦称为小儿或儿童股骨头缺血性坏死；1910年，Legg（美）、Calvé（法）和Perthes（德）三位学者几乎同时发现并描述了本病，故又称为Legg-Calvé-Perthes病，简称Perthes病。

本病好发于3~10岁的儿童，男性多于女性，其比例为4~6∶1；偶有小于2岁或大于10岁发病者；双侧发病者约占10%。病程2~4年；病变愈合后往往遗留股骨头扁平状畸形，故又称扁平髋（coxa plana）；随着扁平髋的形成，肢体的绝对长度亦较健侧缩短；成年后导致骨关节炎。

【中医病因病机与西医病因病理】

（一）中医病因病机

本病的发生与禀赋不足有关，禀赋不足致气血不能温煦、濡养筋骨，髓减骨枯发为骨蚀。本病也与气血受阻，气滞血瘀密切相关。儿童由于过度跑跳劳累，易反复多次的损伤，引起局部气血瘀阻，经脉不通，使股骨头失去正常的气血温煦和濡养而引起患处疼痛、活动不利而发病。

（二）西医病因病理

1. 病因　本病真正的病因尚不清楚，多数学者认为与下列因素有关。

（1）股骨头血供缺陷　1957年，Trueta关于股骨头骨骺血运的研究表明，4~7岁儿童只有一条血管即外骺动脉供应股骨头血运。此阶段血运最差，与本病的好发年龄吻合。而7岁以后股骨头由圆韧带动脉和外骺动脉两条血管提供血运，因而发病率显著下降。青少年骨骺板闭合，干骺端血管进入股骨头则成为成人型血管分布，故不患此病（图5-8）。

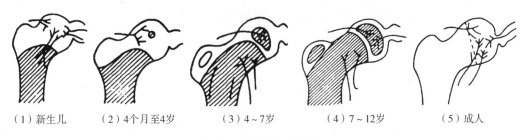

（1）新生儿　　（2）4个月至4岁　　　（3）4~7岁　　　　（4）7~12岁　　　（5）成人

图 5-8　儿童股骨头骨骺的血液供应情况（Trueta）

（2）**创伤因素**　由于本病多发生于男孩，而髋关节又是活动较多的负重关节，故认为本病是股骨上端多次反复的轻微损伤所致。

（3）**环境因素**　包括围生期和出生后的生活条件。有学者报道臀位产儿的发病率是正常产儿的 4 倍，出生时父母年龄偏大、第三胎以后、家庭生活贫困的儿童等均易发本病。

（4）**遗传因素**　本病有一定的家族史，患者的兄弟和第 1、2 级亲属中的发病机会增加，但都没有找到明显的遗传学证据。

（5）**内分泌因素**　研究发现，患儿血清生长因子 A（SMA）较正常儿童明显降低，而 SMA 的主要功能是刺激软骨生长，故认为 SMA 降低是本病的一个诱发因素。

（6）**凝血功能异常**　研究发现，本病患儿血浆中 α_{12} 抗胰蛋白酶明显高于对照组，提示纤维蛋白溶解作用降低，增加了血管栓塞的风险；还有研究发现，患儿的抗凝血酶 III（AT_2III）、蛋白 C（PC）、蛋白 S（PS）活性异常和抗活性蛋白 C（APCR）阳性。这两方面的发现支持易栓假说，认为易栓症（PC、PS 缺陷和 APCR 阳性等）和低纤溶（t_2PA、PAI 和高脂蛋白等）可能诱发本病。

2. 病理　本病的病理过程包括滑膜炎、骨质坏死、死骨吸收和新骨形成、股骨头再塑造四个阶段，可分为四期。

（1）*初期或滑膜炎期*　滑膜充血、水肿，关节液渗出增多，关节囊肿胀，关节内压增高，但滑液中无炎性细胞。此期延续 1~3 周。

（2）*缺血坏死期*　股骨头前外侧骨骺最早受累，或整个骨骺均缺血发生坏死。此时骨结构保持正常，但骨陷窝多空虚，骨髓腔由无定形的碎屑填充，骨小梁碎裂成片状或压扁成块。经历 6~12 个月。

（3）*碎裂或再生期*　由于死骨的刺激，血管逐渐长入，坏死区被肉芽组织侵袭，破骨细胞进入，逐渐清除坏死的组织，死骨逐渐被吸收。这个阶段新生的骨质强度较低，但不是柔软的，而是逐渐塑造成正常骨或根据承受应力的状况而改变形状。过程可达 2~3 年。

（4）*愈合期*　此期死骨被完全吸收，新骨不断形成。新生的骨小梁是一种不成熟的板层骨，纤细脆弱，故可因受压使畸形继续发展，直至新骨完全成熟，畸形才不再改变，也就进入所谓的畸形残存期。此时，如关节端对合出现异常，则成年后易发生骨关节病。

【临床表现】

（一）症状

股骨头骨骺骨软骨病起病隐匿，病程长久，以患髋疼痛与跛行为主要症状。

1. 疼痛 初起病时可仅觉髋部不适而无疼痛，若有疼痛则多为轻痛或钝痛，有时疼痛为一过性。疼痛部位往往在腹股沟部、大腿内侧和膝关节内侧。髋关节过度活动、行走或跑步后可使疼痛加重，休息后明显减轻。

2. 跛行 初起为疼痛性跛行步态，如髋外展肌力功能受损，屈德伦堡征阳性。

（二）体征

1. 功能障碍 初起病时患髋各方向活动均可轻度受限，以外展、内旋受限较为明显。强迫活动髋关节时可诱发疼痛。

2. 压痛 多为位于髋关节前方的深压痛。早期髋关节周围肌肉可出现痉挛，臀部和大腿部肌肉可发生轻度萎缩。

【诊断与鉴别诊断】

（一）诊断

1. 病史 多数无特殊病史，少数患儿有髋部创伤史。

2. 症状和体征 ①症状：早期有跛行，髋膝关节酸痛，僵硬感，活动时疼痛，休息后好转。②髋部活动受限，最早为旋转受限，以后涉及屈曲、外展和内收，"4"字试验阳性，屈德伦堡征阳性，患肢肌肉萎缩。

3. 影像学检查 应拍摄双髋正位和蛙位片，X线片显示骨坏死改变。如X线片阴性，临床怀疑应做MRI检查。

（1）X线检查 是临床诊断本病的主要手段和依据，定期拍摄双髋正位和蛙位X线片，可动态观察整个病变过程中的变化，结合病理过程的四个阶段，通常将X线表现分为四期。

Ⅰ期（滑膜炎期）：主要表现为股骨头周围软组织肿胀。股骨头轻度向外侧移位，即头、臼距离增宽，但一般不超过2~3mm。关节间隙稍宽。股骨头骨骺呈轻度骨质疏松。

Ⅱ期（缺血坏死期）：主要表现为股骨头骨骺呈现不均匀密度增高影像，骨纹理消失。如坏死位于前外侧，则蛙位片密度增高部分局限于骨骺上前外侧。若为骨骺全部坏死，往往呈现扁平状畸形。

Ⅲ期（碎裂或再生期）：主要表现为硬化区和稀疏区相间分布。股骨颈变短、增宽、坏死，股骨头相对应的干骺端出现病变，轻者表现为骨质疏松，重者出现囊性变。骨骺线不规则，或提前闭合。

Ⅳ期（愈合期或后遗症期）：主要表现为骨骺密度趋向一致，但股骨头骨骺明显增大、变形（如卵圆形、扁平状、蘑菇状、马鞍状）。髋关节半脱位。髋臼的形状也随股骨头发生相应改变，如变浅、增大、内侧间隙增大。

（2）MRI检查 X线片虽然是本病临床诊断和分型的主要依据，但无法直接显示软骨和周围软组织的改变，在病程早期易漏诊。与X线片相比，MRI安全无创，具有良好的软组织分辨力，能够直接观察关节、骨骺软骨、骨髓、肌腱和韧带等结构；在早期诊断方面，MRI具有高度的敏感性和重要价值。

（二）分型

为了判断预后和指导治疗，本病的主要分型有Catterall分型（1971）、Salter-Thompson分型（1984）和肌骨头外侧柱分型（1992）。

1. Catterall 分型（图 5-9） 1971 年，Catterall 根据病理改变和 X 线片股骨头骨骺受累范围的不同，将本病划分为 4 型。

Ⅰ型：仅股骨头骨骺前方受累，无干骺端反应，无死骨形成，股骨头骨骺不塌陷。

Ⅱ型：股骨头骨骺中央受累，同时前部受累范围增大，出现死骨和塌陷，干骺端前外侧出现反应，骨骺内外侧存活部分维持骨骺高度。

Ⅲ型：股骨头骨骺大部受累，包括外侧柱，头进一步变扁，干骺端变化广泛。

Ⅳ型：股骨头全骺受累，头塌陷出现畸形，干骺端中心或弥漫性反应。

Catterall 分型被广泛采纳，常用来作为以后分型的比较标准，以及决定治疗方式。其中Ⅰ型Ⅱ型预后较好，不需特殊处理，Ⅲ型Ⅳ型预后较差，应给予包容治疗。

为了进一步判断预后，Catterall 提出了 5 个 X 线危象，认为出现两个或两个以上危象者，预后不良：①Gage 征：股骨头骨骺外侧有一小 V 形骨质疏松"碎片"。②干骺端受累病变扩展，范围增大。③髋臼边缘外侧、骨骺外侧有斑点状硬化或钙化。④股骨头向外侧脱位，变形的股骨头有一部分凸于髋臼之外。⑤骺板呈水平位，形成剪切力，造成股骨头的半脱位。

同时还总结出 4 个预后不良的临床危象：①年龄超过 6 岁。②肥胖儿童。③进行性髋关节活动受限。④内收肌痉挛。

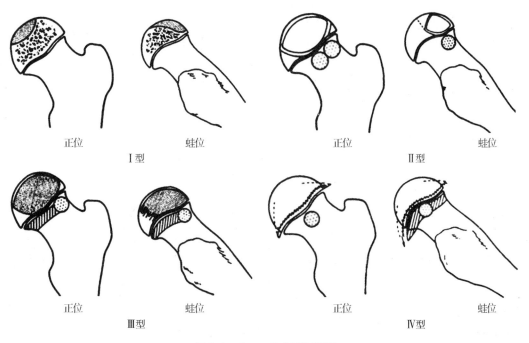

图 5-9 Catterall 分型示意图

2. Salter-Thompson 分型（简称 Salter 分型） 1984 年，Salter 和 Thompson 等依据股骨头外侧软骨下骨折的范围进行分型。

A 型：软骨下骨折范围小于股骨头上穹顶的 50%，相当于 Catterall Ⅰ型和Ⅱ型，预后好。

B 型：软骨下骨折范围大于股骨头上穹顶的 50%，相当于 Catterall Ⅲ型和Ⅳ型，预后差。

3. 股骨头外侧柱分型（简称 Herring 分型） 1992 年，由 Herring 等依据 X 线片股骨头骨骺外侧部分的变化提出。在正位片上，根据碎裂期头骺中央死骨和内外侧正常区的分界线，股骨头可划分为 3 个部分：外侧柱（占股骨头外侧 15%~30%）、内侧柱（占股骨头内侧 20%~30%）和中央柱（剩余的大约 50%）。

最好从碎裂早期的多张 X 线片中选出外侧柱受累范围最大者来分型，A 型为外侧柱未受累；B 型为外侧柱受累，但高度仍维持在正常侧的 50% 以上；C 型为外侧柱塌陷超过原始高度的 50%。分型时需与正常侧股骨头骨骺高度做对照，及本法单侧病例更适用。为了提高分型的精确程度，Herring 于 2004 年又增加了"B/C"边界组：外侧柱高度虽在 50% 以上，但外侧柱很窄（2~3mm）或骨化很少、其内存在囊性变；或外侧柱高度恰好为原始高度的 50%，但高度低于中央柱。

（三）鉴别诊断

1. 髋关节结核　本病可有明显的全身症状，血沉快，髋关节功能明显受限，可有结核病史或其他脏器结核病史；X 线片示早期表现为股骨上端弥散性骨质疏松，继而骨质破坏和关节间隙变窄。而 Perthes 病则为软骨下无菌坏死性病变，以坏死骨密度增高、变形及继发髋关节骨关节炎为主要 X 线表现，不会有明显的关节积液或脓肿形成，全身症状不明显，血沉正常，关节功能受限较轻。

2. 髋关节一过性（暂时性）滑膜炎　本病多与外伤有关，好发于 3~9 岁儿童，主要表现为髋关节疼痛和跛行，与 Perthes 病相似，早期 X 线检查亦难以区别。但本病一般经休息、理疗、中药治疗后很快会痊愈，病程很少会超过 4 周。

总之，本病的早期诊断十分重要，及时诊断治疗与患儿的预后关系密切。

【治疗】

本病的治疗目的是消除影响股骨头骨骺发育和塑型的不利因素，防止或减轻股骨头继发畸形及髋关节骨性关节炎，使坏死的股骨头顺利完成其自限性过程，尽快恢复和维持髋关节的活动功能。

（一）非手术治疗

非手术治疗包括避免患肢负重，各种矫形支具和传统的石膏固定，以及中医中药治疗，适用于 Catterall 的Ⅰ型、Ⅱ型和 Herring B 型，发病年龄小于 6 岁，无临床和 X 线危险征象。

1. 卧床休息和牵引　一般采用小腿皮牵引或单纯卧床休息 3~4 周，可明显缓解疼痛。这也是进一步治疗的基础，对于疑诊病例该法尤为重要。

2. 中医辨证论治　参见本节概述。

3. 外展石膏或支具外固定　目的都是将股骨头放置在没有病变的髋臼内，既能缓解疼痛，解除软组织痉挛，使髋关节获得正常范围的活动，又可起到塑型和保护作用，防止坏死股骨头的变形和塌陷。

一般来说，要将下肢固定在外展 35°~45° 和内旋 5°~10° 的位置，此时外展肌基本失效，减少了对关节产生的不利应力，同时外展位时股骨头完全被包容在髋臼内。石膏每次固定时间以 2~3 个月为宜，若需继续固定，则要拆除石膏休息数天，然后再次石膏固定，这样能防止膝关节僵硬和关节软骨变性。整个疗程一般需要 1 年左右，期间需要定期拍摄 X 线片，观察股骨头骨骺的形态变化，根据病情限制负重，拆除石膏后进行外展内旋负重行走锻炼。

（二）手术治疗

由于儿童具有很强的修复再生能力，故多数患儿都可以通过非手术治疗获得满意疗效。手术治疗仅适用于少数大龄儿童（8 岁以上，且有临床危象），出现股骨头骨骺马鞍状变形、半脱位、头臼关系明显不匹配、影响髋关节活动功能者（Catterall Ⅲ 型、Ⅳ 型及 Herring C 型、Salter B 型）。手术以改善头臼和谐、增加头臼包容为主要目的。手术方法包括改良 Chiari 骨盆内移截骨术、股骨近端内翻旋转截骨术等。

【预防与调护】

针对儿童期股骨头骨骺血供的特点（只有一条血管即外骺动脉供应股骨头血运），家长应提醒孩子避免过量运动。一旦患病，则应少站、少走，减轻股骨头受压而塌陷。同时进行必要的肌力训练及关节活动主动和被动锻炼，防止肌肉萎缩、痉挛及关节功能受限。限制活动的患儿还必须注意饮食营养结构，避免过胖或其他营养不良。遵循"未病先防，已病防变"的原则。

三、胫骨结节骨软骨病

1903 年，Osgood 首先描述胫骨结节骨软骨病，认为系外伤而产生的胫骨结节部分撕脱。其后 Schlatter 报道，认为是胫骨结节的牵拉性骨凸炎，故又称为 Osgood-Schlatter 病。本病好发于喜爱剧烈运动的 11~15 岁青少年，男性多于女性，多为单侧，亦可双侧（约占 30%），发病缓慢。

【中医病因病机与西医病因病理】

（一）中医病因病机

参见本节概述。

（二）西医病因病理

儿童的胫骨近端骨骺为软骨，前缘呈舌状下延，至 11 岁左右出现胫骨骨凸的骨化中心，约至 16 岁时胫骨近端骨骺与胫骨骨凸骨化中心联合成为胫骨结节。在融合前该处血循环来自髌韧带。剧烈运动或外伤时，部分病例髌韧带过度牵拉骨凸，可引起部分撕脱，从而影响血循环，造成骨骺缺血。由于成纤维细胞的分化和成骨细胞的活动，髌韧带及其附近的软组织可出现异位骨化，并有新生小骨出现，位于胫骨结节前上方。由于髌韧带的牵拉，胫骨结节处的成骨细胞活跃，产生骨质增生，使胫骨结节增大，明显向前突出。胫骨近端骨骺可早期融合，在骨骺成熟期后，造成高位髌骨和膝反屈并发症。

【临床表现】

（一）症状

主要为膝前方的局限性疼痛。患者上下阶梯、跑、跳时疼痛明显。下跪时局部受髌韧带紧张牵拉，直接压迫而疼痛加重。休息后疼痛可缓解或消失。

（二）体征

望诊和触诊可发现髌腱肥厚，胫骨结节增大，压痛点在髌腱附着点处。膝关节无肿胀或积液。膝关节在抗阻力伸直时或充分屈曲下蹲时疼痛加重。

【诊断与鉴别诊断】

（一）诊断

1. 病史　常有剧烈运动史，如进行跳跃、奔跑、球类等运动，多发于 11~15 岁喜爱运动的男孩。

2. 症状和体征　①症状：发病缓慢，常为单侧，亦可双侧发病。平时无明显症状，一般在用力伸直膝关节及屈膝碰触胫骨结节时，局部有疼痛。当有轻微外伤或剧烈运动史后，局部压痛，疼痛及胫骨结节处软组织弥散性肿胀均较明显。②体征：在胫骨结节的骨骺部比正常更显隆起。触诊时感觉虽有骨性隆起但皮肤滑动自如，皮下组织很薄，无浸润性肿胀。

3. 影像学检查　X 线片可显示：①髌韧带肥厚肿胀，髌韧带中可出现游离的圆形、卵圆形或三角形骨化或钙化影。②胫骨结节密度增高碎裂，且与骨干轻度分离，分离部位的骨干边缘呈小的缺损状。

（二）鉴别诊断

本病需要与胫骨结节撕脱性骨折鉴别。与撕脱骨片不同之处是与骨块相对应的干骺端骨缺损处较大，且边缘较光滑。另外，游离骨块的边缘也较骨折片完整。

【治疗】

（一）非手术疗法

1. 一般治疗　限制活动，暂停跑、跳、踢等运动，尽量少走路或避免做伸屈膝活动。

2. 中医辨证论治　参见本节概述。

3. 外治法

（1）中药外治　双柏散 100g，煎水外洗，每日 2 次。外贴三色敷药、万应膏。

（2）水针疗法　当归红花注射液有一定疗效。疼痛剧烈时可用地塞米松 5mg 加 1% 利多卡因 2mL 局部封闭。

（3）推拿　常用穴位及部位有阿是穴、阳陵泉、绝骨、委中等。着重推拿股四头肌远端及小腿近端。

（二）手术治疗

成年后有长期局部疼痛者，主要是由于小块骨骺未与结节融合之故，可手术切除未融合的骨骺块；有明显畸形者，亦可手术切除。

【预防与调护】

在运动前，先做好热身运动，尽量避免剧烈运动，如跑、跳等。轻者禁止奔跑、跳跃等剧烈运动和长途跋涉；中等和严重者应卧床休息，待症状完全消失后再逐渐恢复活动。

四、跟骨骨骺骨软骨病

跟骨骨骺骨软骨病又称 Sever 病或 Haglund 病，1907 年由 Haglund 首先描述，Sever 则于

1912 年认为本病为跟骨骨骺的缺血性坏死，好发于爱好运动的 8~14 岁少年，女性多于男性，大多为单侧，也可为双侧。

【中医病因病机与西医病因病理】

（一）中医病因病机

参见本节概述。

（二）西医病因病理

跟骨骨突骨骺是跟骨的第二骨化中心，属牵拉骨骺，有强有力的跟腱附着，在 7~10 岁时出现，为一个或几个骨化中心，以后形成一个半月状骨化中心，在 15~18 岁时与跟骨融合。

本病发病与骨突骨骺的损伤有关，一是过多的行走或剧烈的跑、跳类运动，使跟骨骨突受到跟腱的过度牵拉；二是足负重时，鞋跟对骨突的过度摩擦，使骨突受到超负荷的压力或剪力。上述急慢性积累性损伤使骨突骨骺产生炎性反应，进而影响骨骺局部的血液循环，使之缺血缺氧，最终出现骨骺坏死，导致骨骺结构破坏，一般在喜欢跑跳的儿童中较为常见，因为此时骨骺处于发育期，更容易受伤。

【临床表现】

（一）症状

主要为足跟后部疼痛，患儿用足尖行走或呈轻度跛行，奔跑、跳跃、行走过久或牵拉跟腱附着处可使疼痛加剧。

（二）体征

检查发现跟骨后下方两侧压痛和轻度肿胀。

【诊断与鉴别诊断】

（一）诊断

1. 病史　一般起病缓慢，外伤史可有可无，多发生于学龄期儿童。

2. 症状和体征　①症状：多无全身症状，多因外伤后感足跟疼痛，晨起加重，稍活动后好转，再过度活动则疼痛加剧，久站久走后加重；以双侧性发病多见。②体征：足跟局部不红略肿，皮色正常，足跟内侧及中间有明显的压痛及叩击痛。

3. 影像学检查　早期 X 线征象不明显，需拍摄对侧跟骨进行对照，患侧跟骨骨突骨化中心较正常为小、扁平，外形不规则；进展期跟骨骨骺密度不均匀性增高，边缘呈波浪状、虫蚀状，并有碎裂；骺线增宽；与骨骺相对应的跟骨体部分变粗糙，邻近骨有时可显示轻微的骨质疏松。恢复期骨骺萎缩，密度减低。

（二）鉴别诊断

本病主要与正常跟骨骨骺相鉴别。正常跟骨骨突的骨骺在 8~12 岁出现，约 16 岁与跟骨体闭合，可有两个或两个以上的骨化中心，彼此不融合，有时亦呈分节状，密度可增高，给人一种节段性碎裂的假象；但正常骨骺的边缘平顺，骨化中心比其余骨骺的密度略高。若为本病，必定有局部肿痛等临床症状，结合 X 线片的"碎裂"现象方可诊断。

【治疗】

本病属自限性疾病，预后良好，通常采用非手术治疗。

1. 病变轻微　可让患儿少走路，少站立，避免剧烈运动。为了减轻并放松跟腱的张力和压力，以及跟骨的拉力，可抬高鞋跟 1~2cm 或更换松软的皮鞋，一般症状可自行消失。

2. 如果局部肿痛较重，并伴有滑囊炎　可局部注射醋酸曲安奈德以缓解症状，也可用石膏固定足于下垂位 4~6 周，拆除石膏后可配合理疗和热敷。

3. 中医辨证论治　参见本节概述，可加用清热祛湿和通络止痛的外用制剂。

【预防与调护】

在运动前，先做好热身运动，充分牵拉跟腱。轻者禁止奔跑跳跃等剧烈运动和长途跋涉；中等和严重者应将跟腱固定于松弛位，待症状完全消失后，再逐渐恢复活动。

五、足舟骨骨骺骨软骨病

足舟骨骨骺骨软骨病在临床上较少见，在成年人称为 Müller-Weiss 病，在儿童称为 Kohler 病。Kohler 病好发于 2~10 岁的瘦小儿童，以 5~6 岁儿童多见，约占 2/3，男性多于女性，男女比例约为 3∶1，常单侧发病。

【中医病因病机与西医病因病理】

（一）中医病因病机
参见本节概述。

（二）西医病因病理
足舟骨前凸后凹。前后有 4 个关节面，前面与第一、第二、第三楔骨形成 3 个关节面，后面与距骨形成距舟关节，即舟骨同时受到 4 个方向的压力。同时，足舟骨位于足内侧纵弓的最高点，即重心集中的部位。因此，足舟骨的骨化中心承载很大压力。此外，足舟骨是最后骨化的跗骨。本病常常是由于创伤、发育障碍或其他疾病等原因造成营养血管的阻塞，破坏了营养足舟骨的血运，从而导致其骨骺缺血性坏死和软骨内骨化异常而发病。

【临床表现】

（一）症状
以足内侧中部局部疼痛或触痛、间歇性跛行为特点；患者常用足外侧行走，不能跑跳，严重者不能行走；症状可在数天后减退，或持续几年。

（二）体征
足舟骨处轻度肿胀，有压痛、触痛，足内外翻时可引起疼痛，足弓弛缓，严重者足弓塌陷，并存在明显的前足旋后畸形。

【诊断与鉴别诊断】

（一）诊断

1. 病史　一般起病缓慢，外伤史可有可无，多发生于学龄前期儿童。

2. 症状和体征　①症状：足内侧中部疼痛、间歇性跛行，患儿常用足外侧行走，不能跑跳，严重者不能行走。②体征：足舟骨处轻度肿胀，有压痛、触痛，足内外翻时可引起疼痛，足弓弛缓，严重者足弓塌陷，并存在明显的前足旋后畸形。

3. 影像学检查　X线片早期无特异性表现；进展期足舟骨出现硬化、碎裂、变扁，足内侧纵弓塌陷变形；晚期足舟骨呈楔形改变。MRI 或 ECT 有助于早期诊断，ECT 可见足舟骨供血区出现核素浓集；MRI 扫描在 T_1 加权上信号缺失，而 T_2 加权上信号强度增高。

（二）鉴别诊断

本病主要与正常足舟骨骨骺相鉴别。足舟骨的骨化中心在 3~5 岁出现，女性比男性早 1 年，儿童正常发育期间，足舟骨可出现暂时性裂纹、边缘粗糙不整、均匀性密度增高及多点骨化等征象，为正常变异，应与本病鉴别；若为本病，必须要有局部肿痛等临床症状和 X 线片的"碎裂"征方可诊断。如鉴别困难，可进一步进行 MRI 检查，予以区别。

【治疗】

（一）非手术疗法

本病具有自限性，一般不需要手术治疗，以保守治疗为主，如休息、减少运动、穿戴矫形鞋及支具、应用止痛药和中医辨证论治（参见本节概述）。

（二）手术治疗

一旦保守治疗无效，疾病进展致足舟骨骨骺碎裂、变扁，足弓塌陷，形成扁平足，甚至出现前足旋后畸形。此时，往往需要手术干预，可采用带血管蒂的骰骨骨瓣移位术。

【预防与调护】

在运动前，先做好热身运动，尤其是踝关节的无负重活动。轻者禁止奔跑跳跃等剧烈运动和长途跋涉，中等和严重者应卧床休息，待症状完全消失后，再逐渐恢复活动。

六、脊椎骨骺骨软骨病

脊椎骨骺骨软骨病又称 Scheuermann 病，或青少年驼背畸形，以中胸段椎体楔形变为特点，是一种最常见的引起青少年结构性后凸畸形的疾病，由丹麦医生 Scheuermann 于 1920 年首先报告。本病发生率占总人群的 0.4%~8.3%，好发于 12~18 岁青少年，男性多于女性，为 3~4∶1，具有家族遗传倾向；75% 的病例发生在胸椎，特别是下胸椎；25% 可累及胸椎与上腰椎。

【中医病因病机与西医病因病理】

（一）中医病因病机

参见本节概述。

（二）西医病因病理

椎体有 3 个骨化中心，即椎体中部的原发骨化中心及椎体上下两端的继发骨化中心，后者被称为环形骨骺，出现在 4 岁以后，位于软骨板的边缘，使椎体与椎间盘分开。本病的病因和发病机制至今仍不明确，目前比较公认的解释是：本病的主要病变在椎间软骨，在松质骨与软骨连结处存在着先天或发育性的缺陷（胶原或其周围基质合成障碍），当过度负重时椎间盘髓核突入椎体破坏了椎体软骨板而造成生长的不平衡；同时椎间盘也失去了缓冲作用，使椎体前缘受到过度的压力，造成生长迟缓、椎体楔形变及碎裂，椎体后缘则因有后关节突的保护而维持原来的高度，脊柱产生后凸畸形。

【临床表现】

（一）症状

本病主要表现为中下部背痛，活动、站立过久、持续坐位会加重，常随生长发育结束而明显减缓。

（二）体征

本病最常见的是胸椎弧形后凸畸形，又称为圆背畸形。如果在下胸椎和胸腰段后凸，则腰椎代偿性前凸加大。后凸畸形角度过大时俯身伸展试验不能矫正。胸段后凸部下方的腰椎前凸通常较柔软，向前弯腰即可矫正。通常无神经压迫症状。

【诊断与鉴别诊断】

（一）诊断

1. 病史　一般起病缓慢，多数无外伤史，青少年常见。

2. 症状和体征　①症状：患者或者家长主诉病变部位出现后凸畸形，后凸畸形加重之后可引起疼痛，主要在背部，活动、站立过久、持续坐位会加重，通常随生长结束畸形加重趋势明显减缓。②体征：最常见的是胸椎后凸，通常成弧形，俗称圆背畸形，如果在下胸椎和胸腰段后凸，则腰椎代偿性前凸加大；胸肌肌张力常增加；前屈试验时可有轻度结构性脊柱侧凸；通常无神经压迫症状。

3. 影像学检查　脊柱正侧位 X 线片显示：①椎体上下前方边缘有不规则的凹痕，环形骨骺相应部位的形态与大小不均匀并与椎体分离。②多个椎体前方呈楔形变伴 Schmorl 结节。③椎间隙轻度狭窄。④胸椎或胸腰段后凸畸形超过正常的 25°~40°。⑤成年后在椎体前缘早期出现骨赘。

X 线诊断标准：胸椎至少 3 个相邻椎体的楔形变超过 5°，椎体终板不规则，胸椎后凸畸形超过 45°。

（二）鉴别诊断

1. 姿势性圆背畸形　需与本病相鉴别的最常见疾病。这种畸形的特点是胸椎后凸轻度增加，临床检查时活动性好，很容易用俯卧过伸试验矫正。X 线片显示椎体轮廓正常，无椎体楔形变，后凸与本病常见的成角后凸相比更平缓。但 X 线片正常并不能排除本病，因为 X 线片改变要待患儿 10~12 岁时才能表现出来。

2. 感染性脊柱炎 如果症状单纯是疼痛，并伴不明确多部位疼痛，应考虑到感染性脊柱炎，实验室检查和 CT 或 ECT 通常可以排除。

3. 椎体压缩性骨折 压缩性骨折引起的楔形变常常只累及 1 个椎体，而不像本病那样有 3 个或 3 个以上的椎体受累。

【治疗】

（一）非手术治疗

非手术治疗是早期轻微畸形的主要治疗方法。

1. 临床观察 对于青少年不足 50°的脊柱后凸，且无进展的证据，可以 4~6 个月拍一次站立侧位 X 线片随访观察，直至生长停止。

2. 体育锻炼 单纯的体育锻炼不足以矫正本病的畸形，但适当的伸展锻炼有助于保持脊柱的柔韧性，对于矫正腰椎前凸和增强脊柱伸肌的力量有益。

3. 支具矫形 后凸超过 50°但骨骼未成熟的患者可以应用各种支具。如果在骨骼成熟前开始治疗，脊柱后凸常有可能部分获得矫正。但戴支具持续时间较长，在青春发育期至少佩戴 1~2 年或更长。支具作为三点动力加压的矫形器，可以促进胸椎的伸展。颈环可以保持上胸椎的对线，加垫的后侧立柱在脊柱后凸的顶椎上施加压力，骨盆带通过顶直腰椎的前凸来稳定脊柱，枕部垫的作用是作为支点，使脊柱在夜间睡眠时随着颈部的伸展而主动伸展。

4. 中医药治疗 针灸和推拿按摩能够缓解大部分早期轻微畸形患者的症状，中医辨证论治参见本节概述，临床常见肾虚、劳损和血瘀型 3 型。

（二）手术治疗

如果后凸超过 75°，椎体楔形变超过 10°，患者接近或过了骨骼成熟期，保守治疗的效果通常不理想，这时就应该考虑手术治疗，但必须权衡手术治疗的潜在危险与非手术治疗的预期效果。手术方式包括前路松解融合术和后路多节段器械矫形固定术。

【预防与调护】

对儿童、青少年及其父母加强关于本病的科普教育，使其正确认识和重视本病，以便早期发现、诊断和治疗，尽可能通过非手术治疗将疾病控制在萌芽阶段。

第五节 剥脱性骨软骨炎

剥脱性骨软骨炎（OCD）是指由各种原因导致的以局部关节软骨及其软骨下骨缺血性坏死，并与周围正常骨质分离为特征的一类关节疾病。好发于性格活泼者，尤其是运动员。青春期最常发病，好发年龄 10~20 岁，其中发病高峰年龄在 10~15 岁，5 岁以下及 50 岁以上人群较少见。男女比例为 2:1。临床上根据股骨远侧干骺端的成熟度分为 10~15 岁骺板尚未闭合的青少年型（JOCD）和 16~50 岁骺板已闭合的成年型（AOCD），分型的重要性在于 JOCD 的治愈率比 AOCD 高，AOCD 倾向不稳定型，JOCD 倾向稳定型。最常见的发病部位是膝关节，其次是肘、踝、肩与髋等关节；累及膝关节的病变大多数发生在股骨内髁关节面，内髁占

85%，外髁占15%，典型发生部位是靠近髁间窝或后十字韧带附着处，即股骨内侧髁外侧面偏后部。本节以膝关节为代表进行叙述。

中医学无"剥脱性骨软骨炎"这一病名，但在以往的典籍中多有相关论述，总体而言属于中医学"痹症""筋痹"和"骨痹"等范畴。

【中医病因病机与西医病因病理】

（一）中医病因病机

张璐在《张氏医通·诸痛门》中论膝痛时记载："膝者，筋之府，无有不因肝肾虚者，虚者风寒湿气袭之"。《素问·痹论》曰："风寒湿三气杂至，合而为痹也"。叶天士认为："风寒湿三气合而为痹，然经年累月，外邪留著，气血皆伤，其化为败瘀凝痰，混处经络，盖有诸矣。"以上诸家的论述都强调了肝肾虚弱是骨痹发生的内在原因，风寒湿邪内侵是其发生的外因。

《素问·宣明五气》曰："五劳所伤……久立伤骨，久行伤筋。"说明长期劳损或外伤直接损伤筋骨，血瘀气滞不通，经脉痹阻，不通则痛，形成本病。

1. 因虚致病 多因肝肾精血虚衰，无以主骨，筋骨失养，风寒湿邪入侵而致气血瘀滞发病。

2. 因伤致病 多由闪挫跌仆，筋骨劳损，气滞血瘀，久则肝肾亏损，气血不调，脉络失和而发病。

3. 因病致虚 病久入络，脏腑受累，肾阳温煦功能减退，脾失健运或内、外湿邪困脾，最终导致脾虚、肝肾亏虚、气血不足或气滞等，使血液运行失调，血液离经，停于局部而发病。

总之，"本虚标实"是本病的特点，以肝肾亏虚、气血不足为本，以风寒湿邪内蕴、瘀血阻络、劳损外伤为标。

（二）西医病因病理

1. 病因和发病机制 本病病因和发病机制目前还不清楚，存在多种假说，可能与下列因素有关。

（1）创伤 多数学者认为创伤是本病的首要致病因素。屈膝135°时，髌骨内侧关节面与本病的典型发生部位相接触，在此位置发生任何髌骨创伤均会导致软骨下骨压缩性骨折，外力反复持久作用并超过软骨下骨的愈合能力，则可发生骨软骨碎裂坏死并导致剥脱和分离；胫骨内旋时胫骨棘可撞击股骨内髁外侧面导致局部软骨损伤，使软骨下骨折而发生本病。

（2）血供障碍 轻微的积累性损伤和感染、炎症等因素可导致骨骺局部的血供受损，或局部终末动脉堵塞可使部分软骨及软骨下骨缺乏营养，失代偿而发生骨及软骨变性坏死，进而逐渐与周围健康骨分离，导致本病的发生。

（3）骨骺发育异常 由于骨骺未闭合患者与骨骺闭合患者的病程及预后明显不同，生长发育期远端股骨髁骨化中心的分离和骨化过程使得有学者认为年轻患者的剥脱性骨软骨炎可能仅仅是正常骨骺骨化中的异常。

（4）遗传 本病的发生有一定的遗传性，因为在同一家族中可有数人患此病，或一个患者双侧或几个不同关节患病。

（5）炎症 各种病因可通过激活蛋白酶、细胞因子、前列腺素、氧自由基及一氧化氮等物质激活炎症反应，从而损害关节软骨。

目前任何一种单一因素都难以完全解释 OCD 的确切病因，该病的病因倾向于多因素的共同作用。首先由于反复的轻微创伤引起关节软骨及其软骨下骨病变，导致易损伤部位软骨下骨产生微裂隙，继续反复承重导致软骨下骨修复能力受损，引起受累部位局部缺血、坏死和生长改变。若对该病的早期认识和处理及时，受损部位可以通过自愈修复。缺血坏死骨的吸收和新骨形成的典型修复机制是：损伤区血管芽和间充质细胞形成的肉芽组织爬行取代坏死骨。但是大多数患者都不能通过自愈完全修复。损伤区的瘢痕组织阻碍骨修复，使软骨下骨支撑作用变弱和关节软骨进行性软化导致骨软骨块分离脱落，滑液的侵蚀和不正确的机械受力最终导致碎片不稳定，关节腔游离体形成和坏死骨完全吸收。

2. 病理分级　1995 年，Cahill 将本病的病理改变分为 4 级：①Ⅰ级：受累骨软骨呈压缩性骨折改变，关节软骨软化，软骨下骨水肿，但关节面尚完整。②Ⅱ级：骨软骨块部分剥离，但仍有骨桥与周围骨连接。③Ⅲ级：骨软骨块已完全剥离，剥脱处骨质凹陷下去，底部附有纤维组织，边缘不整呈火山口样变，但骨软骨块仍位于火山口内。④Ⅳ级：骨软骨分离脱落合并游离体形成。

【临床表现】

（一）症状

早期一般无症状或仅有活动后疼痛，随着病变发展，可出现膝关节疼痛、肿胀、积液和关节内骨软骨碎片所造成的关节绞锁。

（二）体征

最常见的是痛性步态和膝前内侧压痛。还可见 Axhausen's 征和 Wilson 征，前者是膝关节屈曲时股骨髁的局限性触痛；后者是屈膝 90° 到伸直的过程中，大约在屈膝 30° 时股骨内侧髁出现疼痛。一旦骨软骨片分离脱落，还可触到关节腔游离体。发病日久还可见股四头肌萎缩。

【诊断与鉴别】

（一）诊断

1. 病史　常有运动外伤史，多发于 10~15 岁喜爱运动的男孩。

2. 症状和体征　发病缓慢，常为单侧，亦可双侧发病。早期一般无症状或仅有活动后疼痛，随着病变发展，可出现膝关节疼痛、肿胀、积液和关节内骨软骨碎片所造成的关节弹响、绞锁和运动障碍，部分患者可出现痛性步态、Axhausen's 征和 Wilson 征、股四头肌萎缩及触到关节内游离体。

3. 影像学检查

（1）X 线和 CT 检查　X 线表现为：软骨下骨片从关节面分离，骨片密度增高，边缘清楚锐利，与其下方的骨质之间有一明显的透亮线，完全剥离并移位者于股骨髁相应部位可见透亮的、边缘不规则的硬化缺损区，关节腔内有时可见游离体。CT 表现与 X 线表现相似，但 CT 能更好地显示骨缺损和发现 X 线平片不能显示的关节内游离体。X 线和 CT 均难以显示关节软骨面的情况，故这两种检查不能对本病做出准确分期。

（2）MRI 检查　可进行定位、分期和定性诊断，并指导治疗，临床价值较大（表 5-3）。

表 5-3　膝关节 OCD 的 MRI 分期

分期	MRI 表现
Ⅰ期	骨软骨片边缘不清晰，信号变化不明显
Ⅱ期	骨软骨片边缘清晰，骨软骨片与母骨之间无液性高信号
Ⅲ期	骨软骨片与母骨之间部分能见到液体高信号
Ⅳ期	液体高信号完全包绕骨软骨片，但骨软骨片仍在原位
Ⅴ期	骨软骨片完全分离并且移位（游离体）

根据 T_2 加权图像上的 4 种征象还能较准确地进行定性（稳定型和不稳定型）诊断，判断不稳定型的标准是：①骨软骨碎片与母骨之间有至少 5mm 长的线样长信号。②骨软骨片下方的母骨内有至少直径 5mm 的均匀信号增高区域。③关节软骨面有 5mm 或大于 5mm 的局限缺损。④线样长信号穿过关节软骨进入损伤区。其中，骨软骨片下方的线状长信号对判断不稳定型最有意义。进一步行增强检查，如果发现骨软骨片与母骨之间出现线样增强，则提示为愈合的肉芽组织，保守治疗预后较佳；如果不强化，则为关节液，提示软骨面破裂，预后不良，需手术治疗。

（二）鉴别诊断

本病要与髌骨软化症相鉴别。髌骨软化症系髌骨的软骨性关节面退变，最后与之相对的股骨髁软骨也发生同样病理改变而形成髌股关节的骨关节炎。X 线早期不能显示病变。晚期在髌股关节切线位片可见关节间隙变窄，髌骨关节面粗糙不平，软骨下骨硬化和髌骨边缘骨质增生等。剥脱性骨软骨炎是软骨下骨质的缺血性坏死，以后在其周围长入纤维肉芽组织，使其从骨骺端上剥脱。成人和儿童均可发病，男性较多，多为单侧。X 线片关节切线方向有一块半圆形的软骨下骨碎片，有一条透明线与周围骨质分隔。如已落入关节腔，可见关节内有游离骨片。

【治疗】

临床应根据患者的年龄，损伤的部位、程度、稳定性（青少年型倾向稳定型、成人型倾向不稳定型）和病变范围选择治疗方案，可采取非手术治疗和手术治疗。

（一）非手术治疗

对青少年稳定型 OCD 采用保守治疗已得到广泛认可。治疗重点是消除高负荷的撞击因素，短期固定受累膝关节，促进病损痊愈。保守治疗的方法有中医治疗、理疗和调整活动等。

1. 中医治疗　应以温补肾阳、疏通气血、祛风散寒、避免劳损为治疗原则。可选用中药口服、外敷、熏洗、手法、功能锻炼等，目前主张联合应用。

2. Flynn 等的三阶段调整活动方案　第一阶段（1~6 周）固定膝关节，允许部分承重；第二阶段（6~12 周）解除固定，允许患者开始在承重状态下活动，并辅助理疗以改善膝关节活动范围和股四头肌与腘绳肌力量；最后一个阶段允许在密切监护下进行跑步运动。

（二）手术治疗

对于骨软骨块分离、不稳定型 OCD 和骨骺已闭合患者，经保守治疗无效者都应采取手术治疗；手术治疗同样适于经至少 6 个月的正规非手术治疗无效的关节面尚完整的青少年患者。手术治疗的目的是促进软骨下骨的愈合，保持关节协调性，固定不稳定碎片，修复缺损。

1. 关节软骨尚完整的稳定型 多采用关节镜下钻孔术。关节镜下钻孔可分为通过骨骺的逆行钻孔和通过关节软骨的顺行钻孔。尽管逆行钻孔要求达到精确的位置和穿透深度可能面临更多的技术挑战，但是该手术可以避免穿透关节软骨造成的损伤，同时可行骨移植。而顺行钻孔定位准确而且技术操作简单，但是该手术造成关节软骨上的通道损伤，后期只有靠纤维软骨愈合。

2. 关节软骨尚完整的不稳定型 对于不稳定型 OCD，需采用关节镜评估骨软骨碎片与火山口状缺损的大小匹配关系。对于小的碎片，可予以摘除。适当大小的骨软骨块应将其复位固定，固定方式有：可吸收钉（棒）、松质骨螺钉、埋头加压螺钉、Herbert 螺钉和骨软骨栓等。为了防止骨软骨块的旋转，一般采用两枚螺钉交叉固定。碎片和股骨髁火山口状缺损的准备：清除肉芽组织和硬化骨，并修整缺损边缘，使创面出血为止。骨缺损较大时必须采用植骨以消除固定碎片后的沉降。同时应建立关节面对合一致。

3. 全层骨软骨缺损 对于这种情况是否采取固定取决于骨软骨块的软骨条件和软骨下骨的剩余量。如果骨软骨块的软骨条件很差，软骨下骨剩余量不足，不宜采取固定时，必须清除碎片，修整缺损面，采取骨髓刺激技术或移植技术修复缺损。

（1）骨髓刺激技术 对于小于 10mm 的骨软骨缺损，适于采用关节镜下关节磨削成形术、钻孔术和微骨折技术刺激骨髓、纤维软骨形成来填充关节缺损。原理是：这些技术破坏了骨内的血管，引起纤维蛋白凝块的形成和骨基质生长因子的释放，并引入新的间充质细胞到局部缺损处，最后这一系列事件导致软骨修复基质的形成。

（2）移植技术 对于深度大于 10mm 的缺损且缺损位于承重部位，宜采用移植技术修复缺损，包括通过采用自体骨软骨移植（OAT）、同种异体骨软骨移植和自体软骨细胞移植（ACT）的方法，达到软骨生物学表面重建。

1）自 OAT 技术：自体骨软骨镶嵌移植术（马赛克技术）是取自体膝关节非负重区（通常在滑车周围）的骨软骨块移植到 OCD 缺损处，其缺点是只能修复小的缺损，潜在缺点是供区部位并发症和移植物松弛。在重建承重区关节软骨面时，移植物定位、表面的凹凸度和移植物的稳定性非常关键。

2）同种异体骨软骨移植技术：主要适用于大的表面缺损，也采取类似自体骨软骨的方法，可用可吸收棒或螺钉固定骨软骨块，其主要缺点是异体组织产生的免疫排斥反应。

3）ACT 技术：对大的全层缺损，ACT 因其强大的软骨再生能力成为目前研究的焦点。其技术路线是：取自体骨（一般取胫骨近端）移植填充于缺损处，待骨移植物愈合后（一般 8~16 周）取骨膜片或 I 型胶原薄膜片与缺损软骨边缘缝合，并用纤维蛋白胶封口或固定，收集体外培养至少扩增 4~6 周的自体软骨细胞悬液注射到骨膜片或 I 型胶原薄膜片下。其适应证是 $2 \sim 10 cm^2$ 的全层缺损。尽管目前仍然缺乏足够的循证医学证据证明其远期疗效，但随着再生医学、分子生物学的深入发展，采用组织工程技术和基因治疗修复骨软骨缺损将是未来的研究方向。

（三）治疗策略

治疗策略见图 5-10、5-11。

NOTE

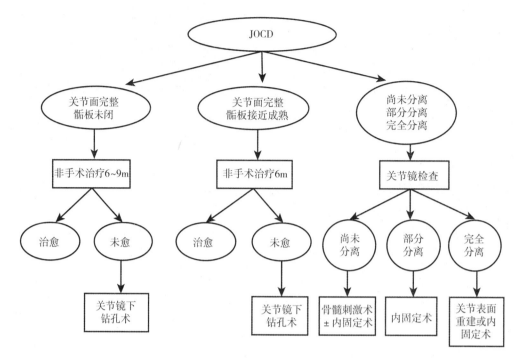

图 5-10   JOCD 治疗策略

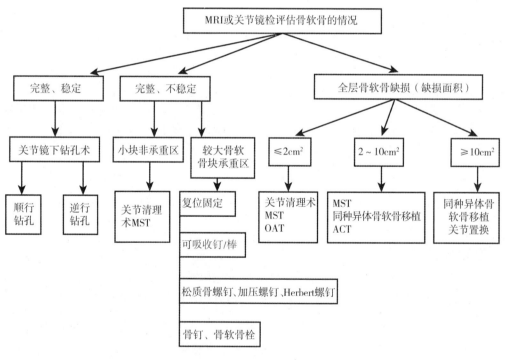

图 5-11   AOCD 治疗策略

【预防与调护】

在运动前，先做好热身运动，尤其是膝关节的无负重活动。轻者禁止奔跑跳跃等剧烈运动和长途跋涉，中等和严重者应卧床休息，待症状完全消失后，再逐渐恢复活动。

第六章　骨肿瘤

第一节　骨肿瘤概述

骨肿瘤是起源于间充质细胞，发生于骨骼或其附属组织（血管、神经、骨髓等）的肿瘤。临床上一般将其分为良性肿瘤、恶性肿瘤。其确切病因不明，肿瘤可以是原发性，也可以是继发性。良性骨肿瘤易根治，预后良好；恶性骨肿瘤发展迅速，预后不佳，死亡率高，至今尚无满意的治疗方法。还有一类病变其形态和行为都具有肿瘤的破坏性，但组织学不具有肿瘤细胞的特点，这类病损称为肿瘤样变，一般较局限，易根治。骨肿瘤形成的具体病因，目前尚不清楚。

中医学很早就对本病就有所认识，属中医"骨岩""骨疽""石瘤""石疽""骨瘤"等范畴。

【中医病因病机】

中医学认为，本病的病因主要分为外因和内因，外因主要是指机体感受外来的致病因素，如外感风、寒、暑、湿、燥、火六淫之气或饮食不当等；内因指机体先天不足、气血亏虚、五脏六腑功能失调等。其中内因是导致本病的主要因素。

1. 正虚邪侵　由于先天禀赋不足或后天损耗，正虚体弱，腠理不固，外邪入侵，气血失调，运行不畅，结聚于筋骨成瘤。

2. 气血瘀阻　机体正气不足，或情志失调，或感受外邪及饮食不节等因素，导致气机不利，血行不畅，气血瘀滞于筋骨之中，凝聚成结。

3. 痰凝气滞　肺脾肾脏腑功能紊乱，肾阳不足，脾阳虚弱，肺气化不利，水湿不化，津液不布；或情志失调，气机郁结，均可导致痰浊凝结，阻于经络筋骨，凝结成块。

4. 肝肾亏虚　肝藏血，主筋；肾藏精、主骨生髓，肾精充足，骨骼才得以充养，筋骨发挥其正常生理功能。肝肾虚衰，肝血不足，肾精亏虚，骨髓空虚，筋骨失养，骨瘤乃发。

综上所述，本病的病机特点概括为"本虚标实"之证，以肾阴阳亏虚为本，气、血、痰、湿郁结、积聚为标，其中又以气、血郁结为主，其次为痰、湿积聚。

【分类】

骨肿瘤有原发性和继发性之分。原发性骨肿瘤主要根据组织细胞来源分类，所显示的分化类型及所产生的细胞间质类型的不同，分为/0 良性肿瘤，/1 中间性，非特异性肿瘤，/2 原位

癌和三级上皮内肿瘤，/3 恶性肿瘤。2002 年，WHO 骨肿瘤的分类如下（表 6-1）

表 6-1　WHO 骨肿瘤的分类（2002 版）

中文名	英文名	国际疾病分类号
软骨性肿瘤	CARTILAGE TUMOURS	
骨软骨瘤	Osteochondroma	9210/0
软骨瘤	Chondroma	9220/0
内生软骨瘤	Enchondroma	9220/0
骨膜软骨瘤	Periosteal chondroma	9221/0
多发性软骨瘤病	Multiple chondromatosis	9220/1
软骨母细胞瘤	Chondroblastoma	9230/0
软骨黏液样纤维瘤	Chondromyxoid fibroma	9241/0
软骨肉瘤	Chondrosarcoma	9220/3
中心型，原发性，继发性	Central, primary, secondary	9220/3
周围型	Peripheral	9221/3
反分化型（逆分化型）	Dedifferentiated	9242/3
间叶型	Mesenchymal	9240/3
透明细胞型	Clear cell	9242/3
成骨性肿瘤	OSTEOGENIC TUMOURS	
骨样骨瘤	Osteoid osteoma	9191/0
成骨细胞瘤（骨母细胞瘤）	Osteoblastoma	9200/0
成骨肉瘤	Osteosarcoma	9180/3
常规型（传统型）	Conventional	9180/3
成软骨细胞型（软骨母细胞瘤）	chondroblastic	9181/3
成纤维细胞型（纤维母细胞瘤）	fibroblastic	9182/3
成骨细胞型（成骨细胞瘤）	osteoblastic	9180/3
毛细血管扩张型	Telangiectatic	9183/3
小细胞型	Small cell	9185/3
低分级，中央型	Low trade, central	9187/3
继发型	Secondary	9180/3
骨旁型	Parosteal	9192/3
骨膜型	Periosteal	9193/3
高分级，表面型	High grade, surface	9194/3
成纤维性肿瘤	FIBROGENIC TUMOURS	
结缔组织增生性纤维瘤	Desmoplastic fibroma	8823/0
纤维肉瘤	Fibrosarcoma	8810/3
纤维组织细胞性肿瘤	FIBROHISTOCYTIC TUMOURS	
良性纤维组织细胞瘤	Benign fibrous histiocytoma	8830/0
恶性纤维组织细胞瘤	Malignant fibrous histiocytoma	
尤因肉瘤/原始神经外胚层瘤	EWING SARCOMA/PRIMITIVE NEURO-ECTODERMAL TUMOUR	
尤因肉瘤	Ewing sarcoma	9260/3
造血系统肿瘤	HAEMATOPOIETIC TUMOURS	

续表

中文名	英文名	国际疾病分类号
浆细胞性骨髓瘤	Plasma cell myeloma	9732/3
恶性淋巴瘤	Malignant lymphoma, NOS	9590/3
巨细胞瘤	GIANT CELL TUMOUR	
巨细胞瘤	Giant cell tumour	9250/1
恶性巨细胞瘤	Malignant giant cell tumour	9250/3
脊索组织肿瘤	NOTOCHORDAL TUMOURS	
脊索瘤	Chordoma	9370/3
血管性肿瘤	VASCULAR TUMOURS	
血管瘤	Hemangioma	9120/0
血管肉瘤	Angiosarcoma	9120/3
平滑肌肿瘤	SMOOTH MUSCLE TUMOURS	
平滑肌瘤	Leiomyoma	8890/0
平滑肌肉瘤	Leiomyosarcoma	8890/3
成脂肪性肿瘤	LIPOGENIC TUMOURS	
脂肪瘤	Lipoma	8850/0
脂肪肉瘤	Liposarcoma	8850/3
神经肿瘤	NEURAL TUMOURS	
神经鞘瘤	Neurilemmoma	9560/0
混合细胞肿瘤	MISCELLANEOUS LESIONS	
釉质（上皮）瘤	Adamantinoma	9261/3
转移性恶性肿瘤	Metastatic malignancy	
混合细胞性病变	MISCELLANEOUS LESIONS	
动脉瘤性骨囊肿	Aneurysmal bone cyst	
单纯囊肿	Simple cyst	
纤维结构不良	Fibrous dysplasia	
骨纤维结构不良（骨化性纤维病）	Osteofibrous dysplasia	
朗格汉斯细胞组织细胞病	Langerhans cell histiocytosis	9751/1
脂质肉芽肿病	Erdheim-Chester disease	
胸壁错构瘤	Chest wall hamartoma	
关节病变	JIONT LESIONS	
滑膜软骨瘤病	Synovial chondromatosis	9220/0

【临床表现】

良性骨肿瘤早期无明显症状，随着瘤体增大后可出现相应的刺激压迫症状，而恶性骨肿瘤早期即可有明显的临床表现。骨肿瘤的症状和体征主要有以下几方面。

1. 疼痛 非特异性症状。骨的良性肿瘤多无疼痛症状，若出现多是间歇性隐痛。但骨样骨瘤呈夜间持续性疼痛，疼痛局限，服用非甾体类抗炎药可缓解疼痛。恶性骨肿瘤的疼痛常常最先出现，最初轻微隐痛，呈间歇性，继而持续性剧痛，夜间加重，静息痛，不规则疼痛，服用止痛剂常常效果不明显。

2. 肿胀和肿块 一般在疼痛出现一段时间后发生。但位于表浅部位的骨肿瘤，可以很早出现肿胀。良性骨肿瘤肿块生长缓慢，有时无意中发现，但不能明确病史长短，对周围组织影

NOTE

响不大，关节活动基本无障碍。恶性骨肿瘤肿块，常常生长迅速，病程较短，边缘不清，局部皮温增高，表浅静脉怒张。位于长骨骨端、干骺端的可有关节肿胀和活动受限。

3. 功能障碍　骨的良性肿瘤，一般不引起功能障碍。恶性骨肿瘤由于疼痛、肌肉萎缩，或骨肿瘤接近关节部位的，可引起关节功能障碍，活动受限。当良性骨肿瘤恶变或恶性骨肿瘤骨质破坏形成病理性骨折时，功能障碍更为明显。

4. 畸形　由于瘤体的存在和生长，导致发育不对称，或侵及骺板，产生畸形。

5. 压迫症状　因部位不同，引起不同的症状。如骨肿瘤发生在脊柱，可引起神经刺激症状或截瘫。在关节附近可引起滑囊炎。

6. 病理性骨折　骨肿瘤可造成骨皮质变薄或破坏，轻微外力或无明显创伤就发生骨折，是骨肿瘤所致病理性骨折的显著临床特点。如巨细胞瘤常无症状，而多以病理性骨折为首发症状而就诊。

7. 发病年龄及部位　软骨母细胞瘤儿童多见，多发生在骨骺；骨肉瘤好发于 10～20 岁，长骨的干骺端；骨巨细胞瘤好发于成年人长骨的干骺端；尤因肉瘤靠近骨干；骨样骨瘤多发于长管状骨的皮质内，儿童多见；转移性骨肿瘤多发生在老年人的躯干骨（脊柱）等。

8. 全身症状　骨肿瘤往往缺乏全身症状。后期可有疼痛，睡眠不良，食欲下降，伴有消瘦、贫血；病变部位可发生溃烂，并发感染、发热，导致恶病体质。恶性骨肿瘤发生转移，骨肉瘤常常转移到肺脏，出现呼吸系统症状，甚至呼吸衰竭。

【诊断与鉴别诊断】

（一）诊断

骨肿瘤的诊断主要根据病史、临床症状、体征和辅助理化检查 X 线片、CT、MRI、数字减影血管造影（DSA）、放射性核素骨扫描（ECT）、化验检查及病理组织学检查等。

1. 症状和体征　见临床表现。

2. 影像学检查

（1）X 线检查　是骨肿瘤最主要的检查方法，可以发现病变，显示肿瘤的部位、范围、单发或多发、特征、发展情况、治疗反应、是否病理性骨折和有无转移等，是骨肿瘤诊断中不可缺少的手段之一。可以区分骨肿瘤、肿瘤样病变及鉴别良性还是恶性骨肿瘤。

X 线影像显示良性骨肿瘤征象：瘤体周围边缘清楚，密度均匀，可有反应性硬化带。病变表现多为囊性、膨胀性、规则的、清晰的。肿瘤多为外向性生长，发展缓慢。一般无骨质破坏，若有破坏，骨皮质多为完整的，连续性无中断。很少有骨膜反应，不出现远处转移。

X 线影像显示恶性骨肿瘤征象：虫蚀样或侵蚀性骨质破坏，生长迅速，骨破坏区密度不均，界限不清，骨皮质连续性中断，残缺不全。瘤体可突破骨皮质向周围软组织侵犯，形成软组织肿块，其内可见棉絮状、斑点状、斑片状瘤骨或软骨钙化。恶性骨肿瘤常可刺激骨膜产生反应性新骨，为骨膜反应。若骨膜反应呈多层状的一段，形成同心圆或成层排列状骨沉积，X 线表现为"葱皮形（多层形）"改变，多见于尤因肉瘤、嗜酸性肉芽肿。若骨膜被肿瘤顶起，形成毛发状或洋葱皮样骨膜反应，当瘤体穿破骨皮质破坏已形成的层状骨膜，其上下残留的层状骨膜状似三角形，称之为 Codman 三角，多见于原发性恶性骨肿瘤。若骨肿瘤生长迅速，超出骨皮质范围，同时随着血管长入，从骨皮质向外放射，肿瘤骨与反应骨沿放射状血管方向生长，则表现为"日光射线"样改变，多见于骨肉瘤，偶见于成骨性转移瘤或血管瘤。

（2）CT 检查　对骨肿瘤的敏感性和特异性均较好，其密度分辨率也明显优于 X 线片。可提供病损的横断面影像，确定骨肿瘤在骨及周围软组织的侵犯范围。对发现微小的骨破坏、骨折、钙化和骨化等优于 MRI。

（3）MRI 检查　能更清楚地反映病灶与周围组织结构的关系，显示软组织肿瘤的范围。

（4）超声检查　彩色多普勒显像能实时观察瘤体内及周围血流信号及供血特点。还可用于在超声引导下穿刺活检或者在高强度聚焦超声治疗中定位、监控或疗效评价。

（5）ECT　可以早期发现肿瘤病灶位置，明确瘤体范围及形态，肿瘤转移病灶。缺点是特异性不高，定性困难。常用的核素药物有^{99m}Tc、^{18}F、^{13}N 和^{67}Ga 等。

（6）数字减影血管造影（DSA）　通过显示肿瘤血管及其附近血管的改变，明确肿瘤的性质及其累及骨关节和软组织的范围。可显示肿瘤的血供情况，以利于选择性血管栓塞和注入化疗药物介入治疗。化疗前后对比检查可了解肿瘤血管的改变，以监测化疗的效果。

（7）PETCT 检查　PETCT（正电子发射断层显像/X 线计算机体层成像）是目前最先进的影像学检查技术，可检查骨骼肌肉系统肿瘤的原发灶、转移灶，亦可辨别肿瘤的良、恶性，肿瘤治疗后复发与坏死。目前临床还广泛应用于肿瘤分期、放射治疗的靶区定位、肿瘤治疗后的疗效评估预后等方面。

3. 病理学检查　是确诊骨肿瘤最可靠的检查方法，可为骨肿瘤的治疗、转归及预后评估提供可信赖的依据。但要严格遵循与临床表现体征、影像学检查三者结合的原则，才能避免漏诊误诊。病理学检查的主要方法有切开活检和穿刺活检。临床上要特别注意由于取病理组织的材料不当、病理制片不良及病检水平等因素而造成误诊。更要防止活检人为破坏恶性骨肿瘤的自然屏障，导致肿瘤扩散性生长甚至转移。

4. 实验室检查　是诊断骨肿瘤的辅助方法。如骨髓瘤常有贫血、血沉增快、血中、尿中本-周蛋白增高等特征性表现；恶性骨肿瘤血沉也增快，但缺乏特异性。成骨性肉瘤和成骨性转移瘤中碱性磷酸酶升高，酸性磷酸酶增高可见于前列腺癌发生骨转移时。乳酸脱氢酶升高在恶性骨肿瘤中常见。

（二）鉴别诊断

良性骨肿瘤与恶性骨肿瘤鉴别见表6-2。

表6-2　良性、恶性骨肿瘤的鉴别

	良性	恶性
生长情况	生长缓慢，不侵及邻近组织，但可压迫使之移位或畸形	生长快，可侵犯邻近组织、器官
骨皮质	骨皮质保持完整，或呈膨胀性改变，变薄，与正常骨质界限清晰，骨皮质保持连续性，环绕硬化	呈浸润性骨皮质或髓腔破坏缺损，与正常骨界限模糊，少有膨胀扩张
骨膜反应	一般骨膜不受累，无增生，除非有病理性骨折	有骨膜反应，有不同形式的骨膜增生，可被瘤体侵犯破坏
化验室检查	多无异常	贫血，白细胞多，血沉增快，碱性磷酸酶可增高
周围软组织	多无软组织肿块影，如有肿块，其边缘清楚。一般无转移	长入软组织形成肿块，与周围组织分界不清，皮肤红热，静脉扩张。可有转移

【治疗】

对于骨肿瘤的治疗，应做到早期发现，早期诊断，早期治疗。

（一） 中医辨证论治

1. 正虚邪侵 体虚胸闷气短，神疲乏力，面色无华，局部包块，微微作痛，皮色不变，舌淡苔薄白，脉沉细无力。治宜扶正祛邪。方药：补中益气汤或十全大补汤。

2. 气血瘀阻 肢体肿痛，局部包块坚硬漫肿、色暗，肿块及周围刺痛、压痛，痛有定处，固定不移，舌质紫暗或有瘀斑，少苔，脉弦。治宜行气活血，化瘀止痛。方药：身痛逐瘀汤加减。若包块在下肢加牛膝，在上肢加羌活、桂枝。

3. 痰凝气滞 包块局部困痛胀痛、漫肿，轻度疼痛或不痛，时轻时重，逐渐加重，遇寒加重，舌质淡胖，苔薄白滑，脉沉弦或沉滑。治宜温阳化痰，行气通滞。方药：阳和汤加减。

4. 肝肾亏虚 局部包块漫肿，轻度疼痛、压痛，按之凹陷，手足四肢无力，腰膝酸软，面色无华色暗，舌质淡，苔薄白，脉沉细。治宜补益肝肾。方药：左归丸加减。

（二） 化学药物治疗

化学药物可以杀死肿瘤细胞、抑制肿瘤细胞的生长繁殖，并具有促进肿瘤细胞分化的作用。其作用机制为干扰核苷酸、蛋白质的合成，或者直接与 DNA 结合影响其结构和功能，改变机体激素状况等。本法是一种全身性治疗手段，不仅对局部肿瘤有效，对周身多发性转移性病灶，亚临床转移灶也有治疗作用。

临床广泛应用的新辅助化疗方案，也称术前化疗或早期化疗，是指术前动、静脉或双途径化疗，然后对原发病灶进行手术（截肢或各种保肢病灶清除），术后继续进行化疗。

新辅助化疗具体的理由和优点有：①减轻恶性肿瘤的伴随症状，同时也减轻了患者精神和心理上的不良反应。②控制缩小原发病灶及消灭全身潜在的微小转移灶，为无手术条件的患者提供手术的可能，使手术范围相对缩小，有利于手术中最大限度地保留正常组织及肢体，有利于提高手术根治率。③新辅助化疗可以减少手术时肿瘤细胞播散入血，减少手术中种植及转移的机会，降低术后并发症的发生，有利于患者康复。④根据化疗过程中原发灶的反应情况，及时调整个体化疗方案，指导术后化疗。⑤术后继续化疗，防止肿瘤局部复发和转移，提高生存率，延长生存时间。临床常用的化疗药物有大剂量甲氨蝶呤、阿霉素、顺铂、环磷酰胺、长春新碱、博来霉素、亚叶酸钙、放线菌素 D 等。

治疗过程中，注意化疗的不良反应，主要有骨髓抑制、胃肠道反应、心肌损害、肝脏毒性、肾脏及膀胱毒性。

（三） 放射治疗

放射治疗是向机体组织投射电离辐射能，治疗良恶性肿瘤。其主要应用于：①某些对放疗敏感的骨肿瘤（尤因肉瘤）和转移性骨肿瘤。②恶性骨肿瘤行广泛性切除后，局部辅助放疗。③肿瘤失去手术时机，放疗仅为姑息性治疗，如放疗可减轻局部疼痛。④某些手术难以彻底切除的部位，如脊柱肿瘤术后可辅助放疗。但应注意放疗后的部位，手术切口愈合困难，不能轻易手术。手术切口亦应在愈合后 1 个月方能进行化疗。

（四）介入治疗

骨肿瘤介入治疗分为经血管性及非血管性治疗。前者主要是经动脉化疗栓塞治疗；后者包括局部经皮穿刺注射药物治疗、经皮肿瘤切除术、经皮椎体成形术、组织间放射性粒子植入术和经皮肿瘤射频消融术等。

（五）手术治疗

骨肿瘤最主要的治疗方法是手术治疗。手术治疗以外科良性、恶性肿瘤分期及治疗原则（表6-3、表6-4）为指导，制定手术方案。

表6-3 良性骨肿瘤的分期及治疗原则

分期	分级	部位	转移	治疗要求
1（静止）	G_0	T_0	M_0	囊内手术
2（活跃）	G_0	T_0	M_0	边缘或囊内手术+辅助
3（侵袭）	G_0	T_0	M_0	广泛或囊内手术+有效辅助治疗

表6-4 恶性骨肿瘤的分期及治疗原则

分期	分级	部位	转移	治疗要求
ⅠA	G_1	T_1	M_0	广泛手术，局部切除（保肢）
ⅠB	G_1	T_2	M_0	广泛手术或截肢
ⅡA	G_2	T_1	M_0	根治性手术，整块切除（保肢）+辅助治疗
ⅡB	G_2	T_2	M_0	根治性手术，广泛切除，辅助治疗
ⅢA	G_{1-2}	T_1	M_1	肺转移灶切除，根治性切除或姑息手术+辅助治疗
ⅢB	G_{1-2}	T_2	M_1	肺转移灶切除，根治性截肢或姑息+辅助治疗

本分期系统适用于骨骼肌肉系统来源于间充质的肿瘤，不包括来自骨髓、网状内皮组织的肿瘤。包括三方面内容：①肿瘤的外科分级 G：共分为3级，其中 G_0 为良性肿瘤，G_1 为低度恶性肿瘤，G_2 为高度恶性肿瘤。②肿瘤的外科部位 T：其中 T_0 为囊内，T_1 为囊外间室内，T_2 为囊外间室外。③肿瘤有无转移 M：其中 M_0 为未转移，M_1 为有转移。综合上述3个因素，良性骨肿瘤分为3期，分别用阿拉伯数字1、2、3表示，1期为良性潜伏期，2期为活动期和侵袭期。其中1、2期病理组织学呈良性表现，病变位于囊内，无转移；3期为侵袭期，病理组织学也为良性表现，但肿瘤具有侵袭性，可扩展至囊外，偶有转移。

恶性骨肿瘤用罗马数字Ⅰ、Ⅱ、Ⅲ表示，分为：①Ⅰ期，低度无转移，A 间室内，B 间室外。②Ⅱ期，高度恶性无转移，A 间室内，如骨内、关节内、肌间隔内；B 间室外，侵及临近组织。③Ⅲ期，低或高度有转移，任何部位。但在骨肿瘤发展演变过程中，其分期可能随时发生改变。

依据上述分类，手术方案的手术范围、方法有所不同：①病损内手术：在囊内进行，如刮除术。②边缘手术：在反应区内手术，整块切除，包括囊及周围组织。③广泛手术：在反应区外正常组织内手术，包括病变、假包膜、反应区及肿瘤周围部分正常组织，一并切除。④根治手术：正常组织内手术，整块切除。

具体手术方式有瘤骨切除术、肿瘤刮除植骨或骨水泥填充术、截肢术、人工假体置换术、植骨重建、瘤段切除关节融合、灭活再植、热疗灭活等。

【预防与调护】

1. 积极预防骨肿瘤的发生，尽可能避免接触一些已知和有可能诱发产生骨肿瘤的因素和环境，如减少 X 线辐射，避免接触有毒的化学物质（铅、汞、银等），不要在有污染的地方过多停留，尽可能少食用有农药残留的蔬菜、粮食等。

2. 对已发生骨肿瘤，要早发现、早治疗，防止良性骨肿瘤向恶性转变，防止恶性骨肿瘤发展、扩大及转移，减少劳累及损伤，防止发生病理性骨折，保障肢体功能，提高生存率。

3. 要增强患者的信心，给予心理治疗与护理指导极其重要。针对不同患者的性格、生活环境等因素，采用适当的心理疏导、安慰、暗示等方法，使患者保持良好的心态。

4. 加强营养，增强食欲，改善生活习惯，如忌烟、忌酒等，同时可进行适度的运动，有益于肿瘤的治疗，促进机体康复。

第二节　良性骨肿瘤

一、骨瘤

骨瘤（osteoma）系膜化骨的良性肿瘤。由于骨膜成骨过程异常，形成完全是骨性组织的肿瘤。一般在儿童时期发病，生长缓慢，随着人体的生长发育而生长，在全身骨骼发育成熟后，骨瘤也停止生长。发病年龄一般在 10~75 岁之间，大多是在 40~50 岁。男性发病略多于女性。最常见的发生部位是颅骨外板的表面和下颌骨，也可起自额窦和筛窦，极少见于长、短管状骨和扁骨。

【西医病因病理】

本病病因不明。骨瘤来源于骨髓腔内成骨的间充质细胞。主要是在骨外膜下形成，有时亦可产生在骨内膜下，向外或髓腔内生长，形成半球形骨性包块，将骨膜顶起，虽然病变与其下骨皮质紧密接触，但并不破坏骨皮质。

【临床表现】

（一）症状

骨瘤生长缓慢，为位于骨表面的无痛性肿块，除局部畸形外，常无症状。大多是由于可见的皮内骨性突起而求医，一部分是由于生长部位特殊，因刺激、压迫、阻塞而引起相应症状。

（二）体征

生于颅骨表面者可见皮下丘状突起，皮肤颜色正常，骨性硬度，无压痛，肿瘤与皮下无粘连，巨大者可引起面部不对称畸形。位于额窦和上颌窦的骨瘤可引起鼻窦炎，鼻溢液，鼻腔梗阻而影响呼吸。骨瘤靠近眼眶可引起突眼、复视、视力减退，甚至失明。位于下颌骨的骨瘤，导致颌骨增大形成"颌骨增大症"，可使牙齿松动。少数向颅内生长者可引发局灶性癫痫和头晕头痛。

【诊断与鉴别诊断】

（一）诊断

1. 症状和体征　无痛性肿块，或刺激、压迫、阻塞而引起相应症状。

2. 影像学检查

（1）X线检查　为位于骨表面的光滑半球形、高密度的致密影，其下的骨皮质无破坏。颅骨骨瘤常起自颅骨内板或外板，表现为内板或外板扁平状或山丘状骨性隆起，与骨板相连而不能分离，边缘

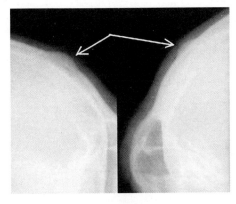

图 6-1　颅骨骨瘤 X 线表现

光滑，瘤体基底部较宽。鼻窦骨瘤常表现为边缘整齐的细小圆形致密骨块，较大的可呈密度均匀的分叶状骨块，骨小梁结构显示不清，但无骨破坏，窦壁完整（图6-1）。

（2）CT检查　可见与正常骨皮质相连续的、与骨皮质密度一致的骨性肿块。位于松质骨的骨瘤，CT值稍低于皮质骨。

（3）MRI检查　T_1加权像及T_2加权像上均显示为低信号。

3. 病理检查

（1）大体　为球形或分叶状的致密骨块。表面光滑，有骨膜纤维组织覆盖，质地坚硬，剖面为正常骨小梁结构，排列不均。

（2）镜下　主要是新生骨组织构成瘤体、疏松的骨小梁结构或致密的成熟板层状骨。偶见血管、纤维组织和脂肪组织。

（二）鉴别诊断

1. 骨旁骨肉瘤　好发年龄为20~40岁，常见于股骨远端，临床表现为质硬、无痛肿块。骨瘤与骨旁骨肉瘤在X线片上均表现为象牙样致密的骨块，与骨表面相连。鉴别点是骨瘤的边缘一般光滑整齐，密度均匀一致的增高。骨旁骨肉瘤在其周围常可见到密度减低的区域，在骨皮质与肿瘤之间偶尔可见不完全的裂隙。骨旁骨肉瘤瘤体也不如骨瘤瘤体那样致密和均匀一致。

2. 骨软骨瘤　多见于四肢长骨的干骺端、骨盆及肩胛骨，无痛肿块，外形不规则，皮质和其内的骨小梁与原位骨骼相连续，与骨瘤不一样。病理学检查更易于鉴别。

【治疗】

骨瘤至今未见有恶变的病例报道。对于无症状而又不继续生长的骨瘤不需要任何治疗。

有下列情况可行手术治疗：有明显压迫症状，局部有明显畸形，生长较快或成年后继续生长。手术方式可行囊内或边缘切除，术后少有复发，没有必要行广泛的大段切除。

二、骨样骨瘤

骨样骨瘤（osteoid osteoma）系骨内病变，是骨组织来源的一种良性骨肿瘤，以持续性疼痛为主要临床症状。病灶为一个小的孤立的瘤巢，骨样组织代替正常骨组织。本病青壮年人多见，生长缓慢，任何骨骼均可发病，但以胫骨和股骨多见。本病可以自愈。骨样骨瘤的发病率占骨肿瘤的2%~3%，好发年龄为10~30岁，男性比女性多见，男、女之比约为2：1。根据病

变发生在骨骼的位置，本病可分为皮质型、髓腔型（松质骨型）或骨膜下型。

【西医病因病理】

本病病因不明。有学者认为与感染有关，或与血管动静脉发育异常有关。

【临床表现】

（一）症状

骨样骨瘤发病缓慢。持续的局限性疼痛是本病的最主要症状，且出现较早，往往在 X 线片出现阳性病损前几个月就已存在。疼痛性质常为钝痛或刺痛，夜间或因劳累加重，逐渐发展为持续性重度疼痛，以致不能入睡，服用水杨酸类及非甾体类抗炎药物可使疼痛暂时缓解。这个特征被认为是诊断本病的重要临床依据。但亦有个别病例无效。极少数患者疼痛不明显。后期疼痛加重，药物不能缓解。无痛者罕见。

（二）体征

临近关节的病变，因疼痛可使关节活动受限。较浅的部位，可触及反应骨形成的局部隆起。当瘤体发生于椎骨时，因疼痛和肌肉痉挛可出现脊柱侧弯。骨样骨瘤可引起肢体的传导性疼痛，位于下肢者可出现神经方面的症状和体征，刺激可导致痛性跛行、坐骨神经痛、肢体废用性肌萎缩、肌腱反射减退和不同程度的感觉丧失；位于体表者可产生局限压痛。

【诊断与鉴别诊断】

（一）诊断

1. 症状和体征　持续的局限性疼痛，服用水杨酸类及非甾体类抗炎药物可以使疼痛暂时缓解。关节活动受限，可触及反应骨形成的局部隆起。

2. 影像学检查

（1）X 线检查　X 线的特点是细小的"瘤巢"周围为致密的骨质所包绕。"瘤巢"为圆形或椭圆形，透光阴影一般直径小于1cm，周围被均匀的硬化带所环绕。位于骨干者，骨皮质上可见致密阴影，整段骨干变粗、致密，其间有小透亮区。病变中期，在密度减低的透亮巢内，伴有点状钙化或骨化，形成特征的靶环样改变，称之为"鸟眼"影，此期为典型的骨样骨瘤。位于松质骨者，仅见小透亮区，周围仅有少许致密影。特殊部位的 X 线表现常不典型，关节内的骨样骨瘤因没有骨膜而没有皮质硬化带的显示。骨膜下的骨样骨瘤在 X 线平片显示类似骨膜炎改变（图6-2）。

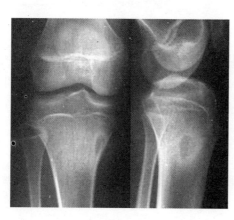

图 6-2　胫骨骨样骨瘤 X 线表现

（2）CT 检查　薄层（1mm 层厚扫描）CT 扫描是检查骨样骨瘤最有效的影像手段。能够精确地显示瘤巢的大小、范围及其确切位置。瘤巢显示为低密度 CT 值，巢内可见钙化，周围显示有高密度 CT 值。

（3）MRI 检查　有利于观察瘤巢和周围反应带。对发现髓内或关节周围的病变及病变周围水肿有效。

3. 病理检查

（1）大体　瘤巢为圆形或椭圆形，直径常在 1cm 以内，病灶内见棕红色沙砾状或肉芽样组织，呈放射状排列，比反应骨质稍软，与周围坚硬的硬化骨分界清楚，无包膜，容易与周围骨皮质分离。瘤巢中央可见钙化点。

（2）镜下　大块骨切除标本的病灶核心是瘤巢，周围包绕反应性新生骨。瘤巢由不同成熟阶段的骨样组织和钙化程度不等的编织骨构成。其间有富于血管的结缔组织基质，而非正常骨髓成分。瘤巢周围为反应性增生的致密骨组织，与瘤巢分界清楚，即影像学上显示的反应性硬化带。

（二）鉴别诊断

1. 局限性骨脓肿（Brodie 脓肿）　为化脓菌感染骨组织所致。二者均可出现相同的临床症状疼痛，但 Brodie 脓肿多有感染史，局部有红、肿、热、痛、压痛等炎性表现。影像学检查二者均有低密度的病灶及其周围骨的增生硬化，但骨样骨瘤的瘤巢常位于骨皮质病灶中心，形状规则，而 Brodie 脓肿位于髓腔或松质骨。ECT 检查则显示骨样骨瘤病灶区浓聚而 Brodie 脓肿病灶区密度减低。由于骨样骨瘤血循丰富，注射造影剂后强化明显，而 Brodie 脓肿为无血运脓腔，注射造影剂后不强化。Brodie 脓肿使用抗生素治疗，症状可减轻。术中可见局部骨膜增厚，病灶内有脓液，镜下脓肿病变中有大量嗜中性粒细胞和淋巴细胞浸润。而骨样骨瘤的炎症表现不明显。

2. 硬化性骨髓炎　二者均可出现骨硬化和骨膜下新骨形成。但硬化性骨髓炎疼痛程度与骨样骨瘤不同，常为间歇性疼痛，并可伴有红、肿、热、痛的局部表现；并且骨干皮质广泛增生，髓腔闭塞，也无瘤巢形成。

【治疗】

骨样骨瘤以手术治疗为主。一般不主张行刮除术，理想的手术方式是大块切除，将瘤巢连同周围硬化骨完整切除。彻底切除病灶后，症状很快消失，术后很少复发。如果病灶遗留或多个病灶存在，疼痛症状会持续存在或术后再复发，复发时间长短不等，故应坚持术后复查。

病灶切除较大影响功能者应做植骨术。发生于难以切除部位的骨样骨瘤，如脊柱部位可采用刮除术。照射和化学药物治疗无效。

部分骨样骨瘤为自愈性疾病。对于少部分症状轻微者，或病灶邻近重要的神经、血管而手术风险极大的患者，可以等待其硬化局限或者缩小消失，其疼痛症状可服用水杨酸类及非甾体类抗炎药物止痛。

骨样骨瘤是良性肿瘤，预后良好。至今尚无恶变或转移的报道。

三、骨软骨瘤

骨软骨瘤（osteochondroma）又称骨软骨性外生骨疣，发生在骨外表面的骨性突起。本病通常发生于骨骺未闭合前的软骨化骨的骨骼，分为单发和多发两种，其病理改变是一致的。多发性称为骨软骨瘤病、家族性骨软骨瘤病、骨干续连症，亦称遗传性多发性外生骨疣。骨软骨瘤是最常见的骨肿瘤之一，占所有骨肿瘤总数的 8%，约占原发良性骨肿瘤的 35%。本病常见于儿童及青少年，男性多于女性。全身骨骼均可发病，常见于生长最活跃的长骨干骺端，如股骨下端、胫骨上端和肱骨近端，也可累及骨盆、肩胛骨、尺桡骨等。

【西医病因病理】

本病单发性确切病因不明。其多发性与遗传有关，女性患者有明显的遗传性，为常染色体显性遗传性疾病，并伴有骨发育不良及弯曲或短缩畸形。

【临床表现】

（一）症状

本病临床症状多不明显，多数病例是被偶然发现的。

（二）体征

本病局部可见生长缓慢、无痛、坚硬、固定的包块，与周围组织不粘连，无压痛，表面可以光滑也可呈分叶状，凹凸不平。疼痛是由于肿瘤刺激压迫周围组织，如肌肉、肌腱、神经、血管或附近的骨质等。肿瘤恶变也可引起疼痛，其表现为瘤体生长停止后又出现增大，或短期内增大明显、疼痛。在骨软骨瘤与周围组织之间，可因摩擦而产生滑囊。

多发者常常可见多处骨端包块，严重者伴有骨骼发育障碍，特别当一骨多发时可造成骨骼严重畸形，前臂短缩、弓形等。

【诊断与鉴别诊断】

（一）诊断

1. 症状和体征 临床症状多不明显。局部可见生长缓慢、无痛、坚硬、固定的包块，与周围组织不粘连，表面可光滑也可以凹凸不平。

2. 影像学检查

（1）X线检查 在骨表面有与主骨相延续的不规则骨性隆起，根据形状和基底的大小，可分为带蒂型和广基底型。带蒂型底较小，形如柿蒂；广基底型相对矮圆，基底宽大。基底与骨皮质相连，中心部可见有骨小梁通过。多数背离关节面或垂直于骨干生长。软骨帽厚度及钙化程度不一（图6-3，图6-4）。当软骨帽钙化密度减低，边界不清，有骨皮质的破坏缺损，甚至波及基底部，或停止生长后又开始增大，则提示有恶性变的可能。

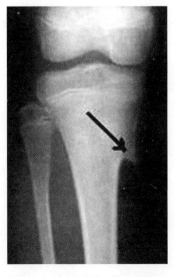

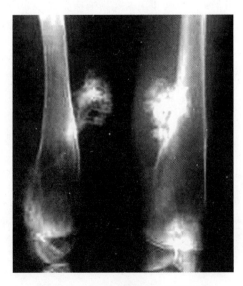

图6-3 带蒂型骨软骨瘤X线表现　　　　**图6-4 广基底型骨软骨瘤X线表现**

（2）CT检查　表现为肿瘤骨的皮质骨和松质骨与主骨的骨皮质和松质骨相连续，CT值相同。表面覆有软骨，其内可见不规则的钙化和骨化影像。

（3）MRI检查　可从多个角度显示肿瘤与受累骨的关系，表现主骨髓腔与病变呈连续性，并能确定软骨帽厚度。软骨帽在T_1加权像为低信号，在T_2加权像为高信号（图6-5）。

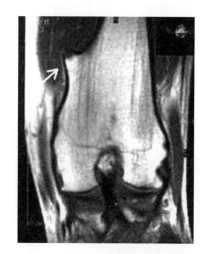

图6-5　广基底型骨软骨瘤MRI表现

3. 病理检查

（1）大体　肿瘤由骨性基底、软骨帽和纤维包膜构成，骨性基底与主体连接，可以是带蒂型和广基型。

（2）镜下　主要为成熟的骨小梁和软骨组织。软骨帽的软骨为透明软骨，软骨细胞的排列与正常骺软骨相似，即幼稚细胞在表层，靠近基底部的软骨细胞较成熟。

（二）鉴别诊断

1. 骨旁骨软骨瘤性增生　骨旁骨软骨瘤性增生通常发生于手足骨。影像学检查肿瘤呈蘑菇样高密度影，附着于骨皮质，与主骨髓腔不相同；病变表层为不规则的骨与软骨结构，深层则是蜂窝状纤维组织，内含不规则骨组织及被纤维组织分割的小叶状软骨。

2. 骨旁骨肉瘤　骨旁骨肉瘤是与骨表面相邻的软组织原发恶性肿瘤。绝大多数为年轻人，女性略多见。倾向包绕骨生长，早期在病灶与骨之间可有一狭窄的透亮缝隙。肿瘤骨与主骨髓腔不相同。镜下肿瘤表面无软骨膜，缺乏骨软骨瘤典型的三层结构。并且肿瘤组织往往边界不清，向周围软组织及髓腔内浸润性生长。

【治疗】

对无症状、年龄较小、不影响功能的骨软骨瘤，可以不必治疗，因为骨骼停止发育后肿瘤也停止生长。应密切观察，如果肿瘤较大影响外观，或生长增大明显，或影响关节活动，或压迫邻近骨骼、神经、血管出现症状，或位于中轴部位如骨盆、脊柱、肩胛骨等，或放射线检查疑有恶变时应予手术切除。

手术应进行整块切除，范围应包括蒂或基底周围的部分正常骨组织、软骨帽盖及被膜。本病若手术切除不彻底则会复发。文献报道术后复发率2%~5%。单发骨软骨瘤恶变机会较小，恶变率为1%左右，主要是转变为软骨肉瘤，个别转变为骨肉瘤。多发的骨软骨瘤恶变率高于单发，骨盆、脊柱区高于四肢骨，为3%~5%。

四、内生软骨瘤

内生软骨瘤是发生于髓质骨的一种良性透明软骨肿瘤，由分化良好的软骨小叶组成。内生软骨瘤发病率较高，仅次于骨软骨瘤。本病可发生在任何年龄，但以20~40岁最为多见，男女比例无显著差异。本病常见于四肢短管状骨，尤以近节指骨最为常见，其次为掌骨、中节指骨及远节指骨，大部分为孤立性，偶尔可累及1个以上的骨或同一骨的多个部位。

【西医病因病理】

本病确切病因不明，可能是一种起始于软骨的错构瘤。一般认为是发生在生长板结构不良的软骨细胞的异常区域，这些异常病灶不能进行正常的软骨内骨化而沉积在干骺端，随着骨骼的生长，逐渐移至骨干，并继续生长，直到骨成熟。当骨成熟后，肿瘤停止生长，逐渐骨化。起源于骨中心髓内的称内生软骨瘤，也称中心性软骨瘤，是软骨瘤中最多见的一种类型。偏心向外突出生长的称骨膜下软骨瘤。起源于骨外膜的称骨皮质旁软骨瘤，或称外周性软骨瘤。软骨瘤仅发生于单骨者称之为单发性软骨瘤，常见。多骨发生或一骨多处发生则为多发性软骨瘤，有较高的恶变率。多发性软骨瘤又称 Ollier 病，常与肌体的畸形并存，多发性软骨瘤同时伴有多发性血管瘤、静脉扩张、静脉石形成，称之为 Maffucci 综合征。

【临床表现】

（一）症状

内生软骨瘤生长缓慢，可以长期没有任何临床症状。主要临床表现是局部无痛性肿胀。当肿块逐渐长大可引起压迫症状或发生病理性骨折。亦有偶尔因外伤或其他原因摄片时才被发现。Ollier 病及 Maffucci 综合征可出现肢体短缩，不对称或体表有血管瘤。

（二）体征

发病部位瘤体肿块增大，压迫周围组织，引发相应症状或发生病理性骨折。掌、指骨的内生软骨瘤很少恶变，但四肢长骨、躯干骨和扁骨的内生软骨瘤若出现疼痛且逐渐加重，往往提示有恶变可能。

【诊断与鉴别诊断】

（一）诊断

1. 症状和体征　局部无痛性肿胀，可引起压迫症状或发生病理性骨折。发病部位瘤体肿块增大。

2. 影像学检查

（1）X 线检查　内生性软骨瘤表现为边界清楚的中心性或偏心性局限溶骨性破坏，与周围骨有明显界限，无骨膜反应，病灶内有散在的沙砾样钙化点。较大的肿瘤病变区或发生于手足短管状骨，骨皮质膨胀性变薄或呈偏心性膨出，可呈梭形。在指骨上，内生性软骨瘤可使骨骼变软弱，在正常的应力或较小的外力作用下，可发生应力性骨折或病理性骨折（图 6-6）。

（2）CT 检查　CT 切面检查可见骨质呈膨胀性改变，髓腔内圆形或椭圆形低密度区，周围有硬化骨包绕，瘤区内可见斑点、片状钙化。

（3）MRI 检查　能显示髓腔内侵犯范围。在 T_1 加权像呈等、低信号强度，在 T_2 加权像上呈高信号强度。

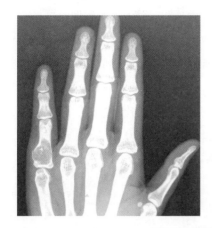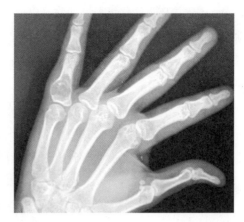

图 6-6　短管状骨软骨瘤 X 线表现

3. 病理检查

（1）大体　骨膜正常，骨皮质一般情况下完整。瘤体为浅蓝白色，有光泽的半透明、坚韧、沙砾样软骨样组织，也可呈分叶状软骨组织，可见钙化、骨化、囊性变及黏液变性，周围有硬化。

（2）镜下　瘤组织由成熟的软骨细胞和软骨基质构成。软骨细胞呈圆形和椭圆形，位于软骨基质内，细胞核大小均匀，染色深，偶可见双核。软骨基质呈蓝灰色而均匀。肿瘤可呈分叶状，小叶间为纤维间隔。小叶周边软骨基质内可见钙沉着，部分区域可骨化，小叶间有较多的毛细血管组织。肿瘤体积大者，可见软骨基质黏液变性、钙化或骨化。

（二）鉴别诊断

1. 软骨肉瘤　内生软骨瘤与低度恶性的软骨肉瘤在临床上很难鉴别。软骨肉瘤多见于老年人，多发于躯干骨，手足骨极少发生，早期位于骨皮质较厚的区域。临床表现局部多有局部肿痛。影像学检查肿瘤边界不清，骨皮质增厚，如果出现骨皮质破坏，软组织肿块，骨膜反应，即为恶性表现。

2. 骨巨细胞瘤　骨巨细胞瘤一般发生在长骨骨端，极少发生在指骨和掌骨，临床表现局部多有酸胀或疼痛。病变呈偏心性膨胀性生长，骨破坏呈多房性，内部很少出现钙化，一般无硬化边缘。长骨端的内生软骨瘤与骨巨细胞瘤鉴别较难，尤其是当内生软骨瘤没有钙化和骨化的病例。在长骨上内生软骨瘤一般很少有膨胀性生长改变，同时病损也比较局限，并不像骨巨细胞瘤那样延伸到骨的关节端。病理检查易于鉴别。

3. 骨囊肿　单纯性孤立性骨囊肿与内生软骨瘤类似。骨囊肿多见于儿童和青少年，病灶在长骨的干骺端，很少发生在短管状骨。X 线表现为骨干中央有低密度透亮区，均匀，骨皮质薄，膨胀明显，往往容易伴发病理性骨折，很少有钙化，而内生软骨瘤在透亮区内常可见钙化点；组织学方面，骨囊肿壁内有一层纤维结缔组织薄膜，镜下可见多核巨细胞和夹杂一些骨小梁组织，可与内生软骨瘤相鉴别。

【治疗】

发生在四肢远端孤立性内生软骨瘤很少恶变，故在短管状骨并且没有临床症状、已钙化的内生软骨瘤，可以保守治疗，定期观察。在手部的内生软骨瘤可行刮除植骨术，在长骨者可行切除植骨术。手术中应将硬化缘一并切除，以减少术后复发。对于复发病例，可再次手术行广泛的切除。

对于生长快、病变范围较大、怀疑恶变的内生软骨瘤应及时手术切除，行局部广泛性切除，必要时截肢。

位于骨盆、肩胛骨及脊柱等躯干骨的内生软骨瘤，往往生长比较活跃，恶变率高，术后容易复发。所以，术前需要活检评估，制订恰当的外科治疗计划，及早手术广泛性切除。

内生软骨瘤预后较好，恶变为软骨肉瘤者为1%~2%。

五、软骨母细胞瘤

软骨母细胞瘤（chondroblastoma）又称成软骨细胞瘤，是一种少见的良性骨肿瘤。以往曾称为钙化巨细胞瘤、骨骺软骨瘤性巨细胞瘤。本病多发于青少年，10~25岁之间发病者占90%。男性多于女性，男、女之比为2~3：1。几乎所有有继发性骨化中心的部位都可以发生，以四肢长骨的骨骺和骨突部为好发部位，股骨远、近端，胫骨、肱骨近端最为常见，髋臼、髂骨、肩胛骨也可见到。

【西医病因病理】

本病发病原因不明，可能是起始于继发的软骨内骨化中心，主要学说有起源于软骨胚芽细胞或原发于生长期的骨骺板残留。

【临床表现】

（一）症状

本病病程缓慢，主要症状为局部间断性疼痛，疼痛时间数周到数年不等。

（二）体征

由于本病瘤体多位于干骺端，邻近关节，导致软组织肿胀、关节僵硬、关节积液、活动受限和局部压痛等。表浅者可触及肿块。

【诊断与鉴别诊断】

（一）诊断

1. 症状和体征　局部间断性疼痛，疼痛时间长短不等。关节部位软组织肿胀、积液、活动受限和局部压痛等。

2. 影像学检查

（1）X线检查　软骨母细胞瘤的X线特征表现为中心性或偏心性生长的类圆形或椭圆形密度减低的破坏病灶，为溶骨性骨质破坏区。边界清楚，周围有明显的硬化边缘，骨皮质膨胀变薄，病灶内可见点状、团状、条状或絮状钙化点。少有骨膜反应。多在肿瘤位于干骺端或累及干骺端，特别是骨皮质膨胀且穿破后出现骨膜反应，多表现为与骨干平行的层状骨膜反应（图6-7）。

（2）CT检查　CT切面检查可更清楚地显示边界清楚的溶骨性骨质破坏区，还可显示病灶的内部结构、钙化情况、向干骺端及关节内侵袭的情况，了解病变范围。

（3）MRI检查　能很好地显示病灶范围及是否累及软组织。在T_1加权像以等、低信号强度为主，在T_2加权像呈不均匀的中等信号强度。

3. 病理检查

（1）大体　为刮除的碎组织，呈灰黄、灰棕色沙砾样。肿瘤内常见出血、坏死、钙化或囊性变。

（2）镜下　有较多的细胞和相对未分化的组织，由圆形或多边形的软骨母细胞样细胞组成，还有破骨细胞类型的多核巨细胞及软骨基质。软骨母细胞形态、大小较一致，胞浆透亮，胞界清楚。细胞核大，呈圆形、椭圆形或不规则形，染色较深，破骨细胞样多核巨细胞散布于整个瘤体内。细胞之间软骨基质常有颗粒状钙质沉着，形成特殊的"格子样"钙化，是软骨母细胞瘤的特征性表现。

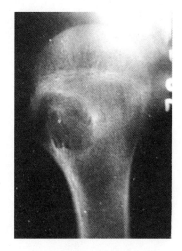

图6-7　肱骨干骺端骨软骨母细胞瘤X线表现

（二）鉴别诊断

1. 软骨肉瘤　软骨肉瘤同样好发于长骨的干骺端，但软骨肉瘤还多发于躯干骨，发病年龄较大，病变周围有软组织肿块；影像学检查软骨肉瘤呈不规则溶骨性破坏，边界不清，周围无反应骨形成的硬化缘，可见软组织包块；病理学检查则镜下软骨肉瘤细胞胞核肥大，常可见双核细胞，一般"无格子样"钙化。易于鉴别。

2. 骨巨细胞瘤　两者发病年龄不同，骨巨细胞瘤发生在骨骺闭合后的成年人，而软骨母细胞瘤发生在骨骺闭合前的骨骼生长期。影像学检查软骨母细胞瘤为边界清楚的溶骨性骨质破坏区，病灶边缘有薄层硬化带，骨皮质膨胀变薄，病灶内可见钙化，骨膜反应很少；而骨巨细胞瘤膨胀性生长明显，病灶内很少有钙化，病灶周围无硬化边缘。病理检查镜下细胞组成不同，骨巨细胞瘤细胞边界不清，无软骨基质。

3. 骨缺血性坏死　位于股骨头或肱骨头的缺血性坏死可类似软骨母细胞瘤，可出现圆形低密度透亮区和轻度硬化的边缘。但缺血性坏死在影像学上无膨胀现象，病灶内无钙化。从疾病发展变化过程中观察，各个时期的缺血性坏死有不同的特点，与软骨母细胞瘤易于鉴别。病理学检查容易明确鉴别。

【治疗】

本病治疗方法以手术为主。软骨母细胞瘤生长缓慢，多为良性肿瘤，手术彻底刮除病灶、灭活后植骨多可治愈。由于病变常位于软骨下或邻近关节，手术应注意勿损伤骺板和进入关节腔。为减少术后复发，彻底清除病灶后残腔进行灭活处理，可以采用液氮冷冻或化学烧灼（酚酞等）。然后残腔可植骨或骨水泥填充。近年来文献报道采用射频消融方法治疗软骨母细胞瘤，有一定的疗效。

软骨母细胞瘤侵入关节和周围软组织，皮质骨有破坏，应考虑恶变可能，应节段性切除或行假体置换治疗。位于骨盆、脊柱、肩胛骨等中轴骨的软骨母细胞瘤发生恶变的概率大，可高达10%~25%，应行更加广泛的切除。侵袭性软骨母细胞瘤易侵犯关节腔和邻近骨与软组织，可出现肺部转移，处理应更加广泛。

本病放疗和化疗不敏感，尤其禁忌放疗。由于本病患者为青少年，多处于生长发育期，放疗有促使肿瘤恶变的可能性。

多数病例常能得到治愈。部分病例复发，复发率可达到10%～30%，需再次手术治疗。恶性软骨母细胞瘤预后不良。

六、滑膜软骨瘤病

滑膜软骨瘤病（synovial chondromatosis）又称滑膜性骨软骨瘤病、关节内外生软骨瘤病和滑膜软骨化生，是一种少见的良性肿瘤，发生于关节囊滑膜、滑膜囊和腱鞘滑膜组织上，由软骨结节性增殖而形成。滑膜软骨瘤病多发于成年人，25～50岁之间多见，儿童少见。男性多于女性，男、女之比约为2∶1。其好发部位为膝关节，其次是髋关节、肘关节和肩关节。绝大多数发生在单一关节，很少侵犯多数关节。

【西医病因病理】

目前本病发病原因不明，有几种学说，包括创伤学说（本病常发生于负重关节）、感染学说。也有文献报道家族性病因，但很罕见。滑膜软骨瘤病病变范围主要是关节滑膜，由滑膜下结缔组织钙化或骨化形成软骨结节。由于软骨细胞的增生导致关节腔内游离体变大。本病属于自限性疾病，是滑膜化生反应性疾病，当滑膜表现平静时进入不活跃期。通常认为原发性滑膜软骨瘤病是局部病灶、非侵袭性、自限性病变，但通过对细胞遗传学等机制研究，提示本病可能具有潜在恶性。

【临床表现】

（一）症状

本病发病缓慢。初起时关节局部瘤体小，病程可为数月至数年，逐渐结节增大，关节疼痛，活动功能受限。

（二）体征

本病主要表现为关节肿胀、包块，偶可触及游离体，绞锁感，关节活动受限，有时关节内可出现积液。

【诊断与鉴别诊断】

（一）诊断

1. 症状和体征　关节疼痛，关节肿胀、包块，绞锁感，关节活动受限，关节内积液。

2. 影像学检查

（1）X线检查　关节内有多发的钙化或骨化、大小近似的圆形或椭圆形游离体。已完全骨化的游离体可见明显骨小梁结构，游离体可聚集成团，亦可散在分布。可以发现关节腔狭窄、骨侵蚀或骨质疏松。

（2）CT检查　CT平扫可证明游离体位于关节内。可见钙化或骨化的游离体，或滑膜表面的线条样聚集。

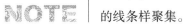

（3）MRI 检查　可以显示关节渗液和关节内滑囊内有结节性的软组织包块，观察骨质侵蚀情况（图6-8）。

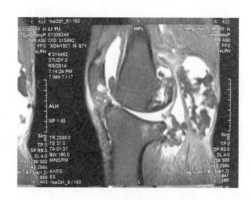

图 6-8　滑膜软骨瘤病 MRI 表现

3. 病理检查

（1）大体　在增生的滑膜上散布大小不等的灰白色圆形或椭圆形透明软骨，通常在滑膜软骨交界处，自滑膜长出，质地较硬。切面见大小不等的钙化或骨化，周围有纤维组织包绕。

（2）镜下　主要为滑膜纤维母细胞、软骨细胞、巨噬细胞和破骨细胞。软骨性结节常常钙化或发生软骨内骨化性改变。

（二）鉴别诊断

1. 滑膜软骨肉瘤　滑膜软骨肉瘤的早期与滑膜软骨瘤病相似，尤其是发生于早期或肿瘤处于静止期时，都表现为无症状性肿块。临床与影像鉴别十分困难。滑膜软骨肉瘤发生于关节表面，生长速度快，出现骨组织破坏并伴有软组织肿块。病理检查有助于鉴别。

2. 色素绒毛结节性滑膜炎　关节内的充盈缺损较为集中但不清晰，很少出现骨化或钙化，MRI 所有序列上由于含铁血黄素沉着，表现为滑膜局灶性信号减低。

【治疗】

本病以手术切除为主，取出游离体同时进行周围部分正常滑膜切除术。若切除不彻底可复发，但很少恶变。很少的情况下对于关节破坏严重的患者需要进行关节置换术。

总的来说，滑膜软骨瘤病是一种良性病变，通常被认为是自限性的，仍有少数病例在长时间病史的前提下发生恶变，转化为滑膜软骨肉瘤。

第三节　恶性骨肿瘤

一、骨肉瘤

骨肉瘤（osteosarcoma）是一种最常见的起源于骨组织的恶性肿瘤，特点是由恶性繁殖的肉瘤细胞直接产生肿瘤样骨组织，故也称为成骨肉瘤。骨肉瘤发病率很高，约占原发性骨肿瘤的13%；好发于10~20岁青少年，男性多于女性，比例约为 2：1；好发于股骨远端、胫骨近端、肱骨近端的干骺端。

【西医病因病理】

西医学对骨肉瘤的病因尚未完全清楚，但是化学物质慢性刺激、电离辐射、病毒感染及遗传因素等与骨肉瘤发病有关；同时，骨肉瘤也可继发于其他疾病，如畸形性骨炎、骨纤维异样增殖症或其他良性肿瘤恶变。

【临床表现】

本病病程长短不一，短则数天，多则数年。好发部位在膝关节周围。早期症状为疼痛，开始为隐痛，逐步发展为持续性剧痛，夜间尤甚。逐渐出现肿胀，肿块硬度不一。患处皮肤表面静脉扩张，皮温升高。如肿瘤体积较大并邻近关节，可影响关节功能。部分患者就诊时，已有其他部位转移。少数患者因溶骨性骨肉瘤侵蚀骨皮质而导致病理性骨折。

【诊断与鉴别诊断】

（一）诊断

1. 症状和体征　局部疼痛，呈持续性，逐级加重，夜间尤重，压痛明显。可有局部肿块，质韧硬，与深部组织粘连。局部皮温升高，静脉怒张，可出现震颤和血管杂音，可有病理性骨折。邻近关节时可引起关节疼痛，活动受限。可伴有全身症状，如低热、贫血、乏力、消瘦等恶病质表现。

骨肉瘤常转移至肺部，早期无临床症状，晚期可出现咯血、胸闷及呼吸困难等。

2. 影像学检查　骨肉瘤主要成分为瘤性成骨细胞、瘤性骨样组织和肿瘤骨。肿瘤细胞分泌的基质将其包埋并连接起来，形成大小不等、形态各异的片状结构，即瘤性骨样组织。肿瘤细胞分化成熟、成骨显著者，肿瘤骨多呈浅黄色，质硬如象牙，称为成骨型骨肉瘤；成骨少者，分化较原始，瘤骨稀少，质地软，呈灰白色，称为溶骨型骨肉瘤。介于上述两型之间者，为混合型骨肉瘤。

（1）X线检查　应拍摄发病部位、胸部等可疑的转移部位。绝大多数病例可从X线片上获得正确诊断（图6-9，图6-10）。

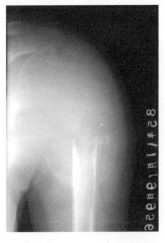

图6-9　左肱骨上端骨肉瘤 X 线表现

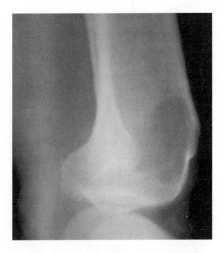

图6-10　溶骨型骨肉瘤 X 线表现

溶骨型以皮质、髓腔的溶骨性破坏为主，自内而外迅速生长，故骨膜反应、瘤骨不易形成；肿瘤穿过骨皮质进入软组织内而形成软组织肿块，一般软组织肿块较大，显示梭形、圆形、棉絮状、云片状界限不清的软组织阴影。在软组织内，也可出现不规则的骨化区，即在软组织内形成瘤骨。易发生病理性骨折。

成骨型则有大量瘤骨形成，早期均匀的磨砂玻璃样密度增高，继呈絮状、片状或团块状阴影，也可以出现反应性骨硬化、柯德曼（Codman）三角和骨膜反应，表现为"日光放射线状"或"针状骨膜反应"，同时伴有程度不一的溶骨性破坏。

实际上，骨肉瘤以成骨或溶骨共同存在的混合型最多见。骨破坏和瘤骨形成总是不断交替和重叠进行。约50%病例在半年内可发生肺转移。早期很难发现转移灶，应定期复查。

数字减影血管造影（DSA）可见肿瘤供血动脉和新生肿瘤性血管，肿瘤血管湖形成。

（2）CT检查　可对发病部位进行全面观察，特别是对骨破坏区域的病变范围能有全面的了解，能清晰地显示发生在骨端及髓腔内的高密度硬化灶，以及增强后血供丰富的明显强化区和缺乏血供的坏死及出血无强化区。供应肿瘤的周围异常血管也可不同程度地显示。

1）骨质破坏：松质骨呈虫蚀状或斑片状缺损，缺损区为中等密度肿瘤组织所充填，边缘多无高密度硬化。骨皮质破坏呈虫蚀状、大块样缺损或不规则变薄，边缘不规则，偶尔可见轻度膨胀。

2）肿瘤骨：位于肿瘤组织内，可呈点状、斑片状、针状及大片状钙质样高密度。

3）骨膜反应：常为平行于骨皮质的弧线样钙质样高密度影，略低于正常骨皮质密度。CT可直接显示横断面方向上出现的骨膜三角。

4）软组织肿块：位于骨破坏区和骨外软组织内，均匀或不均匀。增强扫描见有圆形、类圆形或不规则形无强化区。

5）跳跃性病灶：可单发或多发，为圆形、类圆形中等密度灶。

（3）MRI检查　能更清楚和真实地显示肿瘤组织在髓内或周围软组织内的浸润范围。显示肿瘤跳跃病灶，以及肿瘤与肌肉、神经、血管等周围正常结构的关系。

多数骨肉瘤在 T_1 加权像呈不均匀低信号，T_2 加权像呈不均匀高信号。其中，骨皮质破坏在 T_2 加权像显示最好，呈低信号，其内可见含有高信号的肿瘤组织。肿瘤骨为斑片状长 T_1、短 T_2 信号。冠矢状面图像上部分可显示较低信号的骨膜三角。血管丰富的肿瘤可显示点条状或放射排列的信号流空条纹。肿瘤周围相邻组织内多有斑片状均匀长 T_1、长 T_2 水肿信号（图6-11）。

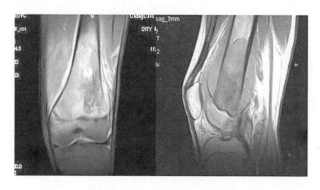

肿瘤新骨形成，可见 Codman 三角

图6-11　股骨骨肉瘤 MRI 表现

（4）放射性核素骨扫描（ECT）　可更全面地了解全身骨与关节的多发病变情况。可见浓聚区形状大小，还可发现跳跃性病灶。

3. 实验室检查　一般患者的血红蛋白降低，血沉增快。碱性磷酸酶的检查最有意义，骨肉瘤患者碱性磷酸酶升高明显，但儿童由于生长发育旺盛，可影响碱性磷酸酶水平。

4. 病理检查　一般瘤体较大，由于其内纤维组织、软骨、骨组织比例不同，标本致密程度不一。肿瘤可呈粉红色、灰白色，切面呈鱼肉样改变。肿瘤断面上常有黄至黄白色的钙化灶及坏死组织。血管丰富或出血者肿瘤呈紫红色。生长迅速者发生坏死或囊性变。镜下可见含有多形性基质成分，如梭形纤维母细胞、大量的圆形或不规则的深染巨核骨母细胞等。细胞间有骨样组织形成。成纤维型者以瘤细胞为主，常有多核巨细胞积集。

（二）鉴别诊断

1. 软骨肉瘤　中心型软骨肉瘤与骨肉瘤相似，但瘤组织内有大量环状或颗粒状钙化。若继发性软骨肉瘤则有边缘模糊的溶骨性破坏，密度不均。CT、MRI 及病理检查可帮助鉴别。

2. 尤文肉瘤　发病年龄多在 10~30 岁，好发于长管骨的骨干。发生于干骺部者易误诊为骨肉瘤。本病对放射治疗极为敏感。CT、MRI 及病理检查可鉴别。

3. 骨髓炎　骨髓炎早期骨破坏模糊，晚期骨破坏清楚，新生骨密度高，多在破坏区周围进行；骨膜反应总是由轻变重，由模糊变光滑；骨髓炎软组织弥漫性肿胀，无瘤骨存在，CT增强扫描显示脓腔或骨膜下脓肿。骨肉瘤早期骨破坏模糊，而瘤骨密度可很高。骨膜反应大多数由层次清楚、光滑变为模糊和残缺不全；骨肉瘤侵犯软组织后，形成迅速增大的软组织肿块，其内可见瘤骨。骨肉瘤进展远比骨髓炎急性期缓慢，比慢性期迅速，而且不间断进行，破坏区不断扩大，瘤骨继续增多。病理检查可鉴别。

4. 疲劳骨折　多有从事重复同一动作的工种、长途行军、不习惯负重的历史。好发于胫骨、外踝、趾骨和肋骨。骨痂成熟，边缘光整。CT、MRI 及病理检查可帮助鉴别。

【治疗】

化疗能显著提高骨肉瘤患者的生存率，但外科手术仍是其他治疗的基础。

（一）化疗

近年来联合化疗的疗效取得了惊人的进步，使骨肉瘤患者的生存率提高到 70%~80%。术前化疗可以尽快地使原发肿瘤坏死、缩小，瘤周反应性水肿消退，为保肢手术提供一个更安全的切除边缘，同时减少局部的复发。化疗可选用超高剂量的甲氨蝶呤、阿霉素、顺铂等多种方案及化疗药物，术前化疗治疗时间大多在 10 周左右。术后对切除的肿瘤应做坏死率测定，若坏死率在 90% 以上，可继续术前化疗方案；若低于 90%，则应更改化疗方案，如增加药品种类或加大药物剂量，或二者兼顾，或更改给药途径，并且增加化疗次数。

（二）手术治疗

一般多采用根治性切除或截肢。骨肉瘤目前多采用保肢手术，首选截肢仅 10%~15%。保留肢体时，外科医生必须严格遵守肿瘤外科原则，必须建立无瘤组织面。保肢手术治疗高度恶性骨肉瘤的局部复发率约 10%，较截肢术高，但长期生存率与截肢无差异。术后化疗可降低局部复发率。对肿瘤切除后的骨缺损目前一般考虑可行假体置换术，但失败率较高。

骨肉瘤行截肢或关节解脱的手术指征为：肿瘤已使肢体完全丧失功能者；肿瘤已失去保肢

条件，或限于经济和技术条件，不能采用保肢手术者；患肢严重肿胀，皮肤有破溃危险者；或疼痛剧烈，或已发生病理性骨折，甚至已发生肺转移，难以忍受极大痛苦和长期体力消耗者；肢体功能严重丧失，或经关节切除后无法施行功能重建者。

二、软骨肉瘤

软骨肉瘤（chondrosarcoma）是一种恶性骨肿瘤，一般发生于软骨细胞和间叶细胞。其基本瘤组织是发育完全的软骨组织，无肿瘤骨样组织。本病是仅次于骨肉瘤的恶性骨肿瘤，发病率约占骨肿瘤总数的 4%，占原发恶性骨肿瘤的 20%~27%；男性多于女性，比例约为 3：2，发病年龄在 30~60 岁之间；好发于长管状骨和髂骨，大多位于干骺端，如股骨、胫骨、肱骨、腓骨等的近端。

根据发病情况，本病一般可分为原发性和继发性；原发性是指开始就有肉瘤特性，继发性是指继发于射线照射后、纤维结构不良、孤立性骨囊肿、软骨母细胞瘤、软骨黏液样纤维瘤等疾病。按部位可分为中央型、边缘型和骨皮质旁型；按细胞分化程度可分为低度恶性、中度恶性、高度恶性；按细胞组织学特点可分为透明细胞软骨肉瘤、间质细胞软骨肉瘤等。

【西医病因病理】

软骨肉瘤的病因不明。本病是从软骨细胞或间胚叶组织发生，并起源于躯体任何软骨内化骨的骨骼，可能与染色体的异常有关。

【临床表现】

本病病程缓慢，可持续 1~2 年，患者早期自述患处不适，逐渐出现肿胀及肿块，也可出现静脉曲张，局部皮肤温度升高及充血发红；关节周围疼痛，最初是间歇性疼痛，钝痛，逐级加重，夜间更为明显，止痛药无效，关节活动受限，部分患者会出现关节积液，甚至出现病理性骨折。

原发性软骨肉瘤以钝性疼痛为主，由间歇性逐渐转为持续性，邻近关节者可出现关节活动受限。局部可触及肿块，周围皮肤伴有红热现象。继发性软骨肉瘤患者疼痛不明显，周围皮肤无红热现象，临近关节时可引起关节肿胀、活动受限，压迫神经则可引起放射性疼痛、麻木等。

【诊断与鉴别诊断】

（一）诊断

1. 症状和体征　查体可发现有压痛的硬性肿块，局部皮温升高，关节可出现活动受限，骨盆肿瘤可因脏器受压迫而出现相应临床症状。高度恶性软骨肉瘤生长迅速，疼痛症状重，晚期可出现全身症状。

2. 影像学检查

（1）X 线检查　一般在髓腔可见低密度阴影，病变区内可见斑点状或块状钙化点。病变周围骨皮质膨胀、变薄，很少有骨皮质穿破现象。在软骨肉瘤的诊断中，钙化是非常重要的，其次是骨破坏、骨皮质侵蚀、骨膜反应（图 6-12）。

中央型软骨肉瘤病变区内可见不规则破坏，其内可见钙化，分化好者边缘清楚，可有轻度膨胀，骨膜反应少见。肿瘤突破骨皮质可出现放射样骨针。周围型软骨肉瘤多继发于骨软骨瘤恶变，早期表现为软骨帽增大，钙化组织边界不规则、不清楚；局部形成软组织肿块和大量斑点状、线状或块状、环状及半环状钙化为本病特征。

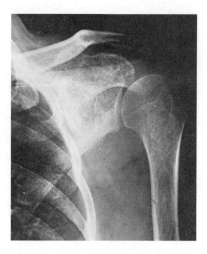

图 6-12　肩胛骨软骨肉瘤 X 线表现

（2）CT 检查　CT 检查对于中央型和边缘型软骨肉瘤均有用途，可以了解和确定肿瘤的范围：①中央型软骨肉瘤：表现为髓内高、低混杂密度灶，呈溶骨性或膨胀性破坏，病灶边缘清楚有硬化边，骨皮质侵蚀变薄或破坏中断。②周围型软骨肉瘤：多数可见残存的骨软骨瘤基底，肿瘤顶部有软组织肿块，其内密度不均，常有钙化。骨皮质呈侵蚀性或压迫性骨质破坏，呈侵蚀性骨质破坏者，骨皮质边界不清；而呈压迫性骨质破坏者，骨质破坏区边界清楚，有硬化。

中央型软骨钙化和骨化影分布极不规则，较稀疏，呈点状、云絮状；边缘型钙化、骨化影相对于中心型分布稍浓密，呈斑片状、蜂窝状或放射状，可见密度不均的软组织肿块，边缘不规则。

（3）MRI 检查　中央型肿瘤多呈分叶状，病变实质内常见分隔。T_1加权像表现为低信号，恶性程度高者其信号强度更低。低度恶性软骨肉瘤因含透明软骨而 T_2加权像呈均匀一致的高信号，高度恶性肿瘤信号强度不均匀。瘤软骨钙化 T_1加权像、T_2加权像均呈低信号。边缘型表现为软骨帽增大（>2cm），T_1加权像呈不均匀低信号，T_2加权像为高、低混杂信号，进而形成软组织肿块。大的肿瘤可见坏死囊变。增强扫描后，软骨肉瘤可有环状、弓形或隔膜状增强，软组织肿块周边部强化明显（图 6-13）。

（4）病理检查　大体上肿瘤呈分叶状，呈灰白色或灰蓝色。中央型软骨肉瘤的髓内界限模糊不清。在分化较好的软骨肉瘤中，常有斑点状的黄白色钙化灶；镜下见含有

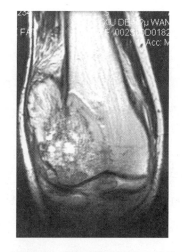

图 6-13　股骨软骨肉瘤 MRI 表现

丰富的圆形或卵圆形的有硕大核的细胞，细胞核染色质增深；有大量的双核细胞及单核或多核的巨大细胞。

（二）鉴别诊断

1. 骨肉瘤　骨肉瘤发病年龄以 15～25 岁多见，发病部位以四肢长骨多见，病情进展快，可见肿瘤骨，骨膜反应多见。软骨肉瘤发病年龄较大，以 30～60 岁多见，发病部位以长骨和扁骨多见，病情进展缓慢，常 1～2 年，可见瘤软骨钙化，骨膜反应少见。病理检查可鉴别。

2. 骨巨细胞瘤　骨巨细胞瘤偏心性膨胀生长，破坏区一般无钙化，内见残存骨小梁形成的间隔，病变与周围组织界限清晰。CT、MRI 和病理可资鉴别。

【治疗】

由于软骨肉瘤的增生主要是由于基质合成而不是脱氧核糖核酸的复制，故对化疗和放疗不敏感。应在明确诊断和外科分期的基础上制定手术方案。同时要根据部位确定相应的手术。低度恶性者可做广泛切除或根治切除，如脊椎、骨盆；对肢体可做保肢手术。高度恶性者应以截肢和关节解脱为主，亦可酌情做保肢手术。手术须彻底，否则容易复发。复发后的软骨肉瘤侵袭性更强。手术治疗的 5 年存活率为 60.9%，10 年存活率为 34.8%，较骨肉瘤为好。

三、骨巨细胞瘤

骨巨细胞瘤（giant cell tumor，GCT）是由骨髓间质细胞分化而来，以单核瘤样细胞和多核巨细胞为主要成分的侵袭性肿瘤。目前认为具有低度恶性或属潜在恶性肿瘤。本病发病率较高，约占所有原发性骨肿瘤的 4%；男女发病相近，多见于 20~40 岁者，15 岁以下者极少；好发于长骨干骺端，其中股骨下端最多，胫骨上端次之，脊椎的骨巨细胞瘤多在骶椎。

【西医病因病理】

曾有人提出本病发病与外伤有关，但确切病因目前仍不是很清楚。

由于瘤体组织有丰富的血液供应，其质软而脆，似肉芽组织，有纤维机化区及出血区，按良性和恶性程度分为 3 度：①一度：为良性，巨细胞很多，少有细胞分裂。②二度：介于恶性或良性之间，间质细胞较多，巨细胞较一度为少。③三度：为恶性，间质细胞多，细胞核大，形态如肉瘤，细胞分裂多，巨细胞少而小，核数目也少，一度、二度可转化为三度。

【临床表现】

本病发病缓慢，疼痛多为酸痛或钝痛，偶有剧烈疼痛及夜间痛，部分病例有局部肿胀或包块；病变穿破骨皮质侵入软组织时，局部可见明显包块。肿瘤邻近关节可出现关节活动受限，易误诊为"关节痛"。肿瘤生长速度较快者、发现较晚者常合并病理性骨折。如肿瘤侵袭脊柱可压迫神经引起剧痛、截瘫等；压迫直肠，可造成排便困难等。

【诊断与鉴别诊断】

（一）诊断

1. 症状和体征 大部分患者无明显临床症状和体征，少数患者可触及局部肿块，皮肤表面可见静脉怒张或局部皮温增高，压痛阳性。

2. 影像学检查

（1）X 线检查 早期多为偏心性溶骨变化，皮质有不同程度膨胀、变薄或破裂，呈肥皂泡样改变，一般无骨膜反应。溶骨区可呈多房、单房，边缘多呈筛孔状。发展较快者整个骨端有破坏，常合并病理性骨折。明显恶变者除上述表现外，肿瘤多向髓腔内蔓延，肿瘤可穿破皮质向软组织内浸润（图 6-14）。

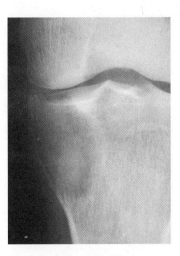

图 6-14 胫骨上端骨巨
细胞瘤 X 线表现

X线平片一般可明确诊断，但对骨髓内、骨皮质及软组织的侵犯情况不易做出准确的判断，故 CT、MRI 逐渐应用于骨巨细胞瘤的诊断及术前评估。

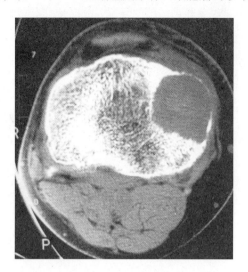

图 6-15　胫骨上端骨巨细胞瘤 CT 表现

（2）CT 检查　典型表现为干骺端或骨髓偏心性的溶骨性、膨胀性骨质破坏，骨皮质变薄，可有或无软组织肿块形成，少见有骨膜反应，肿瘤的边界清晰，周围正常的骨质可有不同程度的硬化；肿瘤呈分叶状；大部分关节组成骨的病灶可见肿瘤达关节面下的软骨下骨。骨皮质虽然连续性中断，但常无软组织肿块突出，可见非骨性的、密度较高的、纤维组织样密度的边界。部分可有高密度的出血区或液-液平的出现。增强扫描可以帮助进一步了解肿瘤的骨外侵犯与周围神经及大血管的关系，还可以显示肿瘤内的坏死区，有助于经皮穿刺活检时确定活检的部位（图 6-15）。

（3）MRI 检查　表现为位于长骨骨端关节软骨下骨偏心性异常信号区，T_1加权像为中等信号或低信号区，T_2加权像为中、高信号混杂，形成"卵石征"，大部分病例其肿瘤的边缘有低信号线状影，主要由周围骨质硬化引起；如果出现 T_1 加权像高信号改变代表肿瘤内的出血，T_2 加权像常出现液-液平面（图 6-16）。

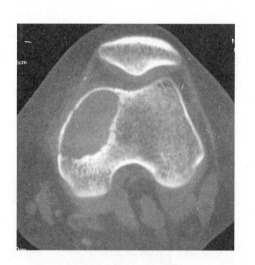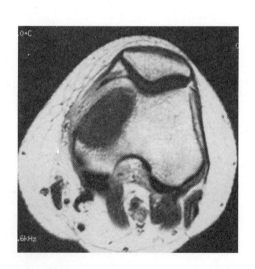

图 6-16　股骨骨巨细胞瘤 MRI 表现

3. 病理检查　大体上肿瘤组织松软脆弱，因出血可呈暗红色。瘤内有大小不等的囊腔形成，内含少量血性或棕黄色液体，腔内覆以光滑的薄膜；镜下见形状一致的短梭形、圆形或椭圆形单核间质细胞和散在其中的多核巨细胞。伴有丰富血管、出血区、坏死区，出血区内可见含铁血黄素颗粒。根据巨细胞数的多少和间质细胞分化程度分为 3 级：①Ⅰ级：为良性，多核巨细胞较多，间质细胞分化良好。②Ⅱ级：介于良恶性之间，巨细胞较少，核较少，间质细胞较多，大小及形状变异较大，部分胞核深染，核有分裂相。③Ⅲ级：为恶性，巨细胞很小、核很少且有异形，间质细胞增多密集，胞核有程度不同异形性，分裂相多。

（二）鉴别诊断

骨巨细胞瘤表现有时差异性较大，临床上应与以下疾病鉴别。

1. 骨囊肿 患者的年龄相对较小，多见于儿童和少年。临床症状轻，以肱骨和股骨上端好发，而膝关节周围相对少见。X 线表现为边界清楚、稍有硬化，多无骨质破坏区，无"皂泡征"。CT 显示为水样密度，骨皮质变薄、完整，可见规则的骨质硬化，无软组织肿块。MRI 显示为均匀的 T_1 加权像低信号、T_2 加权像高信号，无软组织肿块。继发出血可见 CT 高密度，T_1 加权像高信号区及液-液平；增强扫描可见边缘或间隔的线状强化，无实质性的肿块状强化。

2. 动脉瘤样骨囊肿 患者的年龄相对较小，多在 30 岁以下。患者多属青少年，临床症状轻，病变多位于长骨的干骺端，多发生于股骨上端、椎体及其附件。X 线显示骨皮质变薄如蛋壳状，透亮的破坏区，呈气球样囊状。CT 和 MRI 有助于鉴别诊断，动脉瘤样骨囊肿无软组织肿块形成，增强以后为均匀、线状的边缘性及病灶间隔强化，而骨巨细胞瘤常有不规则的组织强化。动脉瘤样骨囊肿的液-液平分布范围更广，形态更均匀。

3. 骨纤维结构不良 在各个年龄段都可发病，以儿童、青少年多见。多位于骨干或干骺端，较少侵犯骨髓及关节的软骨下骨。X 线显示病变区域密度相对较高，表现为毛玻璃样改变；CT 显示病灶边缘常有明显的硬化，多无骨皮质蛋壳样变薄；MRI 显示 T_1 加权像呈均匀低信号，T_2 加权像呈高信号。

4. 纤维肉瘤 发病年龄较大，在 30~60 岁之间，好发于长管状骨和髂骨。X 线显示在髓腔可见低密度阴影，病变区内可见斑点状或块状钙化点。CT 显示肿瘤顶部有软组织肿块，其内密度不均，常有钙化；骨皮质呈侵蚀性或压迫性骨质破坏。MRI 显示 T_1 加权像表现为低信号，T_2 加权像呈均匀一致的高信号，高度恶性肿瘤信号强度不均匀。瘤软骨钙化 T_1 加权像、T_2 加权像均呈低信号。

【治疗】

化疗对骨巨细胞瘤无效，放疗对骨巨细胞瘤有抑制作用，且有向肉瘤转变的可能。Ⅰ、Ⅱ级骨巨细胞瘤可行刮除植骨术；Ⅲ级为恶性，应个体化设计手术方案。

（一）刮除植骨术

刮骨植骨术是最早采用的治疗方法之一，但复发率较高，可达 40%。后来，骨科专家陆裕朴教授设计的刮除术式，明显降低了复发率。

（二）保肢治疗

采用保肢手术治疗，目前常用的方法为人工关节置换手术，但假体松动及其他并发症的发生率较高。高度恶性肿瘤的局部复发率也较高，约为 10%。保留肢体时，外科医生必须严格遵守肿瘤外科原则，必须建立无瘤组织面。三维成像对手术计划很重要，能确定重要神经血管的位置。

NOTE

四、尤文肉瘤

尤文肉瘤（Ewing's sarcoma）起源于骨髓间充质结缔组织，由含糖原的小圆细胞所组成。尤文肉瘤占原发骨肿瘤的5%，占恶性肿瘤的9.17%；发病年龄多在11~20岁；男性多于女性，男女之比为2：1；任何骨均可发病，一般多见于股骨、肱骨与骨盆，其次为胫骨与腓骨。

【西医病因病理】

本病病因不明。发病早期肿瘤仍局限于骨内，质地较坚实。如破坏骨皮质，肿瘤将侵犯软组织，则质地变柔软而脆弱。肿瘤外观为具有光泽的融合性圆形结节，呈灰白色，后期可呈紫红色或因坏死而呈黄色。变性严重时可形成囊腔，内含液化的坏死组织。

【临床表现】

本病主要症状为局部疼痛、肿胀，疼痛开始并不剧烈，呈间歇性，逐级加重，变为持续性疼痛，根据部位的不同，局部疼痛将随肿瘤的扩散蔓延。若发生于长骨临近关节部位，则出现跛行、关节僵硬，还伴有关节积液。本病很少合并病理骨折。发生在脊柱可产生下肢的放射痛、无力和麻木感。患者往往伴有全身症状，如体温升高、周身不适、乏力和贫血等。

【诊断与鉴别诊断】

（一）诊断

1. 症状和体征　位置表浅者，局部软组织明显肿胀，有压痛、皮温高、发红。患肢功能障碍。全身症状明显，常伴有发热，贫血，白细胞计数升高，血红蛋白降低，血沉增快等。发生在脊柱者常有神经症状和膀胱症状。尤文肉瘤发展迅速，早期可发生广泛转移，肺转移最多见，骨和淋巴结也是常见的转移部位。

2. 影像学检查

（1）X线检查　基本表现为广泛的溶骨性和浸润性骨破坏及骨增生，发生在长骨者早期可见斑点状密度减低区，骨皮质内膜模糊，呈虫蚀样破坏，骨皮质不同程度变薄。骨膜增生，呈"葱皮样"改变，有时可见Codman三角和放射性针状骨。可见对称性梭形软组织肿胀或软组织肿块。发生在扁平骨的尤文肉瘤则出现溶骨性、硬化性或两者并存的骨破坏3种类型。有时出现膨胀性改变，也可出现放射性针状骨。

（2）CT检查　可见不规则骨质变薄、破坏，边缘骨质硬化，周围可见软组织肿块，中央可见低密度坏死区，可见葱皮样骨膜反应和放射状骨针形成，增强扫描呈明显强化。

（3）MRI检查　能敏感地显示骨髓腔内的早期浸润，肿瘤在T_1加权像上常常表现为低信号，在T_2加权像上表现为等高混杂信号影，这对于病灶的早期诊断有重要意义。骨皮质的增厚、浸润及破坏在MRI各种成像中均为低信号。当尤文肉瘤突破骨皮质时，在T_2加权像上可以较好地显示软组织的侵犯。由于肿瘤细胞在软组织内可产生纤维间隔，MRI可呈现线状或条带状的低信号影（图6-17，图6-18）。

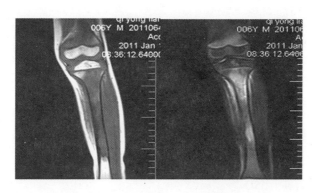

图 6-17 胫骨尤文肉瘤 MRI 表现

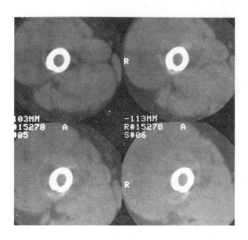 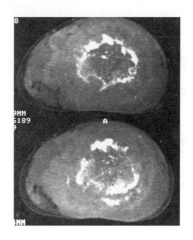

肿瘤在软组织内产生纤维间隔，表现为线状的低信号影

图 6-18 股骨尤文肉瘤 MRI 表现

3. 病理检查 大体见初期为灰白色，在发生继发性变化后，可呈紫红色或因坏死而呈黄色。可形成囊腔，腔内充满液化坏死组织。镜下见大小较一致、小而圆的瘤细胞，胞浆色淡呈颗粒状，量少，没有清晰的胞浆边界，可见有丝分裂相。银染色可见网状纤维常围绕大片瘤细胞，形成分叶状的间隔，很少穿插在瘤细胞之间。组织化学检查可显示瘤胞浆内有大量糖原。

（二）鉴别诊断

1. 急性化脓性骨髓炎 起病急，全身症状重，骨质增生随病程延长而明显，骨内外膜及松质骨增生一致，无针状新生骨及软组织肿块。抗菌治疗后症状明显改善。

2. 骨肉瘤 好发于四肢长骨干骺端，膝关节周围即股骨下端、胫骨和腓骨上端。血碱性磷酸酶显著增高。骨破坏区内常有瘤骨形成或钙化。

3. 骨淋巴瘤 发病年龄大，病程较长，临床症状轻。髓腔累及广泛，软组织肿块较大是其最显著的影像学特点。

4. 嗜酸性肉芽肿 是一种骨肿瘤样病变，病灶一般较局限，呈囊样骨质破坏，可见增生硬化。发生于长骨者软组织肿块薄而长，较对称，MRI 矢状面或冠状面增强扫描常出现特征性的袖套征。

NOTE

【治疗】

由于尤文肉瘤恶性高，易早期转移，单纯手术、放疗、化疗效果均不理想，5 年存活率不超过 10%。近年来采用综合疗法，使尤文肉瘤治疗后 5 年存活率极大提高。

（一） 放疗

尤文肉瘤对放疗极为敏感，经小剂量照射后，能使肿瘤迅速缩小，局部疼痛明显减轻或消失。但由于尤文肉瘤恶性程度高，病程短，转移快，单纯放疗远期疗效差，5 年存活率 5%～15%。现提倡放疗总剂量为 55Gy。

（二） 化疗

目前多采用多药联合方案，5 年存活率可达 40%～60%，常用药物有环磷酰胺（CTX）、阿霉素（ADM）、更生霉素（DACT）、长春新碱（VCR）等。

（三） 综合疗法

现采用放疗加化疗加手术或不加手术的综合治疗，本病的生存率已提高到 75% 以上。

五、骨髓瘤

骨髓瘤（myeloma）是以原发性恶性浆细胞在骨髓中无节制地增殖为特征的恶性肿瘤。本病起源于 B 细胞系，可产生单克隆免疫球蛋白的异常浆细胞增多，并在骨髓内恶性增殖，引起骨折和骨髓功能衰竭，产生临床症状。因造成多发的骨损伤，故又称多发性骨髓瘤。本病占骨肿瘤总数的 1.7%，占恶性肿瘤的 10%，多发于 40 岁以上的患者，男女之比为 2.5∶1。好发于富含红骨髓的脊柱、髂骨、颅骨和肋骨等，也可发生于股骨和胫骨等长骨。

【西医病因病理】

本病的发生与某些遗传因素或免疫机制有关，可能还和炎症刺激网状内皮系统有关，故任何刺激网状内皮系统的炎症疾病，如慢性骨髓炎、肾盂肾炎、结核、慢性肝炎、类风湿关节炎等，均有可能引起骨髓瘤的发生。

【临床表现】

大部分患者可表现为持续的脊柱疼痛，进行性加重，多发生于白天，运动后疼痛加重，40%～50% 的患者伴有病理性骨折，易出现截瘫和神经根受压症状，容易被误认为腰椎间盘突出或坐骨神经痛等。全身表现为消瘦、乏力、贫血及肾损害症状。贫血较常见，早期贫血轻，后期贫血严重，皮肤黏膜出血较多见，严重者可见内脏及颅内出血。部分患者在早期或后期可出现肢体瘫痪、嗜睡、昏迷、复视、失明、视力减退。

【诊断与鉴别诊断】

（一） 诊断

1. 症状和体征　软组织肿胀较少见。肿瘤浸润骨时，出现肿胀、畸形、病理性骨折。脊

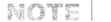

椎受侵犯时，可出现剧烈放射性疼痛或截瘫。早期出现 M 型血清和尿蛋白，由于骨的广泛破坏，可出现高血钙和氮质血症。

2. 影像学检查

（1）X 线检查　骨质密度减低，骨小梁稀疏、变细；骨质膨胀性、溶骨性破坏，表现为虫蚀样、穿凿样，可见多个大小不等的类圆形骨质透亮区，边缘比较清晰，无硬化。无骨膜反应。

（2）CT 检查　骨质膨胀性、溶骨性破坏，骨皮质连续性中断，残存弯曲样的骨小梁，与正常未被破坏的骨质分界清晰，破坏区骨质呈蜂窝或不规则低密度改变。

（3）MRI 检查　采用 T_1 加权和脂肪抑制技术来发现肿瘤及明确肿瘤范围，较 X 线、CT 检查敏感。MRI 表现为多发、散在点状低信号，与高信号的骨髓混杂在一起，呈特征性的"椒盐状"改变。

3. 实验室检查

（1）血常规　主要表现为贫血，血沉快。

（2）血生化　M 血清蛋白升高，白蛋白可正常或降低，血清钙增高。

（3）骨髓象　见骨髓瘤细胞及畸形浆细胞，畸形浆细胞超过 10%即可作为诊断依据。

（4）尿　多数患者有蛋白尿，少量有血尿和管型。草酸钙结晶、碱性磷酸盐明显增高。尿本周蛋白在 60%的患者出现阳性，早期可间歇出现。

（5）肾功能　氮质血症，肌酐增高，高尿酸血症，β_2-微球蛋白、C-反应蛋白升高。

4. 病理检查　大体上可见胶冻状紫红色或暗红色组织。有囊腔形成；镜下见浆细胞圆形或椭圆形，核偏于一侧，胞浆丰富，核深染。浆细胞可产生免疫球蛋白。

（二）鉴别诊断

本病需与老年性骨质疏松症、甲状旁腺功能亢进症、转移性骨肿瘤和骨巨细胞瘤等相鉴别。CT、MRI 和病理检查有助于鉴别。

【治疗】

骨髓瘤存活率的提高主要是着重于防治感染和防止肾功能衰竭。以化疗和放疗为主。化疗目前采用五药常规，即左旋溶肉瘤素（Mephalan）、泼尼松、环磷酰胺、长春新碱和卡氮芥，并配合肾上腺皮质激素和睾丸酮等长期持续治疗。对发生于肢体的病理性骨折行内固定治疗，严重者可行截肢。若因骨折引起脊髓压迫可行椎板切除减压。

第四节　转移性骨肿瘤

转移性骨肿瘤（metastatic tumors involving bone）是人体各组织器官的恶性肿瘤，经血行或淋巴转移至骨骼继续生长而发生的。骨转移是肿瘤最常见的三个转移部位之一，骨转移几乎可发生在所有的癌症患者中，特别常见于乳腺癌、肺癌、宫颈癌、肾癌、甲状腺癌、前列腺癌、胃癌、直肠癌等。转移骨肿瘤约占恶性肿瘤的 20%；多发于 50~60 岁老人，男女之比为 2.3：1；好发于脊椎骨、骨盆和股骨，发生在脊柱的转移肿瘤，腰椎最多，胸椎次之，颈椎最少。

【西医病因病理】

本病主要通过血液或淋巴两种途径，全身各处任何器官的恶性肿瘤都可以通过血液循环或淋巴系统转移至骨骼。

【临床表现】

本病的临床表现因原发肿瘤的类型、转移部位和生长速度而各不相同。疼痛是常见的症状，早期疼痛轻，为间歇性，逐渐呈持续性。脊柱转移瘤常出现神经根、脊髓压迫症状，引起根性神经疼痛和截瘫；在肋骨和胸骨者，还可发生肋间神经痛；位于骨盆者，常出现髋部、股内侧疼痛；位于关节周围者常出现关节功能障碍；发生于表浅部位转移瘤，则局部出现肿块。

【诊断与鉴别诊断】

（一）诊断

1. 症状和体征　查体时病变部位可出现相应的压痛和叩击痛，患者往往有其他肿瘤病史，部分患者以病理性骨折为首发症状而就诊。常伴有严重贫血、消瘦、低热、乏力、食欲减退和恶病体质等全身症状。

2. 影像学检查

（1）X线检查　分为溶骨型、成骨型和混合型的骨质破坏，以溶骨型为多。溶骨型表现为不规则溶骨，无明显膨胀，无骨膜反应，可有软组织阴影，多发生部分或完全病理性骨折；成骨型病灶呈斑点状、棉絮状不规则致密阴影，边缘不清，骨小梁紊乱、增厚、粗糙，很少有骨膨胀和骨膜反应；混合型者兼有溶骨型和成骨型变化。

（2）CT检查　能很好地显示病变的横断面结构和周围组织关系，能清楚地提供早期轻微骨结构破坏及软组织肿块的情况（图6-19）。

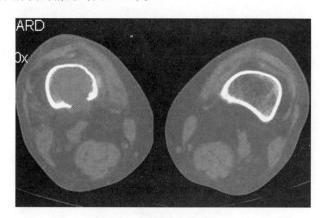

图6-19　股骨转移瘤CT表现

（3）MRI检查　对评价转移性病变很敏感。大多数骨转移瘤在T_1加权像呈低信号，在T_2加权像呈高信号（图6-20）。

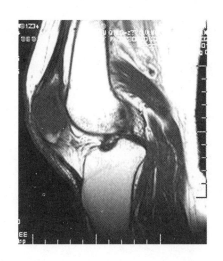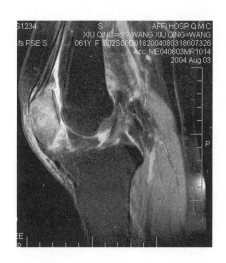

图 6-20　髌骨转移瘤 MRI 表现

3. 实验室检查　血红蛋白降低，血红细胞减少，白细胞计数增高；血清钙、磷可升高；成骨性骨转移瘤患者碱性磷酸酶可显著升高；前列腺癌骨转移时酸性磷酸酶可增高；血清蛋白升高，A/G 比例倒置，是转移瘤和骨髓瘤的特点。

4. 病理检查　大体上为灰白色或暗红色；镜下多系腺癌，鳞癌很少。对分化良好的肿瘤，可识别其原发肿瘤，但大多数的病例很难识别，甚至难以确定是骨转移性肿瘤还是原发性骨肿瘤。溶骨型骨转移瘤中骨质大块破坏，骨小梁消失或减少。在成骨型骨转移瘤中骨质呈小灶性破坏，并有新骨形成。

（二）鉴别诊断

凡有过恶性肿瘤病史，躯干或四肢近端疼痛、肿胀者即应高度怀疑骨转移。X 线检查若不能发现病灶应做核素骨扫描、CT、MRI 等检查。

如疑为转移性骨肿瘤，首先应做系统的全身骨骼检查，特别是常见转移部位的检查。在确定病变是单发还是多发后，再与骨髓瘤、骨质疏松症、甲状旁腺功能亢进症、骨肉瘤等相鉴别。

【治疗】

对于骨转移瘤治疗的目的是延长寿命，减少患者的痛苦并保存一定的功能。

需针对原发癌和转移瘤进行治疗，采用化疗、放疗、激素和手术治疗。手术治疗以姑息手术为主。对于脊椎的转移瘤可做固定手术，防止截瘫发生。骨盆肿瘤可做局部切除，内固定或人工髋关节置换。

第五节　瘤样病变

一、骨囊肿

骨囊肿（bone cyst）是一种常见的良性骨囊性瘤样病变。本病多见于 11~20 岁的青少年，男女之比为 2:1，好发于长管状骨的干骺端，最多见于股骨、肱骨和胫骨近端。

【西医病因病理】

西医学认为，本病的发病原因可能与外伤、感染、破骨细胞异常增殖，骨组织细胞本身病变有关。目前，大多认为与骨内血循环障碍使压力增高有关。

【临床表现】

本病多数无明显症状，一般是在摄片、疼痛或局部肥厚时偶尔发现，或在发生病理性骨折后发现。多为单发，少数可多发。

【诊断与鉴别诊断】

（一）诊断

1. 症状和体征   一般患者无阳性体征，主要根据影像学检查进行诊断。

2. 影像学检查

（1）X 线检查   在髓腔呈中心性、单房或多房、椭圆形或圆形透亮区，边缘清晰，可见少许硬化现象，骨皮质膨胀变薄。合并病理骨折时可见细裂纹或完全骨折，移位少。

（2）MRI 检查   骨囊肿内含液性成分，因而在 T_1 加权像为中低信号，在 T_2 加权像为均匀高信号；MRI 图像可显示囊肿内出血引起的液-液平面（图 6-21）。

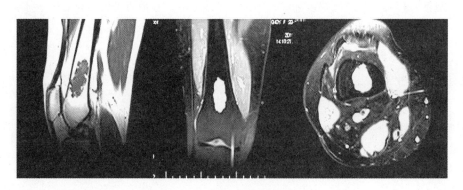

图 6-21   股骨骨囊肿 MRI 表现

3. 病理检查   大体上见囊壁内衬完整的薄层纤维膜，囊内为透明或半透明的黄色液体或血性液体，有包膜，内含浆液；镜下见囊壁为疏松结缔组织结构，有丰富血管，主要为成纤维细胞及多核巨细胞。

（二）鉴别诊断

1. 动脉瘤样骨囊肿   多为偏心性，具有中等侵蚀性，常穿破骨皮质，边缘模糊不清，骨皮质膨胀如气球状，可穿刺出新鲜血液。病理检查可鉴别。

2. 骨巨细胞瘤   多见于 20 岁以上患者，好发于股骨远端及胫骨近端。病变呈多房性、偏心性和膨胀性，有侵蚀性，可穿破骨皮质累及骨骺。CT、MRI 检查有助于鉴别。

3. 骨纤维异常增殖症   病变范围较广泛，不一定呈中心型生长，常侵及干骺端和骨干。X线、CT 和 MRI 有助于鉴别。

4. 嗜酸性肉芽肿   病变范围较小，可发生于骨的任何部位，疼痛明显，白细胞计数和嗜酸性粒细胞计数增高。X 线显示病变边缘不如骨囊肿清晰，有骨膜反应。病理检查可有助于鉴别。

【治疗】

本病的治疗目的在于彻底消除病灶，消灭囊腔，防止发生骨折和畸形。

（一）保守治疗

骨囊肿可以自愈。若反复发生病理性骨折，用类固醇类药物如泼尼松、甲基泼尼松龙注入囊腔有一定的疗效。

（二）手术治疗

刮除和植骨是最适当的手术治疗方法。如果刮除未能彻底，常易复发。

二、动脉瘤样骨囊肿

动脉瘤样骨囊肿（aneurismal bone cyst）为瘤样病损，是一种孤立性、膨胀性、出血性、多房性囊肿，可以独立发病，也可以在骨肿瘤基础上并发病变。

本病好发于 10~20 岁青少年，男女无明显差异，好发部位为长骨的干骺端，依次为股骨、胫骨、肱骨和脊椎骨。发生在脊椎椎板和横突的也不少见，尤其是发生在骶骨的也比较常见。

【西医病因病理】

西医学对本病发病机理目前争论较多，多数学者认为是骨内动脉与静脉异常吻合，致内压增高，骨质破坏、出血而形成的血性囊腔。近年来不少学者将本病分为原发性和继发性两类。所谓原发性是指除了动脉瘤样骨囊肿的病变以外，没有发现其他伴随病变并存。继发性是指本病常伴随其他良性肿瘤或瘤样病损，甚至可与恶性肿瘤并存。

【临床表现】

本病病程较长，多数半年，也有数年以上。症状主要是疼痛、肿胀，局部压痛，可合并关节活动受限。若患处较为表浅，可触及肿物，局部皮温高，有压痛，患处偶有搏动，但多不能触到搏动。大的动脉瘤样骨囊肿可闻及杂音；病变邻近关节时，可出现关节运动障碍。侵袭脊柱则可引起腰背疼痛和局部肌肉痉挛。瘤体持续长大或椎体塌陷会出现脊髓和神经根的压迫症状。

【诊断与鉴别诊断】

（一）诊断

1. 症状和体征　一般患者无阳性体征，病理性骨折是部分患者就诊的首发症状。对动脉瘤样骨囊肿做局部穿刺，可抽出血性液体。

2. 影像学检查

（1）X 线检查　早期表现为边缘较清晰的溶骨性破坏。囊变期病变区骨质破坏呈进行性扩大，出现较典型的骨膜下囊状膨胀，呈皂泡样或吹气球样改变，内有骨性间隔，囊外有骨膜下骨形成的薄骨壳包绕。无骨膜反应和硬化边缘。

（2）CT检查 能清楚显示动脉瘤样骨囊肿病变部位、范围、大小，观察病灶骨质破坏程度及有无软组织肿块。肿瘤呈囊状膨胀性骨缺损，可见骨性间隔，见蜂房样低密度影或液-液平面。

（3）MRI检查 囊腔表现为长T_1、长T_2信号，而间隔一般是长T_1、短T_2信号。可见液-液平面，液面之上部分呈高信号，液面之下部分呈低信号。增强扫描见轻中度不均匀强化。

3. 病理检查 大体上见多房性充满血液的囊肿，病损内有纤维性间隔，其中有时含骨组织；镜下见充满血液的大小不等的囊腔，其中充满血液，呈暗红色或棕色。有纤维组织为间隔。囊壁的血管改变见中小静脉明显扩张充血，血管壁呈不同程度的增厚。纤维性间隔中有不成熟的骨或骨样组织，并有大量破骨细胞样的多核巨细胞。

（二）鉴别诊断

1. 骨巨细胞瘤 多见于男性、青壮年（20~40岁），好发于骨端，多呈偏心生长，横向发展；破坏区多呈典型的皂泡状外观，偶尔呈溶骨型或混合型。骨间隔较细且均匀，无骨膜反应及骨质增生硬化现象。少有液-液平面。动脉造影囊内造影剂均匀分布。

2. 骨血管瘤 需与脊柱的动脉瘤样骨囊肿相鉴别。前者X线或CT表现为粗大的骨小梁可呈栅栏状或网格状排列，而MRI显示短T_1、长T_2信号区内有稀疏、粗大的低信号的骨小梁。

3. 骨囊肿 多呈中心型，位于骨干或长骨干骺端，呈椭圆形溶骨性破坏区，多无膨胀性改变及囊骨间隔，周围多有致密硬化带。合并病理骨折时可见特征性的骨片陷落征。

【治疗】

位于四肢长骨者以手术治疗为宜。一般可做局部刮除和植骨，效果较好，复发也较少。关节破坏严重者可考虑行人工假体置换术。位于脊椎等处不易手术切除的部位可行放射治疗，效果较好。

三、骨纤维异样增殖症

骨纤维异样增殖症（fibrous dysplasia of bone）是以骨纤维变性为特征的类肿瘤疾病，也称为骨纤维结构不良，可以是单发性或多发性。本病发病多在10岁左右，女性多见；好发部位为股骨和胫骨，其次为颌骨和肋骨。

【西医病因病理】

西医学认为，本病可能是骨骼的一种错构，骨小梁被纤维组织代替；也有人认为骨小梁停留在编织状态；还有人认为与内分泌有关。一般无遗传史或家族史。

【临床表现】

本病病程进展较慢，病变早期无明显症状，多由轻度外伤引起骨折后出现疼痛、肿胀、功能障碍，病变部位表浅时可出现畸形或肿块；如累及脊椎和肋骨时可出现胸部不对称，局限性突起。四肢长骨受侵时呈膨胀弯曲畸形，掌跖骨受侵者肢端隆起。病变部位较深时早期很难发现。本病患者皮肤色素沉着较多见，散在腰、臀、大腿等处，偏患侧，且以中线为界，呈点状或片状深黄色或黄棕色皮斑，有时表浅，不隆起，边缘呈齿状，不规则，大小不等，组织结构与正常皮肤相似。

【诊断与鉴别诊断】

（一）诊断

1. 症状和体征 颅面骨受累，出现颜面不对称；肋骨和脊椎受累，出现胸部不对称，局限性突起；四肢骨受累，多表现为膨胀弯曲畸形；掌跖骨受侵者，肢端隆起。若病损伴有皮肤色素沉着和内分泌紊乱，特别是性早熟，称为 Albright 综合征，主要发生在儿童，特别是女孩。

2. 影像学检查

（1）X 线检查 髓腔膨胀呈磨砂玻璃样变，伴囊性阴影，可见不规则钙化，皮质变薄，可弯曲变形，病变周围界限清楚，无骨膜反应。

（2）CT 检查 CT 对病骨内的囊变、破坏、钙化和骨化显示较 X 线平片敏感准确。

硬化型：见于颅面骨，颅板增厚，内外板距离增宽，呈磨玻璃样或象牙样改变，密度不均匀，可见囊状低密度灶，病变区内髓腔变形缩小或闭塞，皮质变薄，骨小梁消失。

膨胀型：主要见于四肢骨，患骨膨胀，呈磨玻璃样改变，可见边界清楚的囊状低密度影，有时可有不规则硬化改变。

（3）MRI 检查 表现为不同信号强度，有些病变在 T_1 加权像、T_2 加权像均表现为低信号强度，而有些病变在 T_1 加权像为低信号，T_2 加权像则表现为低信号、高信号或混杂信号（图 6-22）。

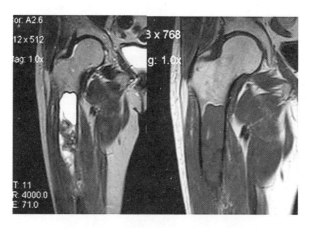

图 6-22 股骨骨纤维异样增殖症 MRI 表现

3. 病理检查 大体上有的呈灰红色，质地柔软；有的呈灰白色，质地坚韧。镜下见正常骨髓组织被增生纤维组织代替，在纤维组织中有化生的骨组织。骨小梁呈纤维骨或编织骨，其内的纤维排列紊乱而无定向。病变内可见黏液变性、多核巨细胞。

（二）鉴别诊断

1. 骨囊肿 多呈中心型，位于骨干或长骨干骺端，呈椭圆形溶骨性破坏区，多无膨胀性改变及囊骨间隔，周围多有致密硬化带。合并病理骨折时可见特征性的骨片陷落征。

2. 内生软骨瘤 常见于足、手小骨多发病变，X 线显示不规则弧形、环形的钙化。

3. 骨巨细胞瘤 多见于男性、青壮年（20~40 岁），好发于骨端，多呈偏心生长、横向发展；破坏区多呈典型的皂泡状外观，偶尔呈溶骨型或混合型。骨间隔较细且均匀，无骨膜反应及骨质增生硬化现象。

【治疗】

本病以手术治疗为主。对于病灶局限、骨质破坏少者可做刮除和植骨。对较大的单发型，可考虑做假体置换。若系多发型而有显著畸形者，可外用支具保护。不应做放疗，因放疗不能缓解疼痛，反而使骨折延迟愈合。

四、骨嗜酸性肉芽肿

骨嗜酸性肉芽肿（langerhans cell histiocytosis，LCH）是一种骨肿瘤样病变，为局限性朗格汉斯组织细胞增多症。也称组织细胞增生症-X。本病是一种以骨质破坏、组织细胞增生和嗜酸性细胞浸润为主要特点的疾病。自婴儿至老年均可发病，大多数患者为30岁以下男性，以5~10岁较多；好发部位为颅骨、脊柱、肋骨、肩胛骨等，长骨多见于干骺端和骨干，多为单发性，也可多发。

【西医病因病理】

本病一般是指局限于骨的组织细胞增殖症，属于组织细胞增多症的一种类型。溶骨病损内含有组织细胞和嗜酸性粒细胞累积。目前，本病具体病因不明。

【临床表现】

本病临床症状的变异较大，起病缓慢，属隐匿性，在发生症状之前，可有较长的病史，症状轻，体征不明显，有的仅出现轻度疼痛，患处功能障碍。患处较为表浅的则肿胀明显。位于脊椎的病变可出现脊柱畸形，如侧弯或后凸，少数在病理性骨折后可发生脊髓压迫症状。

【诊断与鉴别诊断】

（一） 诊断

1. 症状和体征 一般患者无明显阳性体征，仅有少数患者出现局部疼痛或伴有病理性骨折，主要根据影像学和实验室检查进行临床诊断。

2. 影像学检查

（1）X线检查 主要为溶骨性骨质破坏伴边界清楚的硬化形成，病变的早期阶段病灶表现为侵蚀性骨质破坏，呈虫咬状改变，常伴有骨膜反应，有时还可有病理性骨折。椎体如被累及，通常呈楔形改变或呈扁平椎。

（2）CT检查 通常在显示骨皮质受侵犯的程度、软组织肿块的范围和骨膜反应方面有较大的价值，特别是CT能清晰显示骨质破坏所造成的死骨。

（3）MRI检查 病灶在T_1加权像上通常呈低信号，在T_2加权像上呈略高信号。

3. 实验室检查 白细胞和嗜酸性粒细胞可增多。血清钙、磷及碱性磷酸酶正常。

4. 病理检查 大体上可见肉芽样组织，切面呈灰色、灰红色或黄色，质软而脆，破坏边缘有骨硬化；镜下可见主要以良性组织细胞为基底、内含有数量不等的嗜酸性粒细胞。肉芽肿内大量毛细血管增生，或纤维细胞、炎性细胞浸润，以嗜酸性细胞最明显，并有不等量的淋巴细胞、浆细胞和泡沫细胞。

（二）鉴别诊断

1. 尤文肉瘤 疼痛症状明显，病变进展快，初为间歇性，迅速发展为持续性剧痛。X 线表现为髓腔及周围骨皮质呈虫蚀状破坏，边界不清，可见葱皮状骨膜增生，增生的骨膜断裂处常出现细小放射状骨针。

2. 急性骨髓炎 多由干骺端向骨干方向发展，破坏区呈虫蚀状或不规则斑片状溶骨性破坏，破坏区与正常骨分界不清。可见层状骨膜增生，多有骨膜三角形成，周围软组织呈明显的弥漫性肿胀。结合实验室检查可鉴别。

3. 骨纤维异常增殖症 四肢长骨可表现为囊状膨胀性、毛玻璃样改变，骨皮质变薄，骨膨胀及变形，周围无骨膜增生及软组织肿块影。

4. 骨巨细胞瘤 好发于长骨骨端，主要影像表现为偏心性骨的破坏，呈皂泡状改变，骨肿瘤基质骨无异常钙化，周围无新生骨和硬化。

5. 骨结核 临床上有结核中毒症状，常见颗粒状死骨及层状骨膜增生，破坏区病骨稍膨胀，呈梭形增粗。

【治疗】

刮除植骨术或放射疗法均为有效的治疗方法。对单发性局限性病变刮除后植骨即可治愈。对于多发病可行化疗。对于不宜手术患者，可行放射治疗，或术后辅助放射治疗。

第七章 骨代谢性疾病

第一节 骨代谢疾病概述

骨代谢性疾病，顾名思义是指因骨代谢异常，导致骨结构、骨形态、骨生物力学性能改变的一类疾病。由于骨的生长发育和骨重建与骨代谢息息相关，而骨代谢又受全身各种内分泌激素的控制和影响。因此，骨代谢性疾病往往是全身性疾病或某器官疾病在骨骼系统的集中体现。这类疾病的内分泌激素异常，靶器官是全身骨骼，故骨代谢性疾病通常也是全身性的，但其中有些疾病可局限在一个骨或多骨。与骨代谢密切相关的激素主要有维生素 D、甲状旁腺激素、甲状腺素、肾上腺皮质激素等，参与其中的矿物质以钙、磷为主，骨代谢生化指标以碱性磷酸酶等骨转换标志物为代表。

骨代谢性疾病往往可以追溯到内脏疾病的源头，从本质上说是一种内分泌疾病，其发病大都直接或间接与钙磷代谢有关。从病因学角度看，有些骨代谢性疾病的确切病因尚不明确，有些与遗传因素相关（如畸形性骨炎、成骨不全、石骨症）。因此，在诊断时要注意寻找致病的根本原因，而不能仅限于骨代谢性疾病的诊断，更不能被骨痛、骨折等表象所迷惑或误导。当骨骼系统症状不能被运动系统疾病充分解释时，就应当想到本病的可能。诸多此类疾病的临床表现相似，但各自的病理机制却不相同，在诊断时就应将每种疾病独特的发病规律、临床表现和实验室检查作为突破口，并与其他疾病相鉴别。虽然骨代谢性疾病以骨痛、骨畸形、骨折为突出症状，但诸如发育迟缓、高血压、消化道溃疡、泌尿系结石、神经系统症状、电解质紊乱、酸碱平衡失调等，看似与骨病毫无关系的病症，恰恰也是这类疾病的重要临床表现。

骨代谢性疾病的常规化验是必需的，绝对不能忽视。血常规可以了解是否有贫血，尿 pH 可以判断是否酸中毒。血清和尿钙、磷、钾，甲状旁腺激素（PTH），碱性磷酸酶（ALP），骨转换标志物测定值，要与疾病的病理机制并结合治疗情况综合分析。骨密度只是反映单位面积骨组织中矿物质的量，并没有包括骨的胶原等有机物，故骨密度检查并不能完全反映骨质量的真实情况，且在临床上其数值易受很多因素的影响。几乎所有骨代谢性疾病均需 X 线检查，但只有在骨量丢失>30％时，X 线片才能显示异常，故 X 线检查不能在骨病早期提供诊断上的帮助。详细的病史询问、临床表现、实验室检查和影像学检查的有机结合，是诊断骨代谢性疾病的正确方法。在特殊情况下甚至需要骨组织、肌肉组织、肾脏活检才能做出诊断。

骨质疏松症可以认为是最常见的骨代谢性疾病，特别是绝经后骨质疏松，与雌激素水平降低有密切关系，而性腺功能低下者也常伴有骨质疏松，说明骨质量的改变的确与性激素水平有关，这与中医学"肾为先天之本，肾主骨生髓、主生殖"的理论是一致的。

绝大多数骨代谢性疾病是以骨丢失、骨质疏松为主要影像学表现，以腰脊不举、腰膝酸软疼痛、足软无力、肢体痿弱消瘦为主要临床表现，是由肾精亏虚，骨枯髓减，骨骼失荣所致，属中医"骨痿"范畴。《内经》有"痿证"，骨痿是其中之一（皮痿、脉痿、筋痿、肉痿、骨痿）。《素问·痿论》曰："肾主身之骨骼……肾气热，则腰脊不举，骨枯而髓减，发为骨痿。"亦曰："肾者水脏也，今水不胜火，则骨枯而髓虚，故足不任身，发为骨痿。"《三因极一病证方论·五痿论》曰："痿躄证属内脏气不足之所为也。"更加明确地指出痿证（骨痿）是因内脏疾病或功能障碍所致，与西医学的认识本质相同。本病或因先天不足，或因年事已高，皆属肝肾亏虚，不能生髓充骨，以致髓枯骨痿。亦可因脾胃虚弱，饮食不节，后天失养，气血化生无源，筋骨不得濡养，发为骨痿。

骨痿之证，其治则当以补肝益肾、健脾益肾为要，兼以活血通络。具体治法为积极锻炼，改善饮食，克服不良生活习惯，以及适量补充钙剂、活性维生素 D、双磷酸盐等药物。针对原发病的治疗，以及由于骨痿引起的病理性骨折，亦应得到高度重视。

第二节　骨质疏松症

骨质疏松症是以骨量减少、骨的微观结构退化为特征，导致骨的脆性增加并易于发生骨折的一种全身性骨骼疾病。本病是中老年人的常见病、多发病。

中医学无"骨质疏松症"这一病名，但在以往的典籍中多有相关论述。《素问·痿论》曰："肾主身之骨骼……肾气热，则腰脊不举，骨枯而髓减，发为骨痿。"《灵枢·经脉》曰："足少阴气绝，则骨枯。少阴者，冬脉也，伏行而濡骨髓也。故骨髓不濡，即肉不着骨；骨肉不相亲，即肉濡而却；肉濡而却，故齿长而枯，发无泽。发无泽者，骨先死。"《素问·六节脏象论》曰："肾者主蛰，封藏之本，精之处也。其华在发，其充在骨。"《素问·逆调论》曰："肾不生，则髓不能满。"因年龄增长或营养不足，肾气不能滋养骨髓，则致骨失所养，骨枯髓减而发为骨痿。

骨质疏松症分为 3 类：第一类是原发性骨质疏松症，是由于年龄增加或妇女绝经后发生的一种生理性退行性改变，又分为绝经后骨质疏松症和老年性骨质疏松症两种类型。第二类为继发性骨质疏松症，是由其他疾病或药物等一些因素所诱发的骨质疏松症。第三类为特发性骨质疏松症，多见于 8~14 岁的青少年或成人，多伴有家族遗传史，女性多于男性。本节主要讨论原发性骨质疏松症。

【中医病因病机与西医病因病理】

（一）中医病因病机

1. 肾虚精亏　年臻老迈，女子逾七七，男子越八八之岁，天癸自竭，则肾精必亏；亦有因烦劳过度，禀赋不足等致肾精亏虚，骨失所养，乃至骨枯髓减，筋脉不荣，则见腰脊酸软，骨骼疼痛，膝胫不能久立，甚则畸形、骨折。明代王肯堂《医统正脉全书·类证活人书》云："此老年精气不足，髓枯骨痿之证。或久病之体，或病后虚人，或房劳多欲，证必腰膝无力，悠悠隐隐酸软而痛，嗜卧懒坐，步立不胜，腰中喜暖。"

2. 脾肾气虚 先天不足，兼且后天失养，发为脾肾气虚；又或饮食不节，饥饱无常，过服克伐药物；又或久病卧床，四肢少动，致脾气耗损，运化失能，气血不能化生，精髓失却濡养，则见髓枯骨痿，筋脉失和。金代刘完素《素问病机原病式》云："五脏六腑，四肢百骸，受气皆在于脾胃。"

（二）西医病因病理

西医学认为，本病的发生是由多种因素引起的，主要包括以下几个方面。

1. 内分泌失调

（1）女性绝经后，体内雌激素水平急剧下降，可以引起钙调激素（甲状旁腺激素、降钙素和活性维生素 D）分泌异常，正常的骨调节机制发生紊乱，一方面破骨细胞的活性强于成骨细胞，另一方面由于成骨细胞的骨形成速度慢于破骨细胞的骨吸收速度，一定时间内致使骨吸收大于骨形成。因此，每产生一个骨重建单位，会有不同程度的骨丢失。由于骨转换的速度快，骨丢失的速度也比较快，故将这种类型的原发性骨质疏松症称为高转换型骨质疏松症。进入老年期后，机体整体功能状态趋于降低，消化吸收功能下降，加之运动量不足等原因，容易引起钙摄入量不足，为维持血钙平衡，机体动员骨骼中钙进入血液循环，从而导致骨质丢失。由于这一时期骨转换速度较慢，这种类型的骨质疏松症被称为低转换型骨质疏松症。

（2）甲状旁腺激素（PTH）是调节钙磷代谢、维持机体钙平衡的主要激素。对骨的作用一方面是增加破骨细胞的数目及活力，促进骨吸收，释放钙磷离子入血；另一方面是增加成骨细胞的数目，促进成骨细胞释放生长因子，从而促进骨形成。10% ~ 15%原发性骨质疏松症患者尽管血钙正常，但 PTH 增高，而且血 PTH 浓度随年龄增加而增加。因老年人肾功能减退，$1,25-$二羟维生素 D_3 合成减少，血钙值降低，从而刺激 PTH 分泌。

（3）降钙素可直接作用于破骨细胞受体，使细胞内 Ca^{2+} 转入到线粒体内，抑制破骨细胞活性；还能抑制大单核细胞转变为破骨细胞，从而减少骨吸收。降钙素的缺乏会加速骨量的丢失。

2. 营养缺乏 营养及矿物盐在骨量的维持上是不可或缺的，其中最为重要的是蛋白质及钙。绝经前后妇女摄入钙过低或钙吸收不足都将发生钙负平衡，而那些摄入或吸收过多者将发生钙正平衡。绝经后雌激素的缺乏将移向钙负平衡，每日达 25mg。研究报道，青少年时期钙的摄入量与成年时的骨量峰值有直接关系。另外，长期蛋白质营养缺乏，造成血浆蛋白降低，骨基质蛋白合成不足，新骨生成落后，同时有钙的缺乏，骨质疏松即会加快出现。

3. 肢体废用 肌肉对骨组织是一种机械力的影响，肌肉发达则骨骼粗壮，骨密度高。机械应力对成骨细胞活性是重要的刺激，废用时，成骨细胞活性减弱，而破骨细胞活性相对增强，于是发生骨质疏松。卧床较久的患者其尿钙与粪钙均明显增加。

4. 遗传 一般来说，骨质疏松症多见于白种人，其次为黄种人，黑种人较少。骨量也部分受遗传因素的影响。

5. 其他 如酗酒、嗜烟、过多的咖啡和咖啡因摄入，均是本病发生的危险因素。

现代病理研究发现，骨质疏松的主要病理改变为全身骨量减少。一般同时具有皮质骨骨质疏松及松质骨骨质疏松，但有时为某一种起主导作用。由于破骨细胞的骨吸收超过成骨细胞的骨形成，破骨细胞将松质骨和皮质骨的内部吸收，引起骨重建的负平衡。结果使骨的厚度变薄，特别是骨内膜面变薄，髓腔增大，但显微镜下骨结构相对正常，骨小梁减少、变细。由于骨外膜下的成骨细胞仍缓慢地产生新骨，故骨的周径略有增加。椎体内横的骨小梁吸收较快，承重的垂直骨小梁有的消失，有的代偿性变粗。

【临床表现】

本病多见于中老年人，女性多于男性。骨质疏松症最严重的并发症为骨质疏松性骨折，临床最常见的部位为腕部、椎体和髋部，其中髋部骨折是后果最严重的一种，1年内的病死率可达15%～20%。

1. 疼痛乏力　患者可有腰背或周身酸痛，负荷增加时疼痛加重或活动受限，严重时翻身、坐起及行走均有困难。急性发作比较剧烈的腰背痛常是因骨质疏松导致的椎体新发生压缩性骨折所致。除疼痛外，患者多数还感觉腰背酸软，伸举无力，不耐疲劳。

2. 脆性骨折　骨质疏松症患者常因轻度外伤或日常活动中的轻微外力作用而发生脆性骨折。发生过一次脆性骨折后，再次发生骨折的风险明显增加。

3. 脊柱变形　骨质疏松症严重者因多次的椎体压缩性骨折，可有身高变矮或驼背畸形。椎体压缩性骨折会导致胸廓畸形、腹部受压，影响心肺功能。

4. 肌肉抽搐　也有部分患者以软组织抽搐（抽筋）为主要表现，其中多见小腿肌肉抽筋，严重者可出现双下肢、双手抽搐。

总之，骨质疏松症的临床症状和体征多不典型。发生骨质疏松性骨折后患者可出现典型的骨折体征，四肢骨折可出现畸形、压痛、骨擦音及异常活动；脊柱骨折则可出现腰背部疼痛，翻身、起坐及行走时疼痛加重，部分患者可出现食欲不振，腹部胀满。反复发作、年龄较大的患者可出现身高变矮或驼背畸形。

【诊断与鉴别诊断】

（一）诊断

1. 病史　中老年人多见。脆性骨折患者多有轻微或明显外伤史。

2. 症状和体征　参考临床表现部分。

3. X线检查　普通X线检查可达到定性和半定量。X线片上轻度骨质疏松可表现为张力性骨小梁减少、稀疏或消失，骨皮质轻微变薄或无明显改变，椎体呈双凹征；中度骨质疏松表现为骨皮质变薄，骨小梁变细小，分布不均，可见区域性骨小梁减少或消失；重度骨质疏松表现为应力性骨小梁疏松，骨密度明显降低，骨皮质变薄，骨小梁稀少甚至消失，髓腔扩大，骨的密度与软组织密度接近，可发生椎体、桡骨远端、股骨近端等部位骨折，可见椎体甚至多数椎体压缩性骨折及驼背畸形。但目前用X线摄片法诊断骨质疏松症的敏感性和准确性较低，只有当骨密度下降30%时才可以在X线片中显现出来。

4. 实验室检查　根据鉴别诊断需要可选择性检测血常规，尿常规，肝功能，肾功能，血糖、钙、磷、碱性磷酸酶，血沉，蛋白电泳，性激素，$1,25-$二羟维生素 D_3 和甲状旁腺激素等。通常血钙、磷和碱性磷酸酶在正常值范围内，当有骨折时血清碱性磷酸酶测定值水平轻度升高。

5. 骨密度测定　骨密度是骨矿密度的简称，是目前诊断骨质疏松症、预测骨质疏松性骨折风险、监测骨质疏松自然病程及评价药物等干预措施疗效的定量指标。需要注意的是，骨密度仅能反映大约70%的骨强度。双能X线吸收法是目前国际学术界公认的骨密度检查方法，其测定值作为骨质疏松症诊断的金标准。其他骨密度检查方法如各种单光子、单能X线、定量计算机断层照相术等，根据具体条件也可用于骨质疏松症的诊断参考。

6. 骨组织形态计量学　近年来，骨组织形态计量学已越来越广泛地应用于骨质疏松症的临床和科研领域。骨形态计量可以准确测量骨矿化的动态与静态指标，并能客观记录经治疗后骨组织的变化。

总之，骨质疏松症的诊断应以骨密度减少为基本依据，须鉴别是原发性骨质疏松症还是继发性骨质疏松症。骨密度测定后的诊断参照世界卫生组织推荐的诊断标准。基于双能X线吸收法测定：骨密度值低于同性别、同种族健康成人的骨峰值不足1个标准差属正常；降低1~2.5个标准差之间为骨量低下（骨量减少）；降低程度≥2.5个标准差为骨质疏松；骨密度减低程度符合骨质疏松症诊断标准同时伴有一处或多处骨折时为严重骨质疏松。同时应参考患者的年龄、病史、骨折史和实验室检查等进行综合考虑。

（二）鉴别诊断

1. 骨质软化症　本病病理机制为骨有机质增多，但钙化过程发生障碍。其特点为骨质钙化不良，骨样组织增加，骨质软化，因而脊椎、骨盆及下肢长骨可能产生各种压力所致的畸形和不完全性骨折。骨骼的自发性疼痛、压痛出现较早而广泛，以腰痛和下肢疼痛为重。全身肌肉无力，少数患者可发生手足抽搐。X线片可见骨质广泛疏松，压力所致畸形如驼背、脊椎侧弯、髋内翻、膝内翻、长骨弯曲，以及假性骨折线。横骨小梁消失，纵骨小梁纤细，骨皮质变薄。不发生骨膜下骨皮质吸收。实验室检查：血钙、磷减低而碱性磷酸酶升高。

2. 多发性骨髓瘤　由于骨髓瘤细胞在骨髓腔内无限增生，分泌破骨细胞活动因子，促进骨吸收，引起弥漫性骨质疏松或局限性骨质破坏，故骨骼疼痛是早期主要症状。病变早期骨痛轻微，随着病情发展而逐渐加重。临床表现主要为贫血、骨痛、肾功能不全、出血、关节痛，可因骨破坏出现脊柱的病理性骨折，应与骨质疏松性骨折认真鉴别。一般影像学检查结合实验室检查可资鉴别，鉴别困难时可行髂骨穿刺骨髓涂片检查。

3. 原发性甲状旁腺功能亢进症　因甲状旁腺素分泌过多导致破骨细胞数量增加和功能活跃，骨吸收加速，而成骨细胞数量减少和功能低下，骨髓也为纤维组织所代替。由于骨钙大量释放入血，故血钙升高，血磷降低，碱性磷酸酶升高。本病可存在多年而无明显症状，仅表现为全身性骨质疏松。最早的X线征象为骨膜下骨吸收，可发生在骨质疏松前。典型的X线表现为颅骨颗粒状骨吸收及普遍性骨质疏松，骨内出现多数囊肿、骨软化和病理性骨折。有时可见肾结石或肾钙化。

4. 恶性肿瘤广泛性骨转移　骨痛类似骨质疏松症，但肿瘤性骨痛以夜间痛和静息痛为主，疼痛难忍，不能入眠，且呈进行性加重；骨质疏松性骨痛一般白天重于晚上，入睡不难，且有时轻时重的特点。一般肿瘤性骨痛骨密度不减低，即使减低也往往与骨痛不成比例，即骨痛重而骨密度减低轻。影像学检查常见到肿瘤转移部位的骨破坏、骨膜反应、软组织肿块等出现。

【治疗】

（一）中医辨证论治

本病乃本虚之证，病位在肾与脾。诚如《理虚元鉴·治虚有三本》所云："脾为百骸之母，肾为性命之根，治肺治肾治脾，治虚之道毕矣。"因此，对骨质疏松症的治疗以调补脾肾为本。

1. 肾虚精亏　症见腰背酸软无力，甚则畸形，举动艰难，头晕耳鸣，健忘失眠，男子阳痿，夜尿频多，舌淡少苔，脉沉。治宜益肾填精，强筋壮骨。方药：左归丸加减，阴虚火旺者可与知柏地黄丸合用，肾阳虚者加杜仲、狗脊、淫羊藿等。

2. 脾肾气虚　症见全身倦怠嗜卧，腰背酸痛痿软、伸举无力，甚或肌肉萎缩，骨骼畸形，纳呆不食，面色萎黄不华，便溏，唇舌色淡，苔薄白，脉弱。治宜健脾益肾。方药：参苓白术散合右归丸加减。若饮食不佳，胃脘不适者，可加焦三仙等。

（二）西药治疗

第一类是钙剂和维生素 D；第二类为抑制骨吸收的药物，如双膦酸盐类、降钙素类、选择性雌激素受体调节剂和雌激素类；第三类为促进骨形成的药物，如甲状旁腺素。

1. 一般药物　老年人平均每日应补充的元素钙量为 500～800mg，钙的摄入可以减缓骨丢失，改善骨矿化，用于治疗骨质疏松症时，应与其他药物联用。维生素 D 可促进钙在胃肠道的吸收，老年人所需剂量为 400～800IU/d。并有活性维生素 D 制剂，在临床应用时需定期监测血钙和尿钙。

2. 抑制骨吸收的药物　包括抑制破骨细胞活性、降低骨转换水平的双膦酸盐类；抑制破骨细胞活性、减少破骨细胞数量、预防骨丢失、增加骨量并改善微观骨结构的降钙素类；抑制破骨细胞活性、降低骨转换至绝经前水平的选择性雌激素受体调节剂类；还有目前已渐趋淘汰的雌激素替代疗法。

3. 促进骨形成的药物　主要为重组人甲状旁腺素，可用于治疗严重骨质疏松症，用药时监测血钙水平。另外，近来的研究证明维生素 K_2 可通过多种机制促进骨形成。

（三）物理治疗

物理治疗是应用自然界或人工的各种物理因素作用于机体，以达到治疗和预防疾病目的的方法。物理疗法已成为治疗骨质疏松的重要方法之一，包括人工紫外线疗法、日光浴疗法和高频电疗等。

（四）运动疗法

运动疗法通过肌肉活动产生对骨的应力，刺激骨形成。机械的变形压力可使骨矿含量沿外力方向增加。运动通过神经-内分泌调节机制影响机体的钙平衡，对骨形成提供充分的矿物营养素，使局部及全身的骨矿含量增加。运动类型根据肌肉所受外力的不同可分为被动运动、主动辅助运动、主动运动和抗阻运动。

（五）骨质疏松骨折的治疗

1. 一般原则和目的　除遵循骨折处理的四大原则复位、固定、功能锻炼和内外用药外，还要遵循骨质疏松骨折处理的一般原则和目的。主要需注意以下几点：对老年人有效治疗的目的在于尽早恢复活动和功能；采用有利于早期恢复和稳定骨折的有效固定方法，对骨折稳定性的要求比解剖复位还重要；选择有利于骨折稳定的内固定，因为骨的强度与矿化密度密切相关，采用内固定时要慎重；骨科手术要求尽量做到安全、有效、简便，以及减少手术时间和次数。

2. 脊柱骨折　脊柱骨折是骨质疏松性骨折中最为多见的，多为胸腰段椎体压缩性骨折。骨折的急性期可采用经皮椎体成形术，可达到止痛及支撑病变椎体的目的，并可避免长期卧床导致的进一步骨质疏松。在手术的同时应结合骨质疏松症的一般治疗。

3. 髋部骨折　股骨颈骨折应根据患者身体状况、骨折类型选择手术方式，确定采用骨折内固定手术或人工关节置换手术，使患者尽早恢复活动。股骨粗隆间骨折较常采用的内固定器械是抗旋转股骨近端髓内钉。

4. 桡骨远端骨折　移位的骨折一般采用手法复位小夹板外固定即可获得满意疗效。

【预防与调护】

幼年时即应重视足量的钙摄入，使中年时的骨量峰值达到较高水平，此峰值和骨质疏松及骨折的发生有关。青少年每天口服摄入钙量应达到 1000mg，成年人每日 800mg，绝经后妇女每日 1000～1500mg。饮食上应以米面杂粮为主，品种多样，并多吃牛奶制品、海鲜、豆类等含钙多的食物。适量补充饮食中的蛋白质、钙盐及维生素 D 和维生素 C，以刺激成骨细胞的活动，有利于骨质形成。同时有规律而积极的体育锻炼帮助减少和延缓骨量的丢失，避免过度吸烟、饮酒、服用过多的蛋白质及咖啡。可选择户外平地行走，每次 10～30 分钟，每日 1～2 次。继发性或特发性骨质疏松症在治疗时还需针对原发疾病进行治疗。

第三节　佝偻病

佝偻病是由于维生素 D 或其活性代谢物缺乏导致合成钙或磷的能力不足，由此引起钙、磷代谢紊乱，在长骨骨骺闭合前发生骨钙化障碍的一种疾病。其主要原因是维生素 D 不足引起的慢性营养缺乏。佝偻病是婴幼儿骨骼生长过程中的一种疾病，多见于 3 岁以下的幼儿，以 6 个月至 1 岁最多见。根据本病的临床特征，属中医文献记述的"五迟（立迟、行迟、发迟、齿迟、语迟）""五软（头软、颈软、手足软、口软、肌肉软）""鸡胸""龟背""解颅"等范畴。

【中医病因病机与西医病因病理】

（一）中医病因病机

中医学认为，本病多因先天不足或后天失养所致。《诸病源候论》对本病背偻、多汗、齿迟、发稀等特征有明确论述，并指出预防本病当"数见风日"。《小儿药证直诀》中将本病的胸骨、脊柱畸形称之"鸡胸""龟背"，并列为专候。导致本病发生的因素甚多，归纳起来有以下两方面。

1. 胎中虚弱，先天不足　《医宗金鉴·幼科心法》曰："小儿五迟之病，多因父母气血虚弱，先天有亏，致小儿生下即筋骨软弱，步行艰难，齿不速长，坐不能稳，皆肾气不足之故。"肾主骨，齿为骨之余。肝主筋，筋束骨而运动枢利。禀赋不足，肾气亏损则不能充养骨骼；肝不足则筋缓乏力，筋骨不健。由是则生五软之患。若孕妇起居失常，户外活动少，日光照射不足，营养失调或患有痼疾，都直接影响胎儿的营养和发育，致使小儿先天肾气不足。

2. 调护不当，后天失养　主要与婴儿起居卫生、饮食营养等失宜有关。如婴儿到户外活动少，日光照射不足，可削弱体质。《诸病源候论》曰："若常藏于帷帐之内，重衣温暖，譬如阴地之草木，不见风日，软脆不任风寒。"小儿"脾常不足"，运化功能薄弱或平素乳食不足，喂养失调，或罹患他病，亦造成后天亏虚，促发本病。

中医学认为，脾肾不足常互相累及，并可影响他脏。如肾气不足，骨失髓养，常以生长发育迟缓、骨骼软弱为主。脾气不足，运化无力，肌肉失养而见纳差、肌肉松弛。佝偻病后期重度患者多表现为肾气亏损，肾损髓亏，则骨质不坚，遂使成骨迟缓，甚至骨骼畸形，如方颅、囟门晚闭、牙迟出、胸背变形、下肢弯曲等。此时也可表现为脾气亏损，出现四肢乏力、形瘦、面色苍白和消化功能紊乱等。

（二）西医病因病理

西医学认为，引起本病的原因常见于饮食中的维生素 D 摄入不足、肠道吸收不良、维生素 D 代谢障碍等。而本病的特征是钙不能及时沉积于骨样组织和骨的前期软骨内。这种正常的钙沉积取决于血清钙和磷的平衡，这种平衡又取决于 3 个因素：钙、磷在肠内的吸收；钙、磷从肠和肾的排泄；钙、磷在骨内、外的游动速度。这些因素取决于维生素 D 或其活性代谢产物的影响，而维生素 D 及其活性代谢产物的缺乏大致有下列几种原因。首先，可能由于营养缺乏和日光照射不足，如果缺乏日光照射，皮肤内的 7-脱氢胆固醇不能合成维生素 D，可引起维生素 D 缺乏性佝偻病。如果摄入钙、磷不足，或大量食用含食物酸较高的食物，尽管维生素 D 不缺乏，也可引起佝偻病。其次，对维生素 D 的需要量增加，如未成熟婴儿。第三，消化系统疾患，如脂肪痢、胃肠切除术后可使维生素 D 的吸收减少，肝、胆疾患如肝硬化、胆瘘、慢性反复性胰腺炎也可使维生素 D 吸收或代谢障碍。最后，肾脏疾患，包括遗传性肾脏疾患和获得性肾脏疾患，都可使维生素 D 的羟化功能发生障碍。

佝偻病的病理表现以生长最快的干骺端最为明显，如腕、踝、膝和肋骨前段等处。其主要病理改变是骨骺矿化不良，骺板软骨不能矿化，骺板加宽，软骨细胞柱状排列紊乱，正常结构消失。佝偻病患者的成熟软骨细胞柱没有钙盐沉积，软骨血管的长入不规则，临时钙化带内没有再吸收，致使骺板的厚度增加。骨的生长由于无机质显著减少而停留在软骨或骨样组织阶段，原有骨质脱钙或被吸收，出现骨质软化。

急性佝偻病患者的骨脆弱而柔软，随体重的应力和肌肉的牵拉发生变形。最早畸形发生在骨端，以后因随骨骼继续生长，畸形移至骨干中部，故后期长骨出现弯曲畸形，胸部和骨盆的骨也可发生畸形。

【临床表现】

本病在出生后 6 个月内比较少见，常见于 6 个月到 3 岁的儿童。本病多发生在冬季和日照较少的地区。患儿常有营养缺乏或慢性腹泻病史。

本病发病早期，骨骼的变化尚不明显。患儿常表现为全身肌肉无力和嗜睡，夜间不安，多汗，皮肤苍白，不喜玩耍，甚则出现手足抽搐、角弓反张等症状。婴儿表现腹部膨隆，坐、立和行走均较正常者晚。佝偻病活动期患儿骨骼早期改变有颅骨变薄，按压枕部及顶骨时感觉似羊皮纸样。

病情进一步发展可见肌肉松弛，紧张度低下。如腹壁与肠壁肌肉无力引起肠内积气，则见腹胀大如蛙腹、肋下缘外翻等。发病后期可发生骨骼畸形，如患儿头部增大，囟门迟闭（多超过1岁），前额向外突出，枕骨和额骨变厚突出形成方颅，胸骨隆起呈"鸡胸"畸形。沿膈肌附着处胸廓向内陷没，形成横沟，即"哈里逊（Harrison）沟"。肋软骨处增大，在前胸两侧形成"串珠"畸形。牙齿发育也受影响，牙釉质发育不良，出牙较晚。四肢远端因骨样组织增生，使腕及踝部膨大似"手镯""脚镯"畸形。

晚期时下肢变软的长骨受体重的影响发生弯曲，形成膝内翻或膝外翻，严重者可发生髋内翻，患儿行走时呈摇摆步态。股骨或胫骨干可发生青枝骨折。脊柱可发生后突或侧弯。下肢和脊柱的畸形使身高降低。

近年来由于营养条件改善和采取各种预防措施，典型病例已不多见。但因轻型病变所引起的膝内、外翻畸形仍可经常见到。

【诊断与鉴别诊断】

（一）诊断

1. 病史　患儿常有营养缺乏或日晒不足的病史。

2. 症状和体征　早期患儿多汗，烦躁不安，枕部脱发，若病变继续进展则出现颅骨变薄、方颅、鸡胸、串珠肋、龟背、膝内外翻、腕踝部膨大、出牙晚等表现。

3. X线检查　本病特征性的骨X线变化主要见于干骺端。最早的X线片改变为长骨干骺端的临时钙化带不规则、模糊和变薄，此处干骺端有一定程度的凹陷，这是中间带骨折变形所致。随着病变的进展，临时钙化带消失，干骺端扩张，其中心部位凹陷，呈杯口状，边缘模糊，并有毛刷状密度增高，自干骺端向骨骺方向延伸，是骨小梁稀疏所形成。骨骺出现迟缓，并与干骺端的距离增大。骨皮质密度减低，骨小梁粗糙，可因骨膜下钙化不全而使长骨骨干变粗，且边缘模糊。四肢X线摄片常见"O"形或"X"形畸形改变，多见于下肢。在恢复期，干骺端边缘清楚、规则，但干骺端仍宽阔，骨骺相继出现，严重畸形者X线片改善不明显。

4. 实验室检查　血清钙可正常或稍偏低，血磷下降明显，血清碱性磷酸酶升高。尿钙减少，严重者尿钙不能测出。因甲状旁腺发生代偿性增生而使血钙保持正常的低水平。

根据营养缺乏、日晒不足的病史和典型的临床特征以及X线片特点，本病不难诊断。

（二）鉴别诊断

本病须与肾性佝偻病或抗维生素D佝偻病以及坏血病等相鉴别。

1. 肾性佝偻病　肾性佝偻病由于慢性肾功能障碍引起的磷潴留及活性维生素D的合成不良所致。肾功能障碍多因先天性肾病所致，而先天性肾病在儿童期发展缓慢，直到青春期后才出现临床症状。因此，本病多阻碍骺板的软骨内成骨作用，影响骨骺的纵向生长，以致患儿身材矮小。而佝偻病患儿如无严重畸形，身高多在正常范围内。

2. 抗维生素D佝偻病　起初的症状和体征与一般佝偻病相同，但更为严重，且对于常规剂量的维生素D治疗无效。除下肢和脊柱的压力畸形特别明显外，还影响患儿的生长发育，导致身材矮小，走路蹒跚呈鸭步。在病因上多有家族遗传倾向，实验室检查血磷明显降低，治疗后稍升高，但不能恢复正常。治疗方面，需要大剂量的维生素D后才有效，且患者身材仍比较矮小。

3. 坏血病　是维生素C缺乏引起的疾病。其早期的症状包括全身软弱无力，关节疼痛，需要与佝偻病进行鉴别。坏血病的主要症状是皮肤、牙龈及黏膜出现出血点，并可有牙齿脱落等。

【治疗】

对于佝偻病的治疗应重视早期预防。目前绝大多数国家和地区已经采取有效的预防措施，包括供给富有维生素D和钙、磷、蛋白质的食物。对于人工喂养的儿童供给鱼肝油和钙片；多晒太阳或有指导地进行紫外线照射。长期腹泻的儿童除增服钙剂外，还应定期肌内注射维生素D。

（一）中医辨证论治

本病主要责之于脾、肾亏虚，一般起初以脾肾虚弱为主，后期则致肾气亏损，故健脾补肾壮骨为本病的治疗大法，方用补中益气汤、扶元散、河车大造丸等加减。

1. 胎中虚弱，先天不足　治宜补养肝肾。方选用六味地黄丸加减。如有虚火可加知母、黄柏；夜寐不宁及夜惊者可加枣仁、夜交藤；自汗者加黄芪、大枣；骨软者加杜仲、牛膝；齿迟者加骨碎补、补骨脂；发迟者加龟板、何首乌；立迟者加五加皮、牛膝；语迟者加菖蒲、远志。

2. 调护不当，后天失养　治宜调补脾胃。方选用补中益气汤加减。若项软天柱不正，合六味地黄丸、鹿茸、五味子久服，用母乳喂养。

（二）西药治疗

可同时应用维生素D及钙剂治疗，但引起佝偻病的原因不同，所以治疗上也有所不同。

1. 维生素D缺乏性佝偻病　经用维生素D及钙剂治疗后可痊愈，各项生化指标可完全恢复。

需要注意：由于维生素D缺乏，肠钙吸收不良，机体大量缺钙，故需补充钙剂，钙剂必须长期服用，几个月至几年。如同时伴有手足抽搐的患者，由于血钙明显低于正常，如果不先补钙而给予维生素D，反而会加重手足抽搐。因为维生素D使血清钙进入骨，增加了骨的钙化而肠道又无足够钙剂补充，使血钙下降更加明显。因此，治疗佝偻病要先补钙，后给予维生素D，或同时给予。儿童应每日补钙500~600mg。

2. 维生素D代谢障碍所致的佝偻病　本病病不存在维生素D的缺乏，主要是由于各种原因如肾脏疾患而导致的维生素D不能羟化成活性代谢物，引起钙、磷代谢紊乱。治疗上首选药物为大剂量维生素D_2或D_3，或直接给予活性维生素D，从小剂量开始，增加剂量应缓慢，密切观察治疗效果，直到完全康复。

（三）推拿治疗

对于病变尚未痊愈，畸形较轻的膝内、外翻，可用推拿治疗。术者一手握着患肢踝部，另一手放在畸形部凸侧，轻柔反复地向反向用力加压矫正畸形。本法对3岁以下的儿童比较适用。

（四） 支具矫正

对于 4 岁以下畸形较轻的膝内外翻，可采用布带捆绑（双侧畸形）或夹板矫正（单侧畸形）。本法因使用时间较长，应密切注意监护，以免夹板固定不当而使畸形加重或产生压迫性溃疡。

（五） 手术治疗

手术治疗畸形可分为折骨术与截骨术。

对于 4 岁以下的儿童，主要畸形在胫腓骨者，可用折骨术。做折骨术时，应保护胫骨上下端的骨骺，避免在折骨时损伤。可将小腿外侧中央放在用棉花垫好的楔形木板上，两手握紧小腿两端，然后用力垂直下压，先折断腓骨，后折断胫骨，造成青枝骨折，纠正小腿畸形。术后用管形石膏固定，待骨折愈合后拆除石膏，需 6~8 周。

若患儿已超过 5 岁，骨质已坚硬，或畸形显著处在关节附近，可做截骨术。术前需经过内科治疗，佝偻病确已完全静止。一般膝内翻在胫骨上端截骨，膝外翻在股骨下端截骨。截骨方式包括线形截骨术、楔形截骨术、"V"形截骨术、弧形截骨术和"L"形嵌插截骨术等。

【预防与调护】

1. 新生儿没有维生素 D 贮存，对于人工喂养的婴儿，应补充维生素 D，可每日给维生素 D 400U。

2. 对于早产儿，尤其是出生后 3 个月内，维生素 D 的剂量应更大些。同时可口服葡糖酸钙，每天 1~2g。其他还需供给钙质饮食，如牛奶、蛋、人造黄油、动物肝脏等。

3. 吸收不良引起的维生素 D 缺乏需治疗脂肪痢疾等原发病。

4. 另外，还需要注意环境卫生，充分利用自然条件，增加日照。在日光照射下，皮肤内的 7-脱氢胆固醇合成维生素 D 增多。患儿衣服要宽大，勿束胸部。

5. 急性期由于体重应力和肌肉牵拉力可致畸形，不要使患儿坐和立，尽量仰卧位，直到急性期停止，同时结合中西医抗佝偻病药物治疗。

第四节　骨质软化症

骨质软化症也称成人佝偻病，是骨组织中新生的类骨质中矿物盐沉着不足，骨质钙化不良，骨样组织增加，导致骨质软化，使脊椎、骨盆和下肢长骨抗应力强度减弱而出现畸形和不完全骨折的一类疾病。本病多见于居住条件差，环境阴暗和阳光较少的地区，同时饮食中又缺乏钙和维生素 D，我国较少见。由于患者已为成人，对生长发育无影响。

中医文献中无骨质软化之名，但早已有类似记载。《素问·长刺节论》曰："病在骨，骨重不可举，骨髓酸痛，寒气至，名曰骨痹。"《素问·痿论》曰："肾气热，则腰脊不举，骨枯而髓减，发为骨痿。"因此，本病属中医学"骨痿""骨痹"范畴。根据临床表现，本病有两个不同的发展阶段，初期为"骨痹"，诱因于"寒"，故临床上表现为"骨重酸痛"等症状，进而"邪气"渐深，化寒为热，以至"骨枯髓减"和"腰脊不举"之"骨痿"阶段；病程继续进展，晚期则引起骨骼的严重损害，甚至畸形。

【中医病因病机与西医病因病理】

（一）中医病因病机

本病初起，多由久居寒冷之地，寒滞于骨；若寒闭日久，化热伤阴，或精血亏虚已甚，骨枯髓减，则腰脊不举，甚而骨骼畸形，发为骨痿。

1. 肝肾亏虚　禀赋不足，或多产多孕，肾精亏损。骨失精血濡养，经脉气血失和，故见骨重酸痛。

2. 脾胃不足　久病不愈，损伤脾胃；或饮食不节，脾胃无以化生精微，而致骨失精血濡养，经脉气血失和，故见骨重酸痛。

（二）西医病因病理

西医学认为，本病主要是骨基质缺乏钙化，单位体积内骨组织含量正常，但矿物质含量减少，所产生的骨样组织不能钙化和骨化，因而骨质变软，强度降低。很多疾病可以继发骨软化症，但常见的原因也是食物中维生素 D 和钙、磷等矿物质和蛋白缺乏，如胃部分切除术后及脂肪痢，由于对维生素 D 吸收不良及长期使用抗惊厥药物如异丙嗪、巴比妥类等，均可引起骨软化症。如果户外活动少，缺少日照，更易引起骨软化症。

本病的病理特点是骨小梁常被纤维组织或骨样组织所代替。破骨细胞活跃，骨陷窝扩大，骨髓腔逐渐增宽，中央管增大，间充质组织内血管丰富，并有幼稚结缔组织增生。骨样组织大量取代正常骨组织，以致大量密质骨为松质骨所代替，松质骨的骨小梁也稀少、纤细，皮质变薄且柔软，松质骨内充满血管性脂肪组织。因而骨强度大为减弱，导致发生多处压力畸形和病理性骨折。

【临床表现】

本病的主要临床表现为骨重酸痛、压痛。骨痛和压痛为周期性，以腰以下和下肢疼痛最为显著，骨痛严重者在床上翻身困难、行走困难，压痛以下部肋骨最为显著，局部严重压痛提示假性骨折的存在。骨骼可因受压和肌肉拉力而变为畸形，以下肢和骨盆畸形常见，有髋内翻、股骨和胫骨的扭曲畸形、脊柱后凸畸形、骨盆上口呈三叶形畸形。急性局部剧痛多因发生病理性骨折所致，多见于股骨颈、转子间或转子下部。低血钙使神经肌肉兴奋性增高，后期可出现手足抽搐。近侧肌无力也是本病的重要症状之一，其范围因病变而异，常见于小腿，表现为摇摆步态、上楼困难、蹲坐时起立困难；躯干肌无力主要表现为下床困难；轻微肌无力仅为肌僵直感。

【诊断与鉴别诊断】

（一）诊断

1. 病史　常有怀孕、哺乳、营养缺乏和长期不见阳光或少见阳光的病史。

2. 症状和体征　自发性周身性骨痛，近侧肌无力，严重者有病理性骨折、脊柱和下肢的压力性畸形。

3. X 线检查　因骨内矿物质减少，骨在 X 线片上呈普遍性骨密度减低，以椎体骨盆最为常见，骨小梁模糊，呈毛样，椎体可呈双凹变形，椎间隙扩大，形成典型的鱼尾状畸形，骨盆缩窄畸形，有时椎体病变表现为压缩骨折。

总体上本病的 X 线表现有三个特点，即骨质广泛疏松、压力畸形和路塞线（Looser line）的出现。路塞线是指在股骨颈、耻骨支、坐骨支、肋骨和肩胛骨的盂下部分常见的，呈边缘宽为 5mm 的透光带。有人称为假性骨折所致，多见于肩胛颈区、耻骨支、肋骨、股骨、胫骨，多为双侧对称性。路塞线两端可见骨膜下骨质隆起，治疗生效后，此线即愈合而消失。同时，X 线片上横骨小梁消失，总骨小梁纤细，骨皮质变薄。由于骨质变软，在脊柱和下肢长骨常见压力畸形。脊柱常见驼背和侧凸，椎体中部压缩、骨折。下肢长骨的畸形有髋内翻、膝内翻、膝外翻、股骨或胫腓骨向外侧突。骨盆变形，髋臼内凹陷，骨盆入口呈三角形。

4. 实验室检查　早期无异常，晚期营养性骨软化症时，血清钙含量一般正常或偏低，血清磷含量亦低，但血清碱性磷酸酶含量常升高，尿钙常减少，严重者尿钙常不能测出。

（二）鉴别诊断

本病当与骨质疏松症、泛发性纤维囊性骨炎、类风湿关节炎相鉴别。

1. 骨质疏松症　本病常见于绝经后妇女和老年人，是由于骨形成弱于骨吸收，单位体积内骨组织的量等比例减少所致。血钙、血磷和碱性磷酸酶正常。骨活检看不到骨样组织。

2. 纤维囊性骨炎　因甲状旁腺功能亢进，甲状旁腺分泌过多，骨吸收加速使骨组织减少所致。由于成骨细胞的代偿性活动而使碱性磷酸酶升高，血钙升高，血磷降低，X 线片见虫蚀样或沙粒样多发囊肿样改变，骨膜下骨吸收。

3. 类风湿关节炎　病变先从手指、腕、肘等关节开始，早期可见受累关节红、肿、热、痛，晚期可见各种关节畸形。严重病例因长期卧床，不见阳光，也可能继发全身性骨质疏松症。多关节的长期肿痛，甚至手足畸形、类风湿因子阳性可帮助鉴别。

【治疗】

（一）中医辨证论治

中医学认为，本病的发生、发展与"肾气"密切相关。"肾之合，骨也"（《素问·五脏生成》）；"肾不生，则髓不能满"（《素问·逆调论》）；"肾者，主蛰，封藏之本，精之处也，其华在发，其充在骨"（《素问·六节藏象论》）。这一切都论证了"肾"与"骨"之间的关系。因此，治疗本病多基于益肾填精壮骨的原则，结合健脾益气、扶持后天的治疗方法。

1. 肝肾亏虚　可选用独活寄生汤、左归丸、右归丸加减。多采用入肾经的药物，以滋阴壮骨。

2. 脾胃不足　可选用四君子汤、人参养荣汤等加减。

（二）西药治疗

补充钙剂和维生素 D 制剂。钙剂每日补充元素钙含量为 600～3000mg，维生素 D 每日1000～2000IU。病变痊愈后维生素 D 可减至每日 800IU。由于维生素 D 是脂溶性维生素，故必须要有足量的胃酸和适当的肝、胰功能，当脂肪消化不良时，应同时给予胆盐和胰液素，同时嘱患者进行户外活动，获得充足的阳光。钙剂与维生素 D 应同时给予，或先补钙，然后再给维生素 D。对于继发的骨质软化症，还应积极进行原发病的治疗。

（三） 手术治疗

下肢畸形可采用矫形手术以纠正承重力线，预防骨关节炎，但是手术必须在骨骺线消失和疾病治愈或控制后施行，否则畸形复发的机会较多。术后由于长期卧床，这时会有大量尿钙排出，如大量使用维生素D，有发生高血钙的可能，损伤肾脏。所以，手术前应经常检查血钙、磷和碱性磷酸酶的含量，严格控制维生素D的剂量，必要时停止使用。

【预防与调护】

临床治疗本病应重视预防，可均衡饮食，补充足够的钙和维生素D。多晒太阳。积极治疗慢性腹泻。

第五节　甲状旁腺功能亢进性疾病

甲状旁腺功能亢进是指甲状旁腺分泌过多甲状旁腺激素（PTH）。甲状旁腺过度增生、肿瘤，或由于身体存在其他病症如长期维生素D缺乏等，都可能导致甲状旁腺功能亢进，进而引发骨痛、骨折、高钙血症等，还可危害身体的其他多个系统，统称为甲状旁腺功能亢进性疾病。甲状旁腺功能亢进性疾病导致骨骼出现病理改变，称为甲状旁腺功能亢进骨营养不良，中医学称为"骨痿"，属于"痿证"范畴。《素问·痿论》曰："肾气热，则腰脊不举，骨枯而髓减，发为骨痿。"西医学认为，正常情况下甲状旁腺素的分泌和作用受到血清钙离子浓度、血磷酸盐浓度、1,25-二羟维生素D、降钙素及血清镁离子浓度的调节与控制。因此，骨的吸收与形成是动态平衡的。当甲状旁腺功能亢进时，可发生以下变化：①破骨细胞的数目及活性增加，溶骨吸收作用加强。②促进间质细胞转化为破骨细胞的转变过程，并使破骨细胞的存在期延长。③可以促进从破骨细胞到成骨细胞的转变过程，使成骨细胞数目增加，但活性无明显增加，后者仅能产生原始的网状骨。虽然重塑的速度、范围均增加，但由于骨吸收与骨形成的平衡已被破坏，骨的吸收超过骨形成，骨吸收过度。一方面引起广泛的骨质疏松，另一方面出现局限性骨破坏区，其中有大量破骨细胞及纤维组织，继发的黏液变性与出血，可引起液化而形成囊肿，最后形成纤维囊性骨炎。

【中医病因病机与西医病因病理】

（一） 中医病因病机

就本病而言，主要由于肝、肾、脾、胃四脏俱虚所致。

1. 肝肾亏虚　先天不足，肾气虚衰，或病久体虚，正气不足，房劳过度，伤及肝肾。肾精、肝血亏损，肾精不能生髓充骨，肝血不能濡养筋脉，导致骨疏筋痿。

2. 脾胃虚弱　脾胃为后天之本，气血、津液、肾精均依赖于脾胃生化水谷之精气而得以充盈，素体脾胃虚弱或因病致虚，脾失健运，化源不足，肌肉、筋骨失养，渐而成痿。

（二） 西医病因病理

甲状旁腺最重要的功能是通过增加或减少甲状旁腺激素的分泌量来维持人体血钙水平的相对稳定。发生甲状旁腺功能亢进的原因可分为3种。

1. 甲状旁腺自身发生病变，如过度增生、瘤性变甚至癌变，医学上称之为原发性甲状旁腺功能亢进。

2. 由于身体存在其他病症，如长期维生素 D 缺乏、小肠功能吸收障碍或肾功能不全等，血钙低于正常值，需要甲状旁腺增加甲状旁腺激素的分泌来提高血钙水平，故可认为是代偿性亢进，称之为继发性甲状旁腺功能亢进。

3. 在长期继发性亢进的基础上甲状旁腺又发生瘤性变，称之为三发性甲状旁腺功能亢进。还有一种情况，甲状旁腺本身并无上述病变，但由于身体其他病变器官分泌类似甲状旁腺激素的物质，其表现在很大程度上与甲状旁腺激素分泌过多相同，医学上称之为假性甲状旁腺功能亢进，并不是真正意义上的甲状旁腺功能亢进。

本节主要讨论原发性甲状旁腺功能亢进症。原发性甲状旁腺功能亢进约 90% 是由甲状旁腺良性肿瘤所引起；少部分由甲状旁腺增生或甲状旁腺腺癌所引起，约占 10%。大部分患者在骨骼未出现症状之前已能做出诊断，故只有 10% 的患者出现骨营养不良的表现。甲状旁腺功能亢进骨营养不良突出的病理变化为骨组织的吸收破坏，表现为典型的纤维囊性骨炎，骨组织多为纤维组织所替代，并形成多数囊肿，如巨细胞瘤（溶骨细胞瘤）。囊肿可单房性亦有多房性，在皮质处膨胀，常在此处骨折。骨表面和骨髓腔内有许多破骨细胞而造成骨质疏松。在骨再生处成骨细胞形成网状骨小梁，但由于骨吸收超过骨形成，结果骨外层和骨小梁极度萎缩变薄。

【临床表现】

本病以女性患者为多数，好发年龄为 30~50 岁，主要表现为骨骼系统、泌尿系统症状及高血钙引发的胃肠道症状，但不同患者可有不同系统的侧重。

1. 骨骼系统症状　主要症状为疼痛、畸形及病理性骨折。疼痛开始时为腰腿痛，并逐渐发展到全身关节及骨骼的疼痛，活动不利，疼痛严重时不能起床，负重及活动时也出现疼痛，下肢肌肉萎缩。轻微的外伤就可以引起病理性骨折，有时甚至是多发的，椎体发生压缩骨折后可产生后凸或侧凸畸形，并可能产生脊髓压迫。检查时可见患者身高变矮，驼背、鸡胸，四肢呈"O 型"或"X"型腿，髋内翻，而骨囊肿部位膨大变形。

2. 泌尿系统症状　由于大量钙与磷从肾脏排出，可出现多尿、尿混浊有沉渣。由于尿钙增多，可引起肾及尿路结石，尿路结石可反复发作，引起肾绞痛及血尿，而肾实质的结石可导致肾功能衰弱，为死亡的常见原因。肾功能衰弱后，磷盐不能经衰弱的肾小球排出，血磷可从原来的低值上升变为正常或增高。

3. 高血钙引发的胃肠道症状　高血钙使胃肠道平滑肌张力减退，胃肠蠕动差，故临床上出现胃纳差、恶心、呕吐、腹胀、便秘等；并因刺激胃壁细胞，使胃酸分泌过多，严重者可发生难治性溃疡。

【诊断与鉴别诊断】

（一）诊断

1. 症状和体征　患者多出现不明原因的全身酸痛、疲怠无力或关节疼痛；或反复泌尿系结石发作；或不明原因精神活动异常，如感情淡漠或烦躁易怒，尤其伴多饮多尿等；或不明原因的便秘、纳差、腹胀腹痛，或反复消化道溃疡或胰腺炎等；或长期肾功能不良等。

2. X 线检查 X 线检查表现为普遍性骨质疏松。骨密度减低或骨小梁稀疏而纤细或完全消失，皮质骨变薄，腰椎楔形压缩骨折，如合并维生素 D 缺乏或钙供应不足（或两者均缺乏），可有典型的骨软化表现，长骨发生病理性骨折，颅骨内外板模糊不清或呈多数颗粒状透亮影。指骨骨膜下（特别是中节指骨桡侧）骨吸收使骨皮质表面呈花边状或毛刷状，也可类似贝壳样凹陷，因其出现早，且先于全身骨质疏松之前，故较有价值。以后出现牙周膜下（即牙槽硬板下）骨吸收，囊状吸收使长骨膨胀，部分患者在 X 线平片上可见到密度减低区内同时有密度正常或密度增高的斑块，这种硬化斑块易出现在腰椎或颅骨处。儿童可发生骨骺滑脱，多见于髋、膝关节，长骨干骺端增宽，并呈毛刷状改变。

3. 实验室检查 最典型的血液化验特征是"三高一低"，即高 PTH、高血钙、高碱性磷酸酶、低血磷。肾功能正常时，血清钙升高，血清磷降低。有骨骼症状时，血清碱性磷酸酶升高及尿羟脯氨酸和尿环磷腺苷（cAMP）增加。同时由于甲状旁腺功能亢进时血钙过高，肾小球滤过增加，故尿钙也可增加。

皮质醇抑制试验：大量糖皮质激素具有抗维生素 D 的作用（抑制肠道吸收钙等）。使用后可降低结节病、维生素 D 中毒、多发性骨髓瘤、骨转移瘤和甲状腺功能亢进所引起的血钙过高，而对原发性甲状旁腺功能亢进所致的血钙过高则无作用，具有诊为价值。方法：口服氢化可的松 50mg，每天 3 次，共 10 天。

（二）鉴别诊断

1. 排除其他原因所致的高钙血症 高钙血症的病因很多，主要包括维生素 A 或 D 中毒、甲亢、Addison 病、乳-碱综合征、炎症性疾病、肿瘤、结节病、噻嗪类及其他药物横纹肌溶解综合征、艾滋病、畸形性骨炎、肠外高营养疗法等。在以上病因中，尤其应注意排除恶性肿瘤、结节病、维生素 D 中毒等的可能。恶性肿瘤导致高钙血症很常见，其中较多见的肿瘤为乳腺癌、淋巴瘤、白血病、骨髓瘤、肺癌、肾癌等。但除分泌 PTH 或 PTH 样肽外，这些患者的血清 PTH 降低或不可测得。非 PTH 分泌过多所致的高钙血症一般可被糖皮质激素抑制，而原发性、三发性甲状旁腺亢进及部分异位 PTH 综合征的高钙血症则不被抑制。

2. 排除继发性甲状旁腺功能亢进性疾病 原发性和继发性甲状旁腺功能亢进性疾病的鉴别见表 7-1。

表 7-1 原发性与继发性甲状旁腺功能亢进性疾病的鉴别

	原发性	继发性
病因	甲状旁腺增生、腺瘤或腺癌	肾功能不全、维生素 D 缺乏或抵抗等
血钙	升高或正常	正常或降低
血磷	下降	升高或正常
血 ALP	明显升高	稍升高或正常
尿钙	增高	正常或降低
尿磷	增高	不定
血钙/磷比值	>33	<33
骨病变特点	骨皮质吸收，常见于中指指骨桡侧，伴纤维囊性骨炎和（或）病理性骨折	骨膜下骨皮质吸收，长骨近骨骺端较明显，呈毛刷状改变，伴佝偻-骨软化症表现

NOTE

3. 原发性甲状旁腺功能亢进性疾病的定位诊断   功能诊断确立后，应于手术前做出定位诊断。直径>10mm 的肿瘤经形态学检查甚至查体即可确定。但较小肿瘤、异位肿瘤和增生的定位则较困难，必要时可行甲状旁腺探查，如仔细探查后仍未发现病变，应进一步探查甲状腺及其附近可能的异位甲状旁腺部位，必要时还应探查胸腔纵隔。如果第一次手术治疗失败很可能是异位甲状旁腺病变所致，应再次手术治疗。由于第一次手术使甲状腺和甲状旁腺的血流供应发生变化，故单凭静脉采血测 PTH 已不能达到精确定位之目的。对于该种病例宜先行甲状腺动脉造影并配合其他定位诊断技术做出定位诊断，否则再次盲目手术探查不易成功。

【治疗】

（一）中医辨证论治

本病起病、发展均较缓慢，以脾胃肝肾亏虚为多见，但发生病理性骨折、尿路结石时，则又有瘀肿、疼痛。辨证时应注意虚中夹实、实中夹虚和标本缓急。古人有"治痿独取阳明"之说，这是指采用补益脾胃为主的治疗原则，可使脾胃功能旺盛，饮食得增，气血肾精不断得以充盈，有利于恢复。因此，在辨证施治的原则下，应重视调整脾胃。

1. 肝肾亏虚   治宜补益肝肾，滋阴清热。方药：牡骨丸加减。若口燥咽干、大便燥结，应去锁阳、干姜，加石斛、天花粉、柏子仁、火麻仁等清热生津、润肠通便之药；若面色萎黄，舌淡脉细弱，酌加黄芪、党参、当归等补益气血之品；若形寒肢冷，小便清长，舌淡，脉沉无力，可去知母、黄柏加鹿角片、紫河车、补骨脂、仙茅、淫羊藿等。

2. 脾胃虚弱   治宜健脾益气。方药：参苓白术散加减。若畏寒肢冷，可加附子、干姜以温脾阳；若气血两虚，加黄芪、当归以补气养血，或用八珍汤、人参养荣汤。

（二）手术治疗

西医学认为，本病最有效的治疗方法是手术切除甲状旁腺腺瘤和增生的甲状旁腺。如手术成功，术后肌力恢复、疼痛消失，骨的吸收区尤其是皮质骨吸收区可在手术后 4~6 周内显示恢复。如关节无强直融合，肌肉无萎缩，患者可在术后数月内逐步恢复活动能力。

（三）骨折治疗

对病理性骨折可按骨折治疗原则处理。由于局部肿胀、疼痛、瘀紫，可给予中药内服。早期宜活血化瘀、消肿止痛，用桃红四物汤加减；晚期宜接骨续筋，用壮骨丸加减。对于软弱的骨骼应注意保护，以免发生骨折。若施行骨科手术如囊肿刮除等，只有等到疾病完全控制以及骨的钙质恢复后才可予以考虑。

（四）尿路结石治疗

中药治疗：治宜排石通淋。经验方：车前子 15g，金钱草 30g，泽泻 10g，滑石 12g，王不留行 15g，海金砂 10g，川牛膝 10g，水煎服。若伴有肾绞痛，可加广木香、香附、川楝子、延胡索、乳香、没药；若结石久不移动，可加青皮、枳实、厚朴、三棱、莪术、穿山甲、皂角刺。若结石较大，经上述治疗排除困难者，需配合手术摘除。

【预防与调护】

本病很容易在发病初期漏诊误诊，故在出现相关的临床症状时应及时进行血清学的检测或筛查。原发性甲状旁腺功能亢进患者在术后应注意监测血清钙的变化，防止出现严重的并发症。继发性及假性甲状旁腺功能亢进应积极治疗原发病。

第六节　透析性骨关节病

透析性骨关节病是慢性透析患者的重要并发症之一。20世纪60年代初，透析疗法引进临床医学后相关的并发症也很快被认识。慢性血透或腹膜透析治疗的患者有15%～50%关节周围有磷灰石沉积，β_2-微球蛋白淀粉样变性。透析前或透析后均可发生腕管综合征和淀粉样关节病。本病的发生率与透析时间长短有关。在透析的前5年，这些并发症的发生率低于5%，10年后高达65%，15年后可达75%～100%，发病频率随年龄增长而增加，男女患病大致相似。

【中医病因病机与西医病因病理、发病机制】

（一）中医病因病机

中医学认为，本病为本虚标实证，以脾肾气阴两虚为本，血瘀为标。

（二）西医病因病理与发病机制

1. 病因病理　透析患者发生淀粉样变性的主要原因有以下几方面。

（1）β_2-微球蛋白潴留　β_2-微球蛋白的分子量为11800，能被肾小球滤过，在肾小管内被代谢掉。长期血透患者因肾小球和肾小管功能丧失，而一般血透只能清除分子量在500以下的物质，故患者血清β_2-微球蛋白的含量上升，约为正常人的60倍。β_2-微球蛋白的慢性聚集是造成透析性骨关节病的主要原因。

（2）β_2-微球蛋白结构改变及生物作用　蛋白质的氨基组经非酶性糖基化反应被晚期糖基化的终末产物（AGE）所修饰形成一种新的尿毒症毒素，它可促进透析相关性淀粉样变，加速血管硬化及组织老化，也加重糖尿病的并发症（胰岛素抵抗、神经病变、视网膜病变、肾病等）及参与某些老年性疾病的病理过程。被晚期糖基化终末产物修饰的蛋白质具有病理生理学活性。已证实透析性骨关节病的淀粉样沉积物中的主要成分是被晚期糖基化终末产物修饰的β_2-微球蛋白。β_2-微球蛋白能刺激人单核巨噬细胞的化学趋化性，刺激其生成炎症细胞因子白细胞介素-1（IL-1）和肿瘤坏死因子（TNF-α），还能延缓单核细胞凋亡，促进其分化为炎症性巨噬细胞；抑制成纤维细胞胶原合成，增加胶原酶分泌；刺激破骨细胞的骨吸收作用和诱发淀粉样变滤泡周围炎症反应在骨关节破坏和骨质病变中起重要作用。β_2-微球蛋白糖基化后更加偏酸，易于聚合成淀粉样物质。

2. 发病机制

（1）透析膜的生物不相容性可导致激活补体旁路途径，产生C5a、C3a和C5b，从而使巨噬细胞活化产生并释放炎性细胞因子和活性氧等物质。IL-1、IL-6和TNF使骨转换率增加，促使基质蛋白破坏，引起骨囊性变。

（2）透析膜的生物不相容性使机体免疫功能低下，反复出现炎症反应，在原位形成AGE-β_2微球蛋白。巨噬细胞摄取淀粉样物前体β_2-微球蛋白和AGE-β_2-微球蛋白，基质蛋白同时被破坏造成淀粉样变。此外，透析液中存在的内毒素是细胞因子产生的诱导剂，可促进细胞因子

NOTE

（IL-1、IL-6、TNF）的释放，使基质蛋白破坏，加速淀粉样变。

【临床表现】

（一）透析相关性淀粉样变

尸解证实，组织的淀粉样物质沉积常较疾病的临床症状和放射影像学表现为早。

1. 腕管综合征　多为透析相关性淀粉样变的早期临床表现，主要由 β_2-微球蛋白淀粉样物沉着于腕管内的腱鞘、滑膜、屈肌腱或屈肌韧带，造成腕管腔相对狭小，腕管内压上升，正中神经受压所致。临床表现有手痛麻木、感觉迟钝、鱼际肌萎缩和功能障碍。叩击腕部正中神经不仅可引起局部疼痛，而且可引起远离叩击部位的正中神经分布区域的疼痛和感觉迟钝（tinel 征阳性）。让患者手腕屈曲，两手相对，则可引起示指、中指和环指桡侧感觉丧失（Phalen 征阳性）。

2. 骨关节病　长期透析患者常出现骨关节病。关节疼痛为突出的临床表现，主要累及肩关节，多为双侧性，在透析期间加重。腱鞘和滑膜增厚可导致关节活动度减低，特别容易影响肩关节、腕关节、手指关节。慢性手指屈肌肌腱滑膜炎会造成病变手指伸肌功能渐进性丧失，伴有扳机指症状，也可出现关节肿胀、关节积液和复发性关节囊积血。

3. 破坏性关节病　多发生于长期透析患者。破坏性脊柱关节病主要累及颈椎并常为多发性。特点是椎间隙变窄，相邻椎板受侵蚀，骨质破坏。无骨赘生成，病变可呈快速进行性加重。病变累及棘突关节，产生严重的脊柱前移和神经受压症状。放射影像学改变出现较早，但临床常常无症状或仅有轻微的疼痛，偶可引起严重的神经并发症。

4. 囊性骨损害与病理性骨折　囊性骨损害为多发性软骨下溶骨性改变，数量及大小随时间延长而增加，发生于滑膜关节附近，多见于手关节、腕关节、肩关节、肱骨、股骨、股骨头、髋、足关节及颈椎等处。发生在股骨头或髋臼处的囊性骨损害易导致病理性骨折。

5. 全身性淀粉样变　透析性淀粉样变表现为系统性疾病，由 β_2-微球蛋白淀粉样沉积物累及心、肝、脾、肺、血管等多处组织，可引起心肌病变和心力衰竭，胃肠道出血、穿孔，皮肤的 β_2-微球蛋白淀粉样沉积等。

（二）与结晶物相关性关节炎

未接受透析的肾衰患者常见的痛风病，在血液透析患者少见，因为血液透析能有效地从血浆中去除尿酸。焦磷酸钙二羟化合物的结晶沉积性疾病也罕见。草酸钙沉积可能引起软骨钙质沉积病及滑膜皮肤和关节周围发生钙化。累及屈肌腱会产生手指屈曲痉挛和急慢性炎症，但关节积液内细胞很少。另外，慢性肾衰患者当血透不能有效去除草酸盐时，便会发生草酸盐沉积症，食入过量草酸盐前体物质如维生素 C 时更易发生。磷酸钙为磷灰石结晶的主要成分，也是透析患者关节周围含钙物质沉积的主要成分。沉积物的大小变化很大，小的可为关节旁钙化点，大的呈假瘤性肿块，影响关节运动。虽然这些关节旁钙化物无症状者居多，但也可引起急性关节炎。随着对高磷血症的充分治疗，关节病发作减少。

【诊断与鉴别诊断】

（一）诊断

根据临床表现特点，结合骨活检示囊性病变中含 β_2-微球蛋白淀粉样物质即可诊断。

1. 病史　慢性肾衰透析病史。

2. 症状和体征　各种有透析相关性淀粉样变和结晶物相关性关节炎的表现。

3. 影像学检查

（1）X 线检查　常见的软骨下骨侵蚀为囊性骨损害，是 β_2-微球蛋白淀粉样变有价值的诊断征象，系列 X 线片显示囊性病变的大小及数目随时间增加而增加，主要累及髋、腕及肩关节，舟状骨或股骨颈的淀粉样囊肿可出现自发性骨折。颈椎关节呈破坏性关节病变，常为牙样侵蚀过程，骨质破坏常为多发，并大致呈对称性分布，但 X 线检查较难发现。

（2）超声检查　滑膜囊和韧带肩关节软组织增厚。关节囊中有淀粉样物沉积的强回声。诊断特异性 100%，敏感性 75%~79%。

（3）CT 和 MRI 检查　有助于发现普通 X 线片不易显示的病变，如枕部寰枢关节与颈结合部位的骨破坏，肱骨及股骨内囊性变、椎体后弓骨的透亮区在 CT 下可清楚显示。MRI 的 T_1 和 T_2 图像显示受累椎间盘为低信号；对骨滑膜韧带和软组织增厚非常敏感，为判定囊性骨损害的程度提供可靠的定量方法。

（4）闪烁照相　①123I-SAP 闪烁照相：SAP 是肝脏合成的血清淀粉样 P 成分，可与所有的淀粉样纤维非共价结合。其特点为：不能区别淀粉样病变的病因，脾脏示假阳性，髋与肩可有假阴性表现。②^{131}I-β_2-微球蛋白闪烁照相：敏感性优于放射性诊断，但不能用于有较好残余肾功能的患者。

4. 实验室检查　血常规检查补体 C5a、C3a 和 C5b，β2-微球蛋白很有必要。

5. 其他

（1）组织学检查（诊断的金指标）　关节组织的淀粉样物的沉积呈高锰酸钾-刚果红染色阳性，抗 β_2-微球蛋白染色阳性。电镜下可见排列弯曲不规则、直径为 8~10nm 的淀粉样纤维。骨活检示囊性病变中含 β_2-微球蛋白淀粉样物质。

（2）肌电图检查　常提示神经源性损害，符合周围神经病变正中神经传导速度减慢。

（二）鉴别诊断

1. 败血症性关节病　发生在透析患者的频率远大于普通人，常为多关节受累。多由不常见的微生物引起，特别是用去铁胺治疗的患者。诊断需要抽吸关节积液，进行白细胞计数和细菌学检查。淀粉样变的滑膜积液中细胞计数低。白细胞计数高则提示为磷灰石诱导的关节炎或化脓性关节炎。感染性椎间盘炎也需与发生在透析患者的破坏性脊柱关节病相鉴别。

2. 肾性骨病　是常见关节痛的原因之一，严重的继发性甲旁亢可引起骨痛、骨破坏和肌腱附着点处疼痛，后者可导致肌腱破裂。铝的超负荷导致肢端神经痛，易与淀粉样关节病相混淆。

3. 风湿性疾病及类风湿关节炎　均可发生在血透患者。因为血透患者和类风湿关节炎患者均可出现淀粉样变（类风湿关节炎患者有 20%~60% 亦可发生淀粉样变）和非特异性血沉增快，在血透患者中单纯诊断风湿性疾病是困难的。

【治疗】

（一）中医辨证论治

本病乃本虚标实之证，虽证分标本，而治则合一。针对脾肾气阴两虚为本、血瘀为标的病机特点，治则为健脾补肾活血，方选六味地黄汤合身痛逐瘀汤加减。

（二）　西药治疗

非甾体类解热镇痛药对慢性透析性骨关节病的症状治疗有效。这类药物仅限于用来缩短和减轻结晶产生的急性炎症过程。局部关节严重疼痛可于关节内注射类固醇，但因易引起感染，故应谨慎选择适应证。小剂量口服泼尼松（0.1mg/kg）可明显缓解疼痛。为预防骨质疏松症，需同时合用钙剂及活性维生素 D 制剂。有陈旧性结核、乙肝、丙肝者，为避免感染再发或恶化，一般不选用泼尼松。抑制 AGE 的形成的药物（如盐酸氨胍、人参皂苷）不仅对可溶性β_2-微球蛋白的 AGE 修饰有阻断作用，还可抑制已和胶原结合的 β_2-微球蛋白的原位修饰。

（三）　手术治疗

腕管综合征主张早期手术，以免造成不可逆的神经肌肉损伤；负重关节的破坏性关节病变可行关节置换术；伴有神经根压迫的脊椎移位，需行融合矫形术。

（四）　血液净化治疗

血液透析、血液透析滤过、血液滤过分别与吸附 β_2-微球蛋白灌流器串联，可清除大量的β_2-微球蛋白。

（五）　肾移植

出现透析性骨关节病的症状，应及早行肾移植术。肾移植术后透析性骨关节病的关节症状很快改善，但骨、关节病变的放射学改变和淀粉样沉积依旧存在。

【预防与调护】

1. 预防

（1）增加 β_2-微球蛋白的清除。采用高通量透析膜血液滤过（hemofiltration）和血液透析滤过（hemodia filtration）技术及腹膜透析能减少和延缓 β_2-微球蛋白淀粉样病的发展。

（2）避免 β_2-微球蛋白的释放。采用生物相容性好的膜，保证透析液的纯度，去除透析液中的内毒素。

2. 调护　饮食应营养全面，品种多样，不要偏食，日常生活中注意钙质的补充，以食补为基础，多食奶制品（如鲜奶、酸奶、奶酪）、豆制品（如豆浆、豆粉、豆腐、腐竹等）、蔬菜（如金针菜、胡萝卜、小白菜、小油菜），以及紫菜、海带、鱼、虾等海鲜类。同时应多见阳光及补充维生素 D，以促进钙吸收。必要时，可在医生的指导下适量补充钙剂。忌暴饮暴食，严格限制高脂饮食。

第七节　畸形性骨炎

畸形性骨炎（Paget 病）为一种成人的慢性骨骼病，其特征为骨局部代谢过强，骨组织被软化和增大的骨性结构取代。该病是骨重建异常所致的临床综合征，其病变特点是过多的破骨细胞失控制后引起高速骨溶解，并导致成骨细胞增多和骨形成过多，生成的骨组织结构脆弱，骨盐及胶原的转换率显著增高，致使骨局限膨大、疏松，易发生病理性骨折；骨周围血管增生或出现骨肉瘤。畸形性骨炎病变侵蚀广泛，全身骨骼均可受累，好发部位是股骨、胫骨、颅骨、脊椎的腰骶部及骨盆。发病率随地区、种族、年龄而有很大差异，在西欧及澳大利亚、新西兰等多见，非洲、东亚（包括中国）则较少见。男女性均可累及，多发生在 40 岁以上者，有家族史者占 15%。

【中医病因病机与西医病因病理】

（一）　中医病因病机

中医学认为，本病仍属于痿证之"骨痿"范畴，有腰脊不举、骨枯髓减之象。

1. 肝肾亏虚　年四十而阴气自半，肾精肝血始亏。患者腰脊不举，疼痛僵硬，神疲乏力，耳聋失聪，甚则头痛夜重。

2. 痰瘀互结　肝肾亏虚日久，阴血不足，化火生痰；兼且久病成瘀入络，痰与瘀血互结，可致颅大如鼓、四肢弯曲、龟背伛偻等症。

（二）　西医病因病理

本病病因不明。曾有炎症、肿瘤、内分泌紊乱、血供异常、自身免疫及结缔组织代谢先天缺陷等假说，但都缺乏充足证据。目前有人认为本病是一种慢性病毒性感染，受累骨骼富含破骨细胞和成骨细胞，骨髓为纤维结缔组织所

侵袭，血供丰富。总的来说，其病理变化为反复发生越来越重的骨吸收，接着出现过度修复现象，骨骼畸形、质脆，长骨可弯曲，扁骨可变形，甚至发生病理骨折。溶骨期的骨组织轻而软，富含血管。硬化期的骨骼肥大变硬。镜下破骨细胞和成骨细胞均显著增多，骨髓为纤维结缔组织侵袭，骨皮质和髓质分界不清，结构杂乱，呈"镶嵌构象"。病灶边缘出现破骨性骨吸收，其后方为成骨性再生。破骨细胞显著增大，胞核极多，有时多达 100 个以上，成骨细胞亦明显增多，核大，有明显核仁及异染色质，核缘内陷。硬化性畸形性骨炎的组织病理改变可与甲旁亢类似，但破骨细胞的上述改变仍较明显。

【临床表现】

（一）　症状

本病多数常无症状，呈隐匿起病。症状有疼痛、僵硬感、易疲劳、骨畸形、头痛、听力减低、头颅增大。Paget 病骨痛是深部酸痛，偶为剧痛，夜间可加重。患者常见骨畸形，如头颅增大、驼背和四肢弯曲畸形，同时可出现颅底陷入、脊髓及神经根受压迫症状，还可出现耳硬化、耳聋、视神经萎缩等。由于骨结构减弱，轻微损伤即可引起骨折，最常见于股骨、胫骨、肱骨、脊椎骨和骨盆。约 1% 患者可发生肉瘤。

（二）　体征

双颞部颅骨增大，前额隆起，头皮静脉曲张，一侧或双侧神经性耳聋或耳硬化症，眼底有血管样纹，躯干矮而驼背，形似猿猴。蹒跚步态，股或小腿前外侧弯曲且有骨膜压痛和温度升高。听觉丧失、不全麻痹或截瘫均为神经受压的表现。

（三）　并发症

1. 骨折　主要有 3 种类型的骨折，即裂纹骨折、长骨断裂和椎体压缩性骨折。可在轻微外

伤或无外伤情况下发生，骨折不愈合率高。

2. 腰腿痛　可能是继发性小关节炎或病理性骨折所致。

3. 关节病变　与畸形性骨炎相伴的关节病变有关节畸形、退行性关节病变、软骨钙盐沉积和假性痛风、钙化性关节周围炎等。骨病变畸形可能导致关节畸形，但畸形性骨炎本身很少侵犯关节软骨面；当骨畸形累及髋关节相邻部位时，因运动应力异常可导致关节异常磨损软骨缺损，而下层出现假血管瘤样物，晚期出现髋臼内陷。膝关节也有类似情况。在远离病灶的部位，可出现钙化，与病变的扩展无关。

4. 心血管异常　畸形性骨炎累及骨骼达30%以上时，或单独累及颅骨时可出现。心排出量增加，血管钙化阻塞导致血流量增加。重症畸形性骨炎常并发心瓣膜钙化及相关病变。主动脉狭窄达30%，完全性房室传导阻滞、不完全性房室传导阻滞、束支传导阻滞和左室肥厚的发生率分别为11%、20%和13%，重度颅底陷入时可伴有动脉"窃血"综合征。

5. 耳聋　颅骨外板增生可引起颅底孔道变窄，压迫颅神经，其好发部位为颞骨岩部，故常合并听神经功能障碍，导致感觉性听力丧失、中耳骨化和慢性炎症等病变，或导致视盘水肿眼肌病变、突眼、视神经萎缩及失明。

6. 高钙血症和高钙尿症　仅见于一些病变广泛和长期不活动者。此外，有些患者因尿酸过多可导致高尿酸血症，部分患者可出现肾石病，可能与合并原发性甲旁亢或与广泛性骨损害有关。

7. 恶性病变　畸形性骨炎并发肉瘤约占1%，多数为骨肉瘤，亦可为纤维肉瘤或其他类型的肉瘤，继发性骨巨型细胞瘤少见。畸形性骨炎合并骨肉瘤（Paget 骨肉瘤）主要发生于畸形性骨炎的老年患者，伴多骨损害时应与转移性骨肿瘤鉴别。

【诊断与鉴别诊断】

（一）诊断

多数畸形性骨炎患者常无临床症状，故在疾病的中、早期诊断较为困难。

1. 症状和体征　对下列临床症状者应怀疑畸形性骨炎并应做进一步检查：①头颅逐年增大，伴有耳聋或其他颅神经受损症状。②上肢或下肢出现进行性加重的弓状畸形。③原因不明的病理性骨折。④不明原因的血 ALP 增高。

2. X 线检查　一般分为海绵、硬化、混合型。海绵型以骨质吸收为主；硬化型以骨修复为主；吸收与修复平衡者为混合型。以上分型并非固定不变，同一病例不同时期可互相转化。现将 X 线表现简述如下：①长骨变粗，表面不平，密度增高，弯曲畸形，骨纹粗糙模糊，可有病理骨折，有的髓腔扩大，有的则变窄，甚而闭塞。②骨盆因承重和股骨头压力，常呈三角畸形，臼内陷，整个骨盆模糊不清，除有粗糙紊乱的网状小梁结构外，亦可间有透明区。③脊柱的椎体增宽变平，增粗而致密骨纹环绕椎体四周，形成一个方形白框，有时还有均匀密度增高阴影，或出现楔状改变。④开始颅骨于外板呈溶骨破坏和硬化增生交替存在，或有大小不等棉球状致密影。继而内外板的界限和颅缝消失。晚期颅骨明显增厚，头突出增大而出现"骨性狮面"。⑤恶变者出现溶骨性破坏，边缘模糊，骨膜反应并软组织内肿块。

3. 实验室检查　血清钙正常或偏高，碱性磷酸酶（ALP）明显增高，酸性磷酸酶含量也轻度增加。尿钙及尿羟脯氨酸排泄增加。

4. 骨放射核素扫描 显示 Paget 病变局部对核素的摄取量增加。本病又可合并退行性关节炎、钙化性关节周围炎、痛风或心血管异常等。

根据前述疼痛、骨痛、畸形等症状和体征，结合放射学及实验室检查结果可做出诊断。

（二）鉴别诊断

1. 广泛的骨密度增加应与骨转移癌（尤其是前列腺癌骨转移）、骨髓纤维化、肾性骨病、氟骨症、骨纤维异常增殖症和结节性硬化症鉴别。畸形性骨炎累及颅骨时可出现颅骨肥大，应与颅骨内板肥厚症、骨纤维异常增殖症、贫血和骨转移癌等鉴别。本病盆骨硬化呈非对称性或单侧分布、受累骨增大、骨小梁增粗。累及脊椎时，病变椎体呈框架征，四周浓密。血管瘤所致者表现为纵向骨小梁增粗。肾性骨病除有肾脏本身的疾病外，特征为橄榄球衣状脊椎。

2. ALP 升高有助于本病的诊断，但正常时不能排除其可能。部分患者血钙升高，血磷稍低。血中骨源性碱性磷酸酶水平和尿羟脯氨酸增加。血钙、磷、镁和 PTH 一般正常。血 ALP 水平与病变范围和病变的活动程度有关。体积小的骨骼病变（约为 10% 左右）ALP 正常，颅骨病变时 ALP 升高。如并发骨肉瘤 ALP 可急剧增高，酸性磷酸酶和 5-核苷酶也可升高。正常人在低明胶饮食时的尿羟脯氨酸的排泄量低于 50mg/d，而畸形性骨炎患者因其骨重建旺盛，尿羟脯氨酸排泄量可高达 2000mg/d。此外，尿羟赖氨酸也能反映骨重建活动的水平和本病的病变程度。15%~20% 的患者因骨重建对钙的需求增加血钙廓清加速导致血 PTH 上升。骨受累部位广泛的患者或合并原发性甲旁亢时有高血钙症和高尿钙症。

【治疗】

局限性与无症状的 Paget 病不需治疗，可用水杨酸盐与非类固醇抗炎药减轻疼痛。矫形支具可矫正下肢弯曲引起的异常步态。一些患者需行矫形外科手术，如更换有病的髋关节、给狭窄的椎管减压。轻型者如无症状，不需治疗或仅做对症处理。

（一）中医辨证论治

1. 肝肾亏虚 腰脊不举，疼痛僵硬，神疲乏力，耳聋失聪，甚则头痛夜重。舌淡苔少，脉沉细。治宜补益肝肾。方药：金匮肾气丸加减。

2. 痰瘀互结 颅大如鼓，四肢弯曲，龟背伛偻，甚则筋断骨折，或可增大成瘤。舌紫暗有瘀斑，脉涩。治宜化痰逐瘀。方药：（朱丹溪）上中下通用痛风方，加用蜈蚣、地龙、全蝎、僵蚕等搜剔脉络之品。

（二）西药治疗

1. 降钙素 用量较一般大，骨病基本消失后逐渐减量。疗程至少 1 年，有时需长期应用。

2. 双磷酸盐 用药时间依病情而定，一般为 0.5~1 年。双磷酸盐宜与降钙素合用。

3. 普卡霉素 具有降低血钙，抑制骨代谢作用。静滴 15~25μg/（kg·d），连用 7~10 天，无明显副作用者可酌情再继续应用，亦可以较小剂量连用数周，或用较大剂量每 1~2 周静滴 1 次。本药的主要副作用是消化道反应，一过性肝肾损害及骨髓抑制等。

4. 氟化钠 作为辅助治疗，一般与维生素 D 等合用。

5. 其他 包括钙剂、维生素 D、氢氧化铝、胰高糖素、放射菌素 D 和吲哚美辛（消炎痛）等，但疗效均未肯定。

NOTE

（三）手术治疗

颅底凹陷症可考虑枕下开颅减压。有交通性脑积水时可行脑室-颈静脉分流术，椎板减压和椎孔成形术可解除脊髓压迫或神经根压迫症状。长骨骨折应做相应处理，有畸形者可行截骨手术等。

【预防与调护】

伴发肉瘤者有骨痛、肿胀和病理性骨折，预后很差，目前尚无有效的治疗药物，化疗和手术仅能控制症状，而对病变本身无明显疗效。放射治疗和截肢可减轻疼痛。术后 5 年的存活率为 5%~8%。家庭对患者的帮助满意程度、活动功能的局限、病情的压力和忧虑症状有着潜在的可调节性，有助于提高患者的健康感知程度，有利于提高生活质量和延长寿命。

第八章　骨关节发育异常

第一节　骨关节发育异常概述

肢体及骨关节的先天性异常，包括四肢、脊柱的骨关节先天畸形、缺如或发育障碍性疾病，致病原因复杂，或因受精前的生殖细胞及其遗传物质（DNA）的结构或功能发生异常，从而使发育的新个体罹患疾病；或由环境因素等致使基因突变的结果。或表现为出生时即可见到的异常，或表现为出生时无异常、随生长发育渐渐出现异常。有些具有明显的家族史和遗传性，或是基因的显性遗传，或是基因的隐性遗传。临床上既可是单独的肢（指）体异常，也可以是多个肢（指）体异常；既可能是一个独立疾病，也可能是某综合征的组成部分，以肢体残缺、骨与关节变形为主，且多有肢体功能障碍。对于这类疾病尤其是遗传性疾病的诊断，以出生前诊断最佳，可以及时中断妊娠，避免残疾婴儿的出生。但绝大部分患者是在出生后或在学步后甚至是在青春期才能诊断出来。此类疾病的治疗应根据具体畸形的类型、程度和病变阶段制定恰当的治疗方案，有些可以痊愈恢复正常，有些尚无有效方法。

【西医病因病理】

导致骨关节先天畸形的真正原因至今还不完全清楚，主要与以下因素有关。

1. 胚胎学因素　在胚胎发育中，上肢基本成分主要在胚胎的第三周开始，至第七周形成。若一些致畸因素出现在这一时段，则对胚胎的肢芽致畸作用影响最大；如作用在第三周时可形成无臂、短肢、缺肢等畸形，作用在第六周时可形成缺指、短指、并指等畸形。而妊娠的最初8周为胚胎期，此期中胚胎分化成体节，进而发育成椎体、横纹肌和皮肤；若中胚层分化障碍则影响脊柱的发育，导致半椎体、蝴蝶椎畸形等脊柱异常。

2. 遗传因素　人体的主要遗传物质基础是基因，基因可决定人体的形态、特征及生理生化特性。基因呈直线排列载于染色体上，并各有其特定的位置。因此，通过细胞染色体中的基因遗传可将畸形传给下一代。成骨不全、先天性马蹄内翻足及手的各种先天性畸形等多有明显的家族遗传性，有的甚至在本家族中可数代遗传。

3. 机械压迫因素　胎儿在子宫内受到长时间某一体位的挤压，可产生发育性髋关节脱位、马蹄内翻足。

4. 环境诱导因素　即胚胎期外界因素，某些畸形的发生是在胚胎时期受到外界某些因素的影响所致，而与染色体中的基因遗传无关，故无遗传现象。影响胚胎发生畸形的外界因素很多，尤其是胚胎中期（4~8周）及胎儿期的前三周（9~11周），是骨关节的发生期，极易受到如下因素的影响：①化学因素，包括药物、防腐剂、化学实验气体等，如皮质激素、氮芥、台盼蓝等可引起肢体畸形。②物理因素，包括高温、辐射等，如放射线可使胚胎发育抑制或停止而产生畸形。③营养因素，包括人体所需营养物质的缺乏或营养过度摄取，如缺乏维生素A、C等，易发生肢体弯曲，且软组织发育受影响；缺乏维生素 B_2 时，也易致多种畸形。④疾病因素，母体在怀孕期间患有某些疾病也会影响胎儿的发育，如在孕后开始的 4 周内，产妇患有风疹，其胎儿可发生多种先天性畸形。

5. 产伤因素　分娩时接生不当可致胸锁乳突肌损伤出血机化，形成肌性斜颈。产程过长或胎儿在产道内时间过长，会引起胎儿大脑缺血缺氧，导致脑性瘫痪。

6. 其他因素　某些骨关节发育性异常与地域、种族有关，也与生活习惯有关。例如，发育性髋关节脱位的发生率白种人最高、黑种人最低、黄种人居中，且习惯背负婴儿（我国南方）较习惯双下肢捆绑的襁褓婴儿的地域（我国北方）发病率低。

总之，该类疾患的病理变化十分复杂，表现为肢体残缺、发育不良、发育不全、过度发育、多指发育等，临床分类、分型也不统一。这些都说明其病情的复杂和对其认识尚不深入。

【临床表现】

骨关节发育异常涵盖各种四肢、脊柱先天发育畸形和全身性骨关节发育障碍性疾病，临床表现因疾病或畸形的部位、类型、程度不同而有很大差异。就局部而言，主要可以分为肢体残缺和畸形两大类，前者如肱骨、桡骨、股骨缺如，临床少见甚至罕见；后者如发育性髋关节脱位、先天性马蹄内翻足、脊柱侧凸等临床常见。就疾病类型而言，或是局部单一的畸形，或是某综合征的一部分，甚至是全身性疾病。若是全身性疾病，或局部表现十分突出（如反复骨折），或全身表现十分明显（如肢短性侏儒）；既可在婴幼儿期症状显著，也可在青春期以后逐渐发病或持续进展，或趋于缓解或稳定。

因此，这类疾患的临床表现复杂而多变，诊断上既要注意局部，更应注重全身；既要注意个体，也要注意家族亲属；既要注意骨关节畸形，也要分析神经、血管、肌肉、肌腱、皮肤等软组织情况；既要注意局部畸形，还应分析该畸形与其他肢体、关节、脊柱、骨盆等的关联，以及对步态、功能影响的程度；既要关注就诊时病患的情况，也要预测其发展趋势和最终结果。临床上对这类疾病的诊断需要十分丰富的矫形外科学知识，需要进行综合分析和判断。

【治疗】

骨关节先天畸形最突出的特点是复杂性，其发生和发展是多因素综合作用的结果，具有一因多果、一果多因、多因多果的复杂病理特征，故临床很难审因论治。注重孕期保健，饮食合理、营养丰富，避免胎儿受到挤压，严格限制药物使用，远离化学辐射污染等，均可有效减少先天畸形的发生。对于全身性的发育障碍性疾病应遵循动静结合、筋骨并重、内外兼治、医患合作的治疗原则，充分应用中药内服、外洗法，大力结合功能锻炼法，以达到益气养血、活血通络、补肾壮骨的功效。对于肢体局部畸形，应尽早采用手法矫正畸形、松筋解痉利节，用支具、夹板或石膏固定肢体，协助患肢恢复功能，必要时手术矫形。矫形手术的正确选择和应用，对畸形矫正具有十分重要的意义；手术时机、手术方案、术后康复是取得良好疗效的基本条件，应根据每个患者的具体情况加以制定，做到在符合矫形原则基础上的个性化治疗。应当指出的是，多数先天性骨关节畸形尚无好的治疗方法，或难以达到痊愈、显效的治疗目标，故大多数患者需要在学龄前或适当时机进行手术治疗，甚至需要多次手术方能解决。面对手术风险大难度高、医疗费用高、预后评估难的现实，应切实加强医患沟通交流，做好心理疏导，树立战胜疾病的信心，克服急躁悲观情绪。

第二节　上肢骨关节发育异常

一、先天性高肩胛症

先天性高肩胛症，亦称肩胛骨高位畸形，又称 Sprengel 畸形。是指肩胛骨向上变位的畸形，为一种较少见的先天性畸形，以单侧居多，且常伴有肋骨缺如、颈椎体融合、胸椎侧凸等畸形。既可为独立疾患，亦可为其他复杂畸形，如 Klippel-Feil 综合征的组成部分。女孩发病率高，男女比例为 1：3~4，左侧多见，1/3 的患者双侧发病。

【西医病因病理】

本病与胚胎发育过程中肩胛骨下降障碍有关，其发生率与成病原因目前尚未明确。目前认为与常染色体显性遗传、胚胎在发育的第 9~12 周肩胛骨发育失败有关；如宫内压力过大影响胚胎肩胛骨下降，导致肩胛骨位于高位并有形态和周围肌肉韧带等结构改变，亦常发生肩胛骨与脊柱、胸廓间的连接异常。

1. 肩胛骨畸形　肩胛骨位置高、体小，其内上角增宽变长可上移至第五颈椎水平，垂直径小，横径宽，并向外旋转，肩胛骨下角接近脊柱。肩胛冈上部分向前倾斜，甚至与肋骨、锁骨相关节。约 1/3 病例有肩椎骨存在，该结构为骨性或软骨性，被硬韧的纤维组织所包埋，位于肩胛骨上角与颈椎棘突、椎板或横突之间，可与肩胛骨形成发育良好的关节。

2. 软组织异常　肩胛带肌肉发育缺陷，以斜方肌、菱形肌、肩胛提肌、前锯肌、胸大肌、背阔肌的缺如、薄弱、纤维化甚至挛缩较多见。

3. 其他畸形　70%患者合并肋骨缺如、颈椎体融合、胸椎侧凸、胸廓畸形等；1/3 患者有肾脏畸形，如肾异位、发育不全或一侧缺如。

【临床表现】

（一）症状

患者常以双肩不等高就诊，出生时即可看到，随生长而进展。可见肩胛骨处于高位，甚至靠近枕部，升高幅度以健侧为参照。

（二）体征

患侧颈部较饱满，颈短，肩胛骨小，向前外倾斜，下角向内接近脊柱。双侧发病时可见肩部狭窄，颈部变短而粗，颈部生理前突增大。肩胛骨内上角的深面可触及硬性包块。肩上举时肩胛骨向外旋转活动受限，肩肱节律紊乱。肩胛骨周围肌肉薄弱甚至缺如，或纤维变性呈硬化挛缩状态。

NOTE

Cavendish 按照严重程度将本病分为 4 度：①Ⅰ度：轻微畸形；肩胛骨几乎等高，当患者穿衣时畸形才能被发现，无须治疗。②Ⅱ度：轻度畸形；两侧肩不等高，病变侧比正常侧高 1~2cm，望诊可见高肩胛的内上部分在颈部的包块。③Ⅲ度：中度畸形；病变侧比正常侧高 2~5cm，畸形难看且容易被发现。④Ⅳ度：重度畸形；肩胛骨相差 5cm 以上，部分病例肩胛上角靠近枕部，形成特征性颈蹼。

【诊断与鉴别诊断】

（一）诊断

1. 病史　患者多有家族遗传史。根据症状、体征及 X 线表现较易诊断。

2. 症状和体征　患侧肩胛部较高，双侧肩关节不对称及患侧上臂外展高举活动受限，出生时即可看到，随生长而进展。肩胛骨位置高、体小，可触及硬性包块，周围肌肉薄弱甚至缺如，或纤维变性呈硬化挛缩状态，肌力检查表明肌力不足。

3. 影像学检查

（1）X 线检查　根据肩部前后位 X 线片（图 8-1），可判断肩胛骨升高的程度。往往显示有不同程度的患侧肩胛骨位置高、发育较小、呈三角形、纵径变短、横径相对变宽、肩胛骨内收、肩胛骨下角内旋、脊柱缘靠近中线等改变。胸廓、脊柱 X 线检查可发现相应的畸形。

（2）CT 检查　三维重建能直观清晰地显示肩胛骨及胸廓、脊柱的形态。

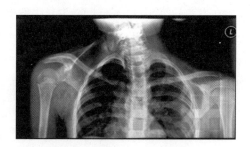

图 8-1　先天性高肩胛 X 线表现

（二）鉴别诊断

先天性短颈畸形（Klippel-Feil 综合征）　患者外观颈部短小或缺如，双肩耸起，有如高肩胛症，头及颈部各方向活动范围极小或消失，两侧斜方肌紧张并在颈部两侧张开如翼状，后方发际降至颈根、两肩或上背部处；个别患者面部表情呆板，智力减退。X 线检查可见颈椎或包括上段胸椎都融合在一起。

【治疗】

先天性高肩胛症的治疗目的是矫正畸形和改善肩部功能。

（一）非手术治疗

新生儿时期不需要治疗，婴儿和幼儿期可做手法被动牵引和主动、被动锻炼，以增大肩胛骨的活动范围，增进肌肉力量，促进肌肉发育，防止肌肉挛缩。

（二）手术治疗

手术适宜年龄尚不统一，一般认为 3~8 岁时为手术最佳时机。小于 3 岁的患儿组织解剖辨认比较困难，手术操作难度大；若年龄过大，由于周围畸形固定，挛缩明显，手术操作复杂，创伤大，在下移肩胛骨的过程中可引起臂丛神经牵拉伤；即使肩胛骨下降满意，其发育畸形、肌肉力量差等造成的肩部不等宽、功能不良等问题，术后效果也难令人满意，只能改善外观和功能。经典的手术方法主要有 Woodward 术式和 Green 术式，在这两种手术方式的基础上，又衍生出许多改良术式。

【预防与调护】

本病为遗传性疾病，应当引起患者及家长的高度重视。在怀孕前尚需进行优生优育优教方面的咨询；在疾病早期定期观察畸形发展的程度，做好动态观察，决定非手术治疗干预或手术治疗，以减轻畸形程度，最大程度保留肩部与脊柱的正常功能，减少并发症，降低致残率。此外，术前应与患者家长进行充分沟通。

二、先天性桡骨头脱位

先天性桡骨头脱位系一种少见畸形。以单侧发病居多，多半是由于染色体的显性遗传所致。

【西医病因病理】

本病主要的病理改变是桡骨头与肱骨小头、尺骨上端的桡骨切迹间的位置异常及由此引起的发育障碍。桡骨头呈卵圆形、椭圆形，近端关节面没有形成浅盘状的凹陷，甚至凸起。肱骨头小而扁，其上方的桡骨头凹变浅甚至消失。尺骨的桡骨切迹变浅，环状韧带缺如。

【临床表现】

（一）症状

本病因临床症状不明显，婴幼儿时期不易被发现，至儿童期偶因肘部轻微外伤，经 X 线检查获得确诊。

（二）体征

较大儿童往往能在肘部摸到突出的骨性隆起，在肘部活动时出现咔嗒声或肘部僵硬现象，常伴有肘外翻畸形，伸屈活动轻度受限。临床常见的分型如下。

1. 桡骨头前脱位　桡骨头位于肱骨头的前方，尺骨向掌侧弯曲，肘关节屈曲时有机械性阻挡感，肘窝可触及桡骨小头。

2. 桡骨头后脱位　桡骨头位于肱骨头的后方，尺骨向背侧弯曲，肘关节不能完全伸直，肘后方可触及突出的桡骨头。

3. 桡骨头外侧脱位　桡骨头位于肘外侧，尺骨弯向外侧。

【诊断与鉴别诊断】

（一）诊断

1. 病史　患者多有家族遗传史。根据症状、体征及 X 线表现较易诊断。

2. 症状和体征　至儿童期常因肘部轻微外伤而出现临床症状，往往能在肘部摸到突出的骨性隆起，肘部伸屈活动轻度受限，重者有僵硬现象。

3. 影像学检查　X 线检查表现为沿桡骨干长轴中央划一线均不通过肱骨头的中心，桡骨相对较长；桡骨头、颈包括近端发育细长，桡骨头的上缘超过尺骨喙突平面 5mm 左右；或桡骨小头扁平、桡骨头凹消失甚至凸起；或肱骨小头发育不良或缺如，部分滑车缺如，内上髁突出；或尺骨近端发育较差并向前弯曲畸形。

（二）鉴别诊断

1. 外伤性肘关节脱位　有明显的外伤史，肘后部呈弥漫性肿胀，触压痛明显，功能障碍，肘关节处于半屈曲位。肘部 X 线检查可明确诊断。

2. 孟氏骨折　指尺骨上 1/3 骨折合并桡骨头脱位的骨折。前臂有明显的外伤史，局部疼痛、肿胀、畸形，功能障碍明显，在前臂旋转时症状加重；移位明显者，伤处压痛与畸形显著；前臂 X 线片可明确诊断。

3. 桡骨颈骨折　多由间接暴力引起，桡骨小头处有明显疼痛感、压痛及前臂旋转痛，提携角、肘关节多呈自然外翻状。除肘关节屈伸受限外，主要表现为前臂的旋转活动明显障碍，X 线平片可明确诊断及分型。

4. 牵拉肘　即小儿桡骨小头半脱位。该病多因过度牵拉小儿手臂所致，患肘可呈现半屈曲位，自觉肘外侧部疼痛，前臂呈旋前位而垂于体侧，功能活动障碍，尤其不能旋后、屈伸及取物活动，且桡骨小头处有明显压痛。

【治疗】

先天性桡骨头脱位的治疗现在仍有争论，目前尚没有特效的治疗方法。因临床难做出诊断，即便在较大儿童或青少年期得到确诊，加之解剖结构异常、桡骨头变圆、颈相对变长等病理因素，手法难以复位或难以维持，手术也难以恢复肘部的解剖结构。因此，应根据患者功能情况选择治疗方案。

（一）非手术治疗

对于症状轻、功能无明显影响的患者可不予治疗。

（二）手术治疗

对于明显影响肘关节功能的患者，应尽可能在发育停止后行桡骨头切除术，以改善局部功能。也有报道早期支架尺骨延长，6 个月后环状韧带重建治疗，效果不错。

【预防与调护】

本病为遗传性疾病，在怀孕前应当进行优生咨询，怀孕后应当通过产检筛选，做出产前诊断，以预防疾病发生。治疗方案的选择既要慎重，也要做好医患沟通。

三、先天性上尺桡关节融合

先天性上尺桡关节融合（CRS）系指先天性尺、桡骨近端融合连接，致使前臂不同程度的旋前位固定，是一种罕见的上肢畸形。因严重影响手部的功能，进而造成患者吃饭、穿衣和洗澡等日常生活受限。本病通常见于单侧肢体，双侧同时受累者占 60%。

【西医病因病理】

本病与常染色体显性遗传相关，但病因尚不明确，因尚未找到该疾病的特异性基因。一般认为妊娠5周时同起源于中胚层的尺、桡骨软骨干的上端未能分离而融合，或软组织发生骨性或纤维连接形成。由于骨间膜缩窄、旋前圆肌挛缩、旋后肌异常或缺如，以及前臂筋膜挛缩等因素，使得该畸形的病理表现更加复杂。

目前主流的分类主要是由 Cleary 和 Omer 根据尺、桡骨融合程度及桡骨头位置提出的四分法：Ⅰ型是尺桡骨轻微融合，桡骨头位置正常；Ⅱ型是尺桡骨融合，桡骨头未脱位；Ⅲ型是尺桡骨明显融合伴有发育不全的向后脱位的桡骨小头；Ⅳ型是尺桡骨明显融合并有一端明显短缩，桡骨头或向前脱位成"蘑菇型"。

【临床表现】

（一）症状

患肢多以前臂旋转受限就诊，前臂固定于旋前位，伸直时旋转活动可由肩关节代偿完成，且腕关节活动常有代偿性增大。症状严重者影响手部的功能，导致吃饭、穿衣和洗澡等日常生活受限。

（二）体征

前臂不同程度的旋前位固定，肘关节伸直受限。

【诊断与鉴别诊断】

（一）诊断

1. 病史　患者多有家族遗传史。根据症状、体征及 X 线表现较易诊断。

2. 症状和体征　前臂旋转活动受限，呈不同程度的旋前位固定，且肘关节伸直受限。症状严重者影响手部的功能，吃饭、穿衣和洗澡等日常生活受限。

3. 影像学检查　X 线检查表现为尺桡骨上端呈骨性连接，可合并桡骨近端的发育不良，也可有桡骨近端的弓形弯曲和桡骨头脱位（图 8-2）。

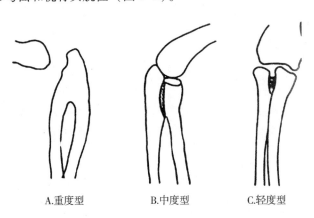

A.重度型　　　　B.中度型　　　　C.轻度型

图 8-2　先天性上尺关节融合 X 线表现示意图

（二）鉴别诊断

尺桡骨骨干双骨折内固定术后前臂旋转功能障碍　此为内固定手术后并发症，故临床上鉴别较为简单。其次当致伤暴力大、损伤范围广、骨折内固定术后肢体外固定的体位不当、制动时间过长及手术操作技术失误等，也是导致前臂旋转功能障碍的主要原因。

【治疗】

（一）非手术治疗

由于先天性上尺桡关节融合的病理解剖复杂，即便是将骨性融合彻底分离，骨间膜完全切开，也不能恢复前臂的旋转功能，甚至各种间隔物的使用也无法阻止再融合的发生。因此，治疗应根据患者功能受限的具体情况加以选择。除非严重的畸形，上肢功能多能通过肩关节的代偿得到改善和完成，不需手术治疗。

（二）手术治疗

畸形严重者，现多采用在尺桡骨连接部的旋转截骨术，以达到适合功能的角度即可。目前的截骨术也已经发展为旋转游离截骨并试图形成局部假关节允许患者的前臂在一定程度上发挥旋转功能。随着骨组织工程学材料技术的进步及显微外科技术的提高，上尺桡关节重建手术是今后手术的首选方式。

【预防与调护】

本病为遗传性疾病，应做好孕期检查及畸形发展进程的动态观察。因旋转截骨术和上尺桡关节重建手术的并发症相对较多，故要做好围手术期的专科护理，术后要及时指导患者进行适当适度的相反方向的功能锻炼。

四、先天性手部畸形

先天性手部畸形种类较多，类型复杂，且个体差异很大，既可以单独出现，也可以是综合畸形的一部分。目前对其发病原因大部分不甚明了，故尚无法统一分类。其手术治疗的效果及继发畸形的预防和治疗也远不尽人意。

【西医病因病理】

（一）病因

本病的确切病因目前尚不明确，一般认为遗传是其主要原因，多为常染色体显性遗传。目前多数研究表明，本病与多条染色体多段区域中的多个基因的突变有关；此外，环境因素也有一定关系。概括起来与下列因素相关。

1. 遗传因素　手的各种先天性畸形多有遗传性，有的甚至在本家族中可数代遗传。三节拇指、无臂畸形是长距离的遗传，即返祖现象。

2. 胚胎学因素　一些造成先天性手部畸形的因素常在胚胎发育的第三周至第七周形成，如无臂、短肢、缺肢等畸形，缺指、短指、并指等畸形。此外，对胚胎的轻微刺激可引起肢端重复发育，如多指、双拇指、一腕双手等畸形。一种致畸因素的影响，常不只限于胚胎的一个肢芽，还将同时影响其他部位的分化发育，故临床上手部先天性畸形的病例常伴有身体其他部位的畸形，在临床检查时应予注意，避免漏诊。

3. 胚胎期外界因素　影响先天性手部畸形的外界因素很多，主要有营养因素、药物因素、疾病因素和放射性因素等。

（二）病理

本病的病理变化主要表现为多指、并指、巨指、短肢和缺指等畸形。

【临床表现】

1. 多指畸形　多指畸形是指手指数目增加的先天异常。一般男性发病率高于女性，男女比例约为 5 : 1，单侧多于双侧，双手发病率约占 10%；右侧多于左侧，比例约为 2 : 1，其中拇指多指畸形发病率约占总数的 90%。多生的手指多位于拇指桡侧或小指尺侧，可发生在正常手指远节、近节或掌指关节、指间关节处，可以是单指单个、多个，或双手多指；可单独存在，亦可伴有其他畸形，如并指畸形、肢体短小、手指缺如等。由于多指的外形和结构差异很大，有时难于分辨正常手指与多指。

多指畸形颇常见，临床上根据发育状况可概括为 3 类：一是多余手指仅有软组织，没有骨骼、肌腱，仅是皮蒂相连的一个突出的软组织块；二是多余指中有部分指骨、部分肌腱，是一个功能缺陷的手指，此为附指；三是外形完整功能基本正常的手指，有其固有的血管、神经、肌腱，甚至不能区分哪一个手指是多余指，此为完全性多指。若根据畸形不同侧也可分为 3 类：①桡侧多指：拇指重复。②尺侧：小指重复。③中央型：示、中或环指重复。

对多指畸形应行 X 线检查，以明确骨关节形态与结构，为手术提供依据。

2. 并指畸形　并指畸形是指 2 个或 2 个以上手指及其有关组织成分的先天性病理相连，是手部畸形中最常见的类型之一。本病发生率为 2‰，男性多见，占 56%~84%，白种人发病是黑种人的 10 倍。并指类型多样，少则两指并连，多到四五指并连，常伴有其他畸形，如多指、短指、缺指等。连接形式分为皮肤并指和骨性并指，前者相邻手指间仅有软组织相连，软组织桥松紧程度不一，两指骨是独立分开的，后者则是并指的两指间共用骨性结构。并指程度分为完全性并指和不完全并指，前者自指蹼至指尖都连在一起，后者自指蹼到指尖近侧某一点相连。对并指畸形检查时望诊即知，但要注意拍摄 X 线片，了解并指骨骼情况。

3. 巨指畸形　巨指畸形一般是指 1 个或多个手指的所有组织结构，包括皮肤、皮下组织、肌腱、血管、神经、骨骼和指甲等均发生肥大，使其比其他手指明显肥大。可发生于一侧，亦可为双侧。有时仅表现为手指局部的异常，也常常涉及手掌，有时还涉及整个前臂，少数情况下可累及整个肢体均肥大，而被称为巨肢症。也可能是各种先天性畸形综合征的表现之一。

本病的发生，可能与神经纤维瘤病有关，无明显家族史。

4. 短指畸形　短指畸形又称手及手指发育不良症，是由于手及手指的低度发育造成掌骨和指骨短小所致。其病因有遗传因素和环境因素。家族遗传是常染色体显性遗传所致，而药物性致畸则不容忽视。可为单独的症状，也常出现在许多综合征中，如 Apert 综合征（尖头并指症）、Poland 综合征等，但发病率较低。

短指畸形按其严重程度可分为 4 型：①短指型（Ⅰ度）：包括部分或全部中节指骨短缩，亦有全手全部均匀性短小，可随患儿的生长而生长。②裂手型（Ⅱ度）：包括一个指列或中央多个指列，多见于手的尺侧部分。③单一指型（Ⅲ度）：没一个三节指骨的手指（即二至五指）可缩小到只剩下一个肢芽样并有指甲的残指，其拇指可保留其外形和功能，但较短小，亦可伴有部分活动受限。④缺肢畸胎型（Ⅳ度）：手指全部缺如，仅为一驼峰样隆凸。

5. 缺指畸形　缺指畸形是指先天性手指缺失，发病率极低；手指的缺失可以表现 1 个手指或多个手指的缺失。其病因多责之为遗传因素，亦可因胎儿肢体发育过程中局部压迫所致，如羊膜索带或脐带缠绕压迫所致的子宫内截肢，造成全手或肢体缺失畸形。拇指多合并掌骨桡侧列的腕骨及桡骨远端的缺失；中指合并掌骨缺失而出现分裂手；而环、小指则合并尺侧列掌，腕骨和尺骨缺失。缺指与并指畸形常同时存在；或缺 1 个手指，其余 3 个手指相并，或多个手指缺指且相并，严重者为全手或整个上肢的缺失。

【诊断与鉴别诊断】

（一）诊断

先天性手部畸形主要表现为多指、并指、巨指、短肢和缺指等畸形，临床诊断较易，一般检查时望诊即知，但必须进行 X 线检查，以明确其骨关节形态与结构，为手术提供依据。

（二）鉴别诊断

针对先天性手部畸形，临床应与手部骨折脱位后的手术矫形截骨术及局部严重烧伤并发症等相鉴别。

【治疗】

（一）治疗原则

先天性手部畸形虽然种类繁多，但都涉及功能与外观问题，故治疗的目的首先是改善功能，其次是改善外观。临证时应高度重视一些现象与问题，如某些无功能障碍的多指、并指畸形者，可进行单纯改善外观治疗；有些出生即存在的畸形，随患儿的生长发育在日常生活过程中可产生相当的功能代偿能力，若再经康复医师进行指导和训练可获得良好的效果；如拇指先天性缺失的手部畸形，经过训练可使示指逐渐拇化，最终得到与示指拇化术同样的结果。

手术治疗时机选择可遵循以下原则：①畸形对发育的影响：妨碍发育的畸形或随着肢体发育畸形将加重者，如某种类型的并指、单纯皮肤短缩等宜及早手术。对不妨碍发育而又需要手术治疗的某些多指、并指者，可在学龄前治疗。②手术对发育的影响：凡涉及骨关节矫形，特别是影响骨骺的手术，宜在骨骺发育基本停止后才考虑手术。③患儿的主动配合：对严重畸形涉及肌腱等软组织手术，为使患儿能主动配合术后功能锻炼，宜在 5~7 岁后再进行治疗。

（二）多指畸形的治疗

先天性多指畸形发病率高，畸形类型多样，尤其对手部功能影响重大。多指畸形并不是简单的组织过剩，而是存在先天解剖结构变异、排列紊乱及手指发育不良等。因此，外科手术是治疗该病的唯一有效途径，术后患者手部功能与外观改善相统一是外科治疗的总目标；手术不是简单地将多余手指切除，而是外观和解剖结构的重建。多指切除时应注意切除彻底，避免遗留畸形有碍外观，或带来新的畸形、关节不稳和功能障碍及手指的捏、握能力下降等；同时因多在学龄前手术，尚需注意不要损伤骨骺而影响发育。

桡侧多指畸形的手术治疗方法应根据类型不同而异。常用的手术方法可包括：切除多余的手指、修复保留手指的软组织、修复第一指蹼（虎口）的狭窄、重建肌腱和肌肉的止点、矫正关节的畸形、重建关节囊各侧副韧带及截骨矫正手指偏斜畸形等。尺侧多指畸形的手术治疗通常为切除较小的重复指，多不涉及关节、肌腱的修复及较为复杂的重建手术。

（三） 并指畸形的治疗

手术时机的选择与并指的复杂程度和涉及的手指有关，要遵循个体化原则。

对于功能影响不大，不致明显妨碍发育的并指不宜过早手术；反之，对于功能影响较大或明显阻碍发育的并指如末节并指，手术时机可适当提前。目前大多数学者推荐2岁为年龄上限，一般在生后12~24个月之间完成，要摒弃"5岁分指，青少年时再修整"的治疗原则。

并指手术的关键是：重建指蹼、"Z"字形或锯齿状彻底切开和良好的植皮。

常用的方法有三角皮瓣法、矩形皮瓣法和双叶皮瓣法。应避免术后瘢痕挛缩及二次或多次手术修复。

（四） 巨指畸形的治疗

巨指畸形治疗较为困难，迄今在改善外形与功能方面均难以达到满意的效果。为避免功能和形态的继续损害，应根据患者年龄大小和畸形的类型、范围与严重程度，宜尽早选择手术治疗，确定适宜的手术方式。

手术方法主要包括：局部组织切除术、手指缩短术、截骨矫正及骨骺阻滞术、神经切除及神经移植术、截指术及腕管切开减压术等。早期手术以阻滞畸形的发育为宜，而晚期手术则以矫正畸形为主。

（五） 短指畸形的治疗

各种类型的短指畸形均有程度不同的手指部的功能障碍，只有通过手术才能改善功能、矫正外形，故大多数患者都有手术指征。对于Ⅱ至Ⅳ度的患者，手术的主要目的是改善抓握和对指的功能。

手术方法包括手指延长术、游离足趾移植再造手指术、植骨及皮管延长术等，以改善手的外形及抓、握、对指功能。

（六） 缺指畸形的治疗

在儿童期可训练用示指代偿拇指部分功能。有的可行第二掌骨旋转截骨术重建拇指功能；对缺指无对指功能者可行拇指或手指再造术；对裂手畸形治疗主要是闭合裂隙；对第二、四掌骨之间裂隙宽大者多主张采用缝合骨膜法治疗。在缝合骨膜时为避免撕破骨膜，可与筋膜一起缝合。对有第三掌骨者，为了维持手的外形，防止手掌过窄，故不主张手术切除。

【预防与调护】

先天性手部畸形矫正术最好在学龄期前完成，以减少患儿的心理障碍，也有利于早期适应

NOTE

和功能训练。术后应配合中药熏洗、手法理筋按摩等方法，以促进修复，提高生活质量。

第三节　下肢骨关节发育异常

一、发育性髋关节发育不良

发育性髋关节发育不良（DDH）旧称先天性髋关节脱位（CDH），是髋关节在发育过程中以空间和时间上的不稳定为特征的一组病变的总称，既包含髋关节的对位关系的改变，如脱位、半脱位，也包括骨性和软组织的发育异常。本病的发生存在着明显的地域和种族差异，这与遗传因素、生活习惯和环境有密切关系。新生儿髋关节脱位的发生率为 1‰~1.5‰；臀位产发病率为正常分娩的 5 倍，女性为男性的 4 倍；有家族史者的是无家族史的 7 倍，双侧发病高于单侧发病，左侧多于右侧。DDH 可造成患儿的步态异常、相邻关节发育异常、脊柱继发畸形，导致成年后下腰痛和髋关节退行性变引起疼痛。由于本病与髋关节发育过程紧密相关，不同年龄组的表现和相应的治疗各不相同。

【西医病因病理】

（一）病因

本病具体的病因及发病机制尚不十分明确，目前认为是由于多方面因素的共同影响，以先天性缺陷为基础，而主要因素是后天发育异常。公认的致病因素可概括为以下几种。

1. 遗传因素　发育性髋关节脱位的发生与遗传因素密切相关，其中 30% 的患者有家族史，且为多基因的显性遗传。流行性病学调查研究证实，遗传因素在决定本病的易患性方面起着重要作用。

2. 原发性髋关节发育不良和关节囊、韧带松弛　原发性髋关节发育不良与雌激素代谢异常所致的关节囊、韧带松弛可单独或同时存在。胚胎时期，组成髋关节的各部分以软骨相接，弹性好但是硬度较低。一旦胚胎发育过程中某一阶段生长障碍，就会造成发育性髋关节脱位。雌激素也可以使胎儿髋关节处于松弛状态，尤其是在分娩过程中很有可能发生髋关节脱位。大多数时候，髋臼发育不良及关节囊、韧带松弛在婴儿出生时已发生。

3. 宫内位置及产后位置　体位对于髋关节的发育有着至关重要的作用。正常情况下，股骨头与髋臼为同心圆关系，异常体位均有可能破坏这种关系，从而导致髋关节发育不良。研究表明，臀位分娩的婴儿发生髋关节脱位的概率大约为头位分娩婴儿的 4 倍；出生后新生儿的体位同样会影响 DDH 的发病。我国广东地区习惯将婴儿两腿分开背在身后，髋关节处于屈曲、外展位，发育性髋关节脱位的发病率较低；而山东西南地区习惯将婴儿捆绑于身后，两腿处于伸直内收位，其发生髋关节脱位的概率较前者高 10 倍。

（二）病理

本病是一个逐渐进展的过程，其病理改变也是随着年龄的增加而逐渐加重，即由关节松弛到半脱位再到脱位，由韧带、关节囊拉长到肥厚再到骨性结构发育异常，由可复性脱位到不可复性脱位的演变过程。

1. 软组织改变 髋关节受到相对柔和的持续牵拉作用，股骨头向外移位牵拉圆韧带，使之变长增宽增厚，关节囊拉长松弛。由于髂腰肌腱经过关节囊的前方使之出现压迹，严重者会引起关节囊狭窄呈葫芦状，关节囊增厚粘连。随着站立负重增加，股骨头向外上方脱出移位加重，髋臼盂唇与关节囊、圆韧带连成一片，挤压盂唇翻入髋臼，肥厚的圆韧带占据髋臼空间，狭窄的关节囊均能阻碍股骨头的复位。随着股骨向上移位，髋关节周围的肌肉、筋膜发生挛缩，也会影响复位。

2. 骨骼改变 由于股骨头向外上方移位，髋臼-股骨头同心圆关系失效，髋臼失去股骨头的应力刺激而发育迟缓，髋臼深度变浅，其外上方发育更差，呈向外上的斜坡状；髋臼由正常的向外向下变为向上向前，髋臼变小并在前缘内上方常出现缺损。股骨头移位与髂骨翼挤压摩擦，形成假臼；股骨头同样缺少应力刺激，骨骺出现迟缓，发育小且不规则；肌肉挛缩向前挤压扭转股骨头，使股骨颈前倾角明显增大。单侧髋脱位下肢短缩，为了均衡下肢长度，骨盆将向患侧倾斜，脊柱出现代偿性侧弯。

【临床表现】

根据患儿的年龄不同，本病临床表现各不相同。

1. 婴儿期 出生数日即应进行髋关节发育状况筛查。

（1）外观与皮纹 髋脱位时股部、大腿与对侧不相称，臀部增宽，臀部皮肤褶纹不在同一水平，患侧升高或多一条，患肢缩短呈轻度外旋位。虽然股部皮肤褶皱增多常是单侧髋脱位的体征，但也可以是正常变异，应注意鉴别。

（2）股动脉搏动减弱甚至摸不到 因股骨头脱位后股动脉衬托消失，故股动脉搏动减弱、股三角凹陷空虚。

（3）Barlow 征（弹出试验） 患儿仰卧，检查者握持其双膝部，双膝双髋各屈曲90°，拇指放在股部内侧小转子处加压，轻轻内收髋关节并向后推，有股骨头滑出髋臼的感觉，当去掉拇指压力后股骨头又有回弹进入髋臼内的感觉为阳性。

（4）Ortolani 征（外展弹进试验） 患儿仰卧，检查者握持其膝部保持屈膝屈髋90°，轻轻外展外旋髋关节，正常时膝外侧面可触及床面。当外展受限膝外侧面不能触及床面时，称为外展试验阳性；外展的同时前顶大转子，出现股骨头进入髋臼的弹入感，外展即可达90°，即为 Ortolani 征阳性。

（5）Allis 征 患者平卧，屈膝90°，两足平放床上两踝靠拢，可见双膝不在同一平面，位置低的一侧为阳性，说明该侧股骨上移。

2. 较大儿童期

（1）跛行步态 常是患儿就诊的唯一主诉。一侧脱位时表现为患侧的肢短性跛行步态；两侧脱位时出现"鸭步"，臀部明显后突，腰部前突增大。

（2）Trendelenburg 征 嘱小儿单腿站立，另一下肢屈髋屈膝，使足离地，正常时对侧骨盆上升。脱位后由于患肢负重时臀中肌无法维持骨盆向负重侧倾斜，致使对侧骨盆下降即为阳性，从后面观察易发现异常。

【诊断与鉴别诊断】

（一）诊断

1. 病史　患儿多有家族遗传史。根据症状、体征及 X 线表现较易诊断。

2. 症状和体征　因患儿的年龄不同而存在较大的差异。婴幼儿与较大儿童的临床症状多不明显，若出现下述症状、体征常提示有 DDH 的可能：单髋脱位时臀部、大腿及腘窝部的皮肤褶纹与对侧不对称，患肢缩短呈轻度外旋位；股动脉搏动减弱；屈髋 90°外展受限；牵动患侧下肢时，常闻及髋部弹响声或弹响感。单侧脱位时呈肢短性跛行，双侧脱位时表现为"鸭步"，臀部明显后突。在患儿肌肉放松和安静状态下进行 Barlow 征、Ortolani 征、Allis 征及 Trendelenburg 征等检查有助于诊断。

3. 影像学检查

（1）X 线检查　3~6 个月大时患儿的骨盆 X 线平片即可显示异常。一般对于超过 4 个月患儿可拍双髋正位 X 线片。

1）Perkin 象限：在骨盆正位片上，两侧髋臼中心连一直线称为 H 线，再从髋臼外缘向 H 线做一垂线（P），即将髋臼关节划分为 4 个象限，正常股骨头骨骺位于内下象限内。若位于外下象限为半脱位，位于外上象限为全脱位（图 8-3）。

2）髋臼指数：从髋臼外缘向髋臼中心连线与 H 线相交所形成的锐角，称为髋臼指数，正常值为 20°~25°，当小儿步行后此角逐渐减小，直至 12 岁时基本恒定于 15°左右。髋脱位时则明显增大，甚至在 35°以上（图 8-3）。

3）CE 角：也称为中心边缘角，是股骨头中心点与髋臼外缘连一直线（CE），与通过股骨头中心的 YY'线的垂线所成的夹角，正常为 20°以上。用于检测股骨头与髋臼相对的位置关系，髋臼发育不良或半脱位时，CE 角减小或变成负角（图 8-4）。

4）Shenton 线：正常闭孔上缘弧形线与股骨颈内侧弧形线在一个平滑的抛物线上，称为 Shenton 线。髋脱位时此线中断不连续（图 8-4）。

5）Sharp 角：该角对 Y 形软骨闭合后检测髋臼发育不良有意义。它不是诊断髋脱位的指标，而是随访判定髋臼发育情况的指标，即两侧泪点的连线与泪点和髋臼外缘连线所形成的夹角，正常值男性为 32°~44.5°，女性为 34.5°~47.5°。

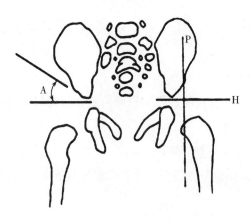

图 8-3　Perkin 象限和髋臼指数

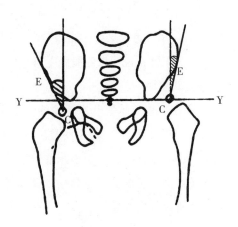

图 8-4　CE 角和 Shenton 线（虚线）

（2）B 超检查　新生儿髋关节主要由软骨组成，X 线片不能显影，≤4 个月患儿首选髋关节 B 超检查。超声检查可以很好地显示软组织解剖及头臼关系，是发现新生儿髋关节异常的有用辅助手段，特别适合在股骨头尚未出现骨化的新生儿和婴儿中施行检查。但临床应用时应与临床体征结合起来，综合判断。

（3）CT 及 MRI 检查　CT 可以很好地评价髋关节同心性。MRI 能清晰显示骨、软骨、韧带、关节囊及关节液等各种结构。利用 CT 及 MRI 检查可更为直观、准确地显示髋关节和软组织的结构改变，提高发育性髋关节发育不良的诊治水平。

（二）鉴别诊断

1. 先天性髋内翻畸形　同样有跛行，患肢短缩，外展受限，但屈髋自如。X 线片表现为颈干角变小，股骨头内下方近颈部可见三角形骨块，晚期病例的股骨头变得扭曲呈椭圆形，髋臼变浅，颈干角可达 90° 以下。Allis 征与 Trendelenburg 征阳性。

2. 病理性髋关节脱位　患儿常有髋部感染史或用药不当史，X 线片可见股骨头骨骺缺如，但髋臼指数正常。

3. 麻痹性与痉挛性髋关节脱位　前者多为脊髓灰质炎后遗症，存在部分肢体瘫痪，有明显肌萎缩，肌力减低，X 线片显示"半脱位"，一般容易鉴别。后者多为早产儿或生后窒息者及有脑病病史者，出现半身瘫或截瘫的上运动神经元损伤的表现。

4. 佝偻病　病变广泛，主要为骨骼的改变、肌肉松弛及非特异性的精神神经症状。X 线片提示全身骨骺板均受累，骺板增宽边缘不清，骨骺部钙化带模糊，骺端呈杯状或毛刷状改变，骨质稀疏、骨干弯曲变形或骨折，还有方颅、鸡胸等畸形。

【治疗】

本病根据患儿年龄大小选择治疗方法，年龄越小，治疗越早，疗效越好。年龄越大，病理改变越重，疗效越差。

（一）非手术治疗

股骨头髋臼同心是两者相互促进匹配发育的基本条件，尽早复位并维持一定的关节运动，能够刺激头臼按照生理需求发育。年龄越小发育速度越快，头臼适应性越好，即可恢复正常状态。保守治疗的基本要求是以相应的支具或石膏、夹板等，将髋关节固定于合适的位置，并维持一定的时间。

1. 新生儿（0~6 个月以内）　确诊后一般选择 Pavlik 支具治疗，治疗的目的是稳定髋关节。对于有轻、中度内收肌痉挛的患儿，主要是将脱位的髋关节复位。在保持髋关节人字位的同时，适时适度进行髋部手法按摩及髋关节外展外旋运动，以松弛内收肌群，加强髋臼的磨糙。其间可行 B 超复查。

2. 婴幼儿期（6 个月~3 岁）　对于不能自然复位，1 岁以后发现的髋脱位，一般采用手法牵引复位，石膏或外展支具固定。其要点为复位前应行充分的牵引，克服髋部周围软组织挛缩，以利髋关节渐进外展自然复位；复位成功后选择最稳定的"安全区"位置外固定 6~9 个月；严禁强力粗暴复位及反复复位。若闭合复位失败，应行内收肌切断术复位。复位后保持髋关节人字位固定位置，以防止股骨头因压力过大而缺血坏死。

（二）　手术治疗

手术治疗适用于 3 岁以上儿童，常见的手术方式有 Salter 骨盆截骨术、Pemberton 环髋臼截骨术、Chiari 骨盆内移截骨术等。手术的目的主要是将异常的髋臼方向改为生理方向，增加髋臼对股骨头的包容，使股骨头中心与髋臼中心重合。手术的关键是清除关节内阻碍复位的结构，如粗大过长的圆韧带、增大内翻的盂唇；纠正过度上倾的髋臼指数，将髋臼的外上部分向前下方推移，用髂骨块填塞缺损区以维持髋臼位置；股骨粗隆下截骨外旋股骨远段以纠正过度向前的前倾角，并行钢板固定；向内推挤股骨头使其复位，切除延长松弛的关节囊，紧缩缝合。股骨头上移较大，考虑复位后有较大压力者，可在股骨截骨处缩短股骨 1.5cm，这就是"三联术"。其特点是针对引起髋关节脱位的各种因素进行充分处理，保护头臼关节软骨，既纠正骨性改变，又加强软组织对关节的约束力，还改善头臼覆盖率，降低股骨头压力，避免股骨头坏死的发生。上述手术后一般采用髋人字石膏固定 6~8 周，负重时间一般在术后 3~6 个月。

【预防与调护】

本病早期诊断、早期治疗是关键。年龄越小，诊治越早，所采用的方法越简单，疗效越好，并能获得功能和发育接近正常的髋关节。术后采用髋人字石膏固定时，注意预防股骨头坏死的发生。

二、发育性髋内翻

发育性髋内翻又称为先天性髋内翻、婴儿型髋内翻，是小儿跛行的原因之一。本病属股骨近端先天性发育异常，发病原因是近端股骨骨骺板内部的骨化和生长紊乱引起骨化延迟所致，特点为颈干角减少、股骨干短缩等。本病在临床上较少见，双侧发病者约为 30%。

【西医病因病理】

本病病因及发病机制尚不十分明确。目前认为股骨颈内侧干骺端骨化过程受到抑制和干扰，局部组织结构呈大量纤维组织而不是正常的海绵状骨，显微镜下可观察到软骨细胞杂乱排列且数量较少，缺少骨化，在局部形成力学结构的薄弱区。当受到肌肉牵拉及负重时，颈干角进行性减小，股骨近端的剪切应力与压应力的内在平衡被打破。随着剪切应力的增大，股骨头骺板由水平变为倾斜甚至垂直，股骨头骨骺渐向内下方移位，股骨颈外上方牵张应力增大，股骨大转子上移，外展肌群起止点距离缩短，收缩力臂减小，水平力臂增大，收缩效能降低。

【临床表现】

（一）　症状

通常出生时无异常，待学步行走后逐渐出现无痛性跛行时才就诊。主要特点是进行性跛行和髋外展活动受限。

（二）　体征

存在髋关节不稳定的征象。单侧发病时患肢轻度短缩，行走时易疲劳，臀部隐痛，呈臀中肌失效步态（Trendelenburg 步态）；双侧发病时，步态呈典型鸭步。患髋外展、内旋受限，Trendelenburg 试验阳性。大转子部隆突畸形，髋外展受限，髋屈伸活动基本正常。

【诊断与鉴别诊断】

（一）诊断

1. 病史　哺乳期很难发现，大多数患儿在 1~1.5 岁学步走路或以后才发现。

2. 症状和体征　主要特点是进行性跛行和髋外展活动受限。刚学步走路时，因症状体征轻微常不引起注意。出现无痛性跛行及由于大转子部隆突畸形逐日加重，才来诊治。单侧发病时患肢短缩明显，双侧发病时步态呈典型鸭步。有些患儿腰椎生理前突增大，臀部后耸。Trendelenburg 试验阳性。

3. 影像学检查　X 线检查表现为骨盆正位 X 线片示股骨颈变短、增宽，颈干角变小，近于直角，股骨头向下移位，骨骺线近于垂直，边缘不整，略宽，往往可见碎裂。股骨颈近端接近骺板处可见三角形骨块，周围有两条透光带呈倒 "V" 形衬托此骨块，内侧透光带是股骨头下的骺板，远侧的透光带是由骨化不全的软骨构成。

（二）鉴别诊断

1. 先天性髋关节脱位　虽也出现无痛性跛行及典型鸭步、大转子上移和 Trendelenburg 试验阳性，但髋关节活动正常。X 线检查可见髋臼发育不良，股骨头脱位及望远镜试验阳性等。

2. 小儿扁平髋　早期可有一过性滑膜炎表现，髋关节疼痛、活动受限，继之出现肢体短缩跛行。X 线片示股骨头致密扁平，甚则髋脱位。

3. 小儿髋关节结核　好发于 10 岁以下儿童，早期患侧髋关节疼痛、活动受限并有跛行，也可有膝部或大腿前方疼痛；髋关节各方向活动均受限，并伴有肌肉痉挛。X 线片见骨质明显脱钙。实验室检查血沉增快。

【治疗】

本病保守治疗已被证实无效，只能通过手术矫治来改善临床症状和体征。

手术治疗通常采用外展截骨矫形术。手术目的是矫正畸形，恢复颈干角，将股骨头骺线由接近垂直位矫正为接近水平位，消除作用于骺板的剪切应力；恢复外展肌功能，进而稳定髋关节以改善步态。手术时机以 4 岁以后为宜，此时截骨后内固定较为可靠。因术后仍有 30%~70% 的复发率，故要定期复查，必要时可二次矫治。一般认为颈干角小于 100° 为其适应证。

外展截骨矫形术术式很多，但基本原理大致相同，即截骨后要使局部的剪切应力变成生理性压缩力。根据截骨方式及固定方法不同可分为股骨粗隆楔形外展截骨术、股骨粗隆下斜行截骨术、股骨粗隆间倒 "V" 形插改角截骨法等，每一种方法都有各自的特点及优点。

【预防与调护】

本病早期诊断与早期矫治是关键。术后固定期间，应注意股四头肌等收缩练习；去除外固定后，要指导患儿加强髋关节的功能活动，特别是外展功能锻炼；骨性愈合后，适度适量地进行下床负重活动。

三、膝内翻与膝外翻

膝内翻（genu varum）与膝外翻（genu valgum）系膝部向外、向内的成角畸形，患者多为两侧对称发生，故分别被称为"O"型腿与"X"型腿。两者均是一种症状，而不是单一疾病。

【西医病因病理】

（一）病因

轻度膝内翻可能与子宫内或出生后体位有关，有些因代谢障碍（如佝偻病）所致，有些是继发于创伤、感染或其他疾病。

同膝内翻畸形一样，导致膝外翻的病因很多，如佝偻病、脊髓前角灰质炎、骨骺损伤、骨髓炎等。

（二）病理

本病因各种原因导致胫骨或股骨发育异常，主要是胫骨变形，有时也累及股骨，导致膝内翻。随着下地行走时间增多，可逐渐引起继发性膝外侧副韧带松弛、退行性关节炎、髌骨脱位及髌骨软化等症。

膝外翻畸形多发生在股骨下端，股骨内髁可过度发育，随着患儿年龄增长，而出现继发性退行性关节炎、膝外侧副韧带挛缩、内侧副韧带松弛、髌骨脱位等症。

【临床表现】

（一）症状

婴儿开始站立行走时出现膝内翻或膝外翻才引起家长重视。患肢可有疼痛，负重行走时显著加重；患膝可有肿胀或不同程度的功能障碍，活动后可加重。畸形明显的儿童行走笨拙，奔跑能力下降，易疲劳，身体往往较胖。

（二）体征

1. 膝内翻　患膝关节周围可有压痛，行走呈蹒跚步态，足趾向内侧偏，单侧畸形则跛行；嘱患者平卧于检查床上或双下肢伸直站立时，髌骨朝向正前方，双膝分离，内踝并拢或互碰，测量两膝间距离表示膝内翻的程度。自髂前下棘向下经髌骨中心的重力线，正常时通过第一、二跖骨之间，膝内翻时则偏向外侧，通过第三、四、五跖骨。再测量股-小腿内侧缘向内所成的角度，即为下肢成角畸形的角度。可行膝关节侧方应力试验，了解外侧副韧带松弛情况。

2. 膝外翻　患膝关节周围可有压痛，双侧膝外翻时步态蹒跚，行走时双膝内侧互碰，称"碰膝征"，单侧畸形则跛行，步态异常易跌倒；平卧位两膝并拢时，两内踝显著分开；两踝间距离长度表示膝外翻的程度。严重膝外翻导致股四头肌力线外移，Q角增大，髌骨易出现向外脱位。可行膝关节侧方应力试验，了解内侧副韧带松弛情况。

【诊断与鉴别诊断】

（一）诊断

1. 病史　多为缓慢发病，呈慢性病程。

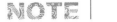

2. 症状和体征　膝内翻与膝外翻患者均有患膝关节周围轻度疼痛、肿胀及功能障碍，负重行走时或活动后病情加重。患膝关节周围可有压痛，行走呈蹒跚步态；平卧位检查时，或双膝分离、内踝并拢或互碰，或双膝内侧互碰、两内踝显著分开；自髂前下棘向下经髌骨中心的重力线发生改变；膝关节侧方应力试验可了解内、外侧副韧带的松弛情况。

3. 影像学检查　X 线检查表现为膝内、外翻均应行下肢全长 X 线摄片，观察骨骺、骨质情况，测量下肢力线及畸形角度，可明确诊断与畸形程度。膝内翻可见胫骨髁发育小，膝及踝关节面向内侧倾斜，膝关节向内成角畸形，胫骨向内弯曲。膝外翻时股骨外上髁发育小，关节面向外上倾斜，股骨与胫骨纵轴线的外翻夹角超过正常（男性 7°，女性 8°）。

（二）鉴别诊断

1. 先天性膝内翻与膝外翻　为胚胎发育障碍所致，同时可有膝屈曲、过伸畸形及髌骨脱位或髋脱位等。

2. 原因不明的膝内翻与膝外翻　常发生于生长旺盛时期，如 2~5 岁的幼儿，11~13 岁第二生长旺盛期可出现膝内翻与膝外翻，可能与直立行走、负重、活动量增加有关，但内翻与外翻畸形一般不严重。

3. 继发性膝内翻与膝外翻　临床较多见，可由外伤或疾病等多种原因造成，如儿童膝关节骨骺损伤、佝偻病、膝部骨髓炎、膝关节结核等。

（1）外伤导致的胫骨上端或股骨下端骺板早闭引起的发育畸形，有明显的外伤史，骺板闭合必定偏向一侧且有骨桥形成。

（2）各种类型的佝偻病，全身骨骺板均受累，病变广泛，骺板增宽边缘不清，临时钙化带模糊，呈毛刷状改变，骨质稀疏，还有方颅、鸡胸等畸形。结合 X 线检查及临床其他症状，诊断并不困难。

4. 胫内翻（Blount 病）　儿童病理性膝内翻畸形的常见原因，是由于胫骨近端内侧骨骺生长发育障碍所致，可能是遗传因素与发育因素共同作用的结果。本病多有家族史，其特征性的临床表现是胫内翻、内旋并膝反屈，发病年龄在 1~3 岁，60% 成双侧发病，膝内翻进行性加重。X 线表现为胫骨近端骨骺向内倾斜，骨骺线内侧不规则，外侧变宽，常见单侧，呈不对称性发病，常有家族史，不能自发性矫正。

【治疗】

（一）非手术治疗

3 岁以下的小儿一般不需治疗，生理性膝内翻与膝外翻常能在发育中自行矫正。对于 5 岁左右的患儿，可采用手法矫正术、夹板矫正术，或足弓支持垫、矫形鞋等进行治疗。注意手法不可粗暴，固定压迫不可过紧。

（二）手术治疗

对于 10 岁以上的严重膝内、外翻畸形的患儿，或经非手术治疗无效者，需用手术矫正畸形，常用截骨矫形术。由于股骨、胫骨病变均可造成膝内、外翻，或单独致病，或共同致病，或以股骨侧为主，或以胫骨侧为主，故选择手术矫形时，明确致病部位及病理类型，确定好截骨部位及角度是手术成功的关键，注意保留 10° 左右的生理外翻角。除矫正内、外翻畸形外，还应同时矫正胫骨或股骨的扭转畸形，同时应充分考虑骨骺的生长潜力，以免出现过度矫正或畸形复发。

膝内翻矫形手术原则是靠近畸形显著部位截骨，方法可酌情选择去旋转截骨术（"Z"字截骨术）、弧形截骨术、胫骨近端外翻截骨术、骨骺-骺端截骨术、经骨骺截骨术及胫骨楔形截骨术，截骨后行石膏固定6~8周。

膝外翻畸形矫正术应根据畸形发生的部位选择在股骨远端或胫骨近端进行，多数情况下宜做股骨髁上截骨矫形术。方法有横断、楔形、"V"字形等截骨法，术后行石膏固定6~8周。在矫正外翻畸形的同时，应注意矫正外旋畸形。

【预防与调护】

在原发疾患控制的情况下，一般病例经及时治疗预后良好。延误治疗会引起关节并发症，即使再截骨矫正仍可残留症状。固定期间应注意股四头肌收缩练习，去除外固定后，即加强股四头肌的功能锻炼，及时配合推拿按摩与理疗，以增强肌力，促进康复。

四、先天性胫骨假关节

先天性胫骨假关节（CPT）是一种罕见的小儿肢体畸形，一侧多发，发病率为1∶140000。其主要特征是出生时即有胫骨中下段缺损，或出生后轻微暴力即可造成胫骨骨折并发骨不连。本病临床上治疗方法甚多，但复发率极高。

【西医病因病理】

1709年，Hatzoecher首先报道本病，至今已经300多年，其病因尚不完全清楚。早期曾有多种学说，如宫内压迫、血运障碍、纤维性囊性骨炎、神经纤维瘤等。随着病理学研究的深入，多数学者认为本病的病理改变主要为假关节部位骨膜和纤维组织增厚，其病变位于骨膜，而罕见有神经纤维瘤或纤维异样增殖的病理改变。另有认为本病是一种起源于骨膜，具有较强的细胞增生活性和侵蚀性的纤维瘤病所造成的病理性骨折、骨不连，具有肿瘤属性。在病变部位可见骨膜和纤维组织增厚，形如一个厚的纤维组织套筒紧贴骨皮质。这种软组织结构不能形成膜内化骨，同时形成一个屏障限制血管进入骨骼，且在小血管周围有许多神经细胞聚集，导致血管痉挛狭窄甚至闭塞，骨皮质缺血，继而吸收萎缩。假关节处的软组织膜状结构再形成的倾向性很强，极易复发。

【临床表现】

（一）症状

多数患儿出生时并无异常或只有胫骨中下1/3处向前弯曲。待学步后胫骨弯曲逐渐加重，甚至受到轻微外力时即发生胫骨骨折。骨折后极难愈合，局部不痛或轻微疼痛，假关节形成后出现异常活动。

（二）体征

少数患儿可合并出现诸如牛奶咖啡斑、神经纤维瘤、多发皮赘、虹膜错构瘤、脊柱侧弯等神经纤维瘤病的征象。临床上根据胫骨形态，一般分为3型。

1. 弯曲型　出生后胫骨下段向前弯曲，但无假关节，胫骨前弓处骨皮质增厚，髓腔闭塞，胫骨萎缩硬化。发生骨折后，经常规处理骨折不愈合，形成假关节。继续发展则两断端骨质硬化吸收，逐渐形成笔尖状缺损。

2. 囊肿型　胫骨中下段呈囊性改变，临床不易发现，轻微外力即易造成骨折且不愈合，继而形成假关节。

3. 假关节型　出生后即发现有胫骨中下段骨缺损，形成假关节，局部有较坚韧的纤维组织或软骨连接。骨端随年龄增长而逐渐萎缩变细，尤以远端更甚，呈笔尖状。周围软组织也发生萎缩。

【诊断与鉴别诊断】

（一）诊断

1. 病史　患儿多有家族遗传史。根据症状、体征及X线表现较易诊断。

2. 症状和体征　多数患儿出生时并无异常或只有胫骨中下1/3处向前弯曲，待学步后胫骨弯曲逐渐加重，局部不痛或轻微疼痛；或轻微外力即致胫骨骨折，骨折后极难愈合，假关节形成后出现异常活动。临床上胫骨形态常表现为弯曲型、囊肿型及假关节型3型。

3. 影像学检查　X线检查表现为胫骨中下1/3交界处向前或者前外侧成角，形成假关节，骨折端变细、硬化，髓腔部分或全部闭

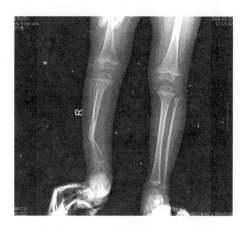

图 8-5　先天性胫骨假关节 X 线表现

塞，或骨折端呈现囊性变，常累及腓骨，出现腓骨弯曲、变细，或也有假关节（图8-5）。

（二）鉴别诊断

1. 骨折不愈合　小儿外伤性胫骨骨折畸形愈合可以发生，而骨折不愈合极为罕见。即使产生不愈合，骨折局部会有大量骨痂形成。

2. 脆骨病　该病是全身性疾患，有多次骨折病史，虽易骨折但骨折修复并无障碍。此外，本病有特殊症状如巩膜发蓝、听力障碍、第二性征早期出现，以及家族遗传史。

3. 佝偻病　四肢长管状骨均有变化，下肢因负重引起膝内翻畸形多为双侧性。X线表现为骨干变粗，干骺端变宽，骺线增宽且有杯状典型改变，胫骨内侧骨皮质有增厚，但无明显骨质硬化，髓腔通畅。

【治疗】

本病治疗方法很多，但远期效果均不理想，治疗主要取决于患者的年龄、假关节的类型和病变严重程度。尚未形成假关节仅有胫骨弯曲者，切忌行手术矫形，一旦手术必将形成假关节。仅有胫骨囊肿形成者，慎行囊肿刮除。以上两种情况，均应使用下肢支具保护。胫骨一旦发生骨折便没有自行愈合的可能。虽然手术治疗是唯一的治疗方法，但愈合率低，多次手术极易造成大段骨缺损或胫骨短缩、足踝畸形。

临床时需注意：一是若将先天性胫骨假关节按一般骨折处理，则使病情加重；二是对于已

经形成假关节的，单纯的石膏外固定配合理疗、中西医药物难以达到骨折愈合的目的，大多数病例需要手术干预。手术的基本要点是彻底切除硬化端，打通髓腔，切除增厚的骨膜及周围病变的软组织，创建新鲜的骨折断端，建立血供良好的植骨床，施行可靠的内固定。植骨以自体松质骨为最好，植入的松质骨要足够多，接触需紧密，内固定要坚强，外固定必须稳妥，固定时间要足够，骨性愈合后再负重。

腓骨虽然在负重上不如胫骨重要，但在下胫腓关节处理上需慎重，防止因患儿生长发育而逐渐出现踝外翻畸形。可采用吻合血管的健侧腓骨移植加髂骨植骨术：将健侧腓骨所带的腓动静脉与患侧胫前动静脉吻合，使移植的腓骨即刻获得血供维持活力，避免了爬行替代的漫长过程，移植骨成活率高，日后随着负重行走的应力刺激，腓骨逐渐增粗，完成胫骨化过程。术后给予坚强外固定直至骨愈合后才能去除。目前采用伊利扎诺夫（Ilizarov）延长术并外固定支架治疗，值得肯定。

【预防与调护】

本病为遗传性疾病，应做好医患沟通，加强优生优育及优教工作，尽力避免其发生发展。治疗方案的选择既要慎重，又要讲明因复发率极高而难获佳效，以避免医患纠纷与冲突。

五、先天性马蹄内翻足

先天性马蹄内翻足是儿童最常见的四肢畸形之一，表现为足马蹄、后足内翻、前足内收、高弓。其发病率约为1%，约占全部足部畸形的75%以上，男女之比约为2∶1，单侧稍多于双侧。马蹄内翻可单独存在，亦可伴有其他畸形，如多指、并指、隐性脊柱裂、多关节挛缩症等。

【西医病因病理】

（一）病因

本病病因尚无定论，学说繁多。遗传为重要病因，常有家族史；也有人认为与胎儿发育异常或足在子宫内的位置不正有关。

1. 遗传因素　遗传因素在该病的发病过程中发挥重要作用，遗传度为65%，但其遗传方式、外显率等均不清楚，易感基因尚未确定。同卵双胞胎的发病率远较异卵双胞胎高，有马蹄内翻足家族史的发病率是正常人群的20~30倍，属常染色体显性遗传伴有不完全外显率。

2. 宫内机械因素　羊水过少、子宫内压力过大、胎儿在子宫内姿势不正常，足被外力强制于马蹄内翻位，使足发育畸形。

3. 胚胎发育因素　多在胚胎的早期3~4个月时受到内、外因素的影响，引起足的发育受阻。

4. 神经和肌肉功能缺陷　本病患者的腓肠肌肌纤维失去正常形态，粗细排列杂乱。腓骨肌的神经纤维和运动终板退变，显示本病可能是一种神经源性疾病。

（二）病理

本病的病理表现为不同程度的骨关节畸形和软组织的挛缩纤维化，随年龄增长而逐渐加重。

1. 骨骼改变　小儿开始行走后逐渐发生骨骼畸形，先出现跗骨排列异常，以后发展为跗骨发育障碍和变形，足舟骨内移，跟骨跖屈、内翻，距骨头半脱位等，严重者常有胫骨内旋畸形。这些骨骼畸形属于适应性改变，由 4 个因素组成：①跗骨间关节内收。②踝关节跖屈。③足内翻。④年龄较大时可有胫骨内旋及胫骨后肌挛缩，其发展的程度取决于软组织挛缩的严重程度和负重行走的影响。在未经治疗的成人中，某些关节可自发融合，或继发于挛缩而产生退变性改变。

2. 软组织改变　足趾部逐渐发生骨骼畸形，由于肌力不平衡，内翻肌强于外翻肌，踝跖屈肌强于踝背屈肌，致使形成马蹄内翻足。软组织改变主要表现在：足踝内侧的三角韧带，后侧的踝关节，距下关节的后关节囊、跟腓韧带、胫距后韧带，以及足底跖筋膜、胫后肌、胫前肌、蹬长屈肌、趾长屈肌等软组织不同程度地挛缩，甚至纤维化变性。跟腱内移更加重内翻畸形。

【临床表现】

（一）症状和体征

出生后即发现单足或双足马蹄内翻畸形存在，患足呈现：前足内收、后足内翻、踝关节下垂、小腿内旋，或前足较宽、足跟尖小、足的内侧缘变短、外侧缘延长；跟腱和跖筋膜挛缩，小腿后部肌肉瘦小、缺乏弹性。站立时足的跖外侧缘负重，甚至背外侧缘负重，久之在负重区形成胼胝或皮下囊肿；患者行走时跛行或两侧摇摆。

（二）分型

按照 Dimeglio 分型，可分为 4 型：Ⅰ型为轻度，Ⅱ型为中度，Ⅲ型为重度，Ⅳ型为非常严重。从治疗效果分析分为松软型与僵硬型两类，松软型表现为畸形较轻，足小，皮肤及肌腱不紧，容易用手法矫正，也称为外因型，可能是宫内体位异常所致。僵硬型表现为畸形严重，足跖面可见一条深的横形皮肤皱褶，跟骨小，跟腱细而紧，呈现严重马蹄内翻、内收畸形，手法矫正困难，也称为内因型。随年龄增长、畸形日渐加重，患侧小腿肌肉较健侧明显萎缩。

【诊断与鉴别诊断】

（一）诊断

1. 病史　患儿多有家族遗传史或反复多次手法、手术治疗史。根据症状、体征及 X 线表现较易诊断。

2. 症状和体征　出生后即出现明显畸形者诊断不难，查患足时可见一侧或两侧足部程度不等的马蹄内翻畸形，轻者可扳正，重者只能部分扳正。至患儿行走时，用足尖或足跖外侧缘负重并形成胼胝或皮下囊肿，步态不稳。

3. 影像学检查　一般不需要 X 线检查即可诊断。但在确定马蹄内翻足病变程度以及治疗前后效果评价时，X 线片是不可缺少的。正常足的 X 线正位片上，距骨头经舟骨、楔骨与第一跖骨呈一直线，跟骨经骰骨与第四跖骨呈一直线，此两线交角为 30°~35°，而马蹄内翻足者该角为 10°~15°。侧位 X 线片正常距骨轴线与跟骨跖侧面延长线的交角为 30°~45°，患病时为 5°~10°（图 8-6）。

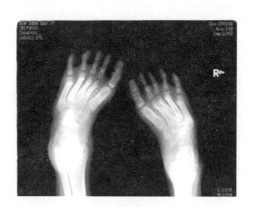

正位片示足内翻，侧位片示跟距关系改变

图 8-6   马蹄内翻足 X 线表现

（二）鉴别诊断

1. 新生儿足内翻   新生儿足内翻与先天性马蹄内翻足外观相似，多数为一侧，足呈马蹄内翻但足内侧不紧，足可以背伸触及胫骨前面，经手法治疗 1~2 个月可完全正常。

2. 神经源性马蹄足   神经改变引起的马蹄足，随儿童发育畸形逐渐变得明显，应注意肠道和膀胱功能有无改变，足外侧有无麻木区，特别注意腰骶部小凹或窦道及皮肤的色素改变，必要时应行 MRI 检查确定是否存在脊髓栓系。肌电图及神经传导功能检查对了解神经损伤有帮助。

3. 脊髓灰质炎后遗马蹄足   患儿出生时足部外观无畸形，发病年龄多在 6 个月以上，有发热史，单侧多见，伴有肌肉有麻痹和萎缩现象，并出现在多处。

4. 脑瘫后马蹄足   围产期或生后有缺氧史，大多于出生后就发现异常，马蹄足畸形随生长逐渐明显，马蹄为主，内翻少，无内收，畸形多为双侧性或同侧上下肢，双下肢交叉步态，但在睡眠中可消失或减轻，一经刺激畸形更明显。常为痉挛性瘫痪，肌张力增高，腱反射亢进，有病理反射及大脑受累的表现。

5. 先天性多关节挛缩症   马蹄内翻足畸形为全身多个关节畸形的一部分，畸形较固定，不易矫正。早期已有骨性改变。

【治疗】

本病的诊断并不困难，但是由于病变程度差异较大、临床症状轻重不一，故在诊治过程中应当全面了解、准确评判，以确定需要采用何种治疗方法。应注意在幼儿或者青少年就诊意愿以矫正畸形为主要诉求；对于中老年患者，大多以解决脊柱侧凸畸形带来的反复慢性腰腿痛等症状为主要诉求。总之一经发现即应治疗，越早越好。早期治疗方法简单，远期效果良好；成人后病理改变复杂，疗效不佳。

（一）非手术治疗

1. 手法扳正   适用于 1 岁以内的婴儿。一手固定足跟部，另一手纠正足内翻及足前部内收，反复多次，手法应轻柔；待数周后可将足用柔软的旧布自制绷带，包扎固定维持于矫正后的位置上。数月后也可使用矫形足托或双侧夹板（Denis-Browne 夹板）固定。手法操作可由医生指导教会患儿的父母在家里进行。

2. 手法扳正、石膏固定法 适用于 1～3 岁的患儿，双侧畸形可同时矫正。手法矫正的本质是将畸形的组成部分，按一定的程序逐个予以矫正，直至弹性抗力完全消除为止，然后用石膏管型固定。

（二）手术治疗

经保守治疗后畸形纠正不满意或畸形复发者，可采取手术治疗。多在 6 个月后施行，分为软组织松解术和骨性手术；一般在 10 岁以前，不宜做骨部手术，以免损伤骨骺。

1. 软组织松解术 适用于 10 岁以内的患儿，有 52%～91% 的病例能够获得良好的效果。常用的方法有：跟腱延长术和足内侧挛缩软组织松解术。后内侧软组织松解术基本原则是彻底松解后内侧三角韧带的胫跟部分、距腱膜和距舟韧带等挛缩组织；切开内侧关节囊时谨防损伤关节软骨面。必要时尚需延长胫骨后肌腱。术后石膏固定 2～3 个月。

2. 骨性手术 10 岁左右仍有明显畸形者或年龄较大、关节僵硬并重度畸形、影响足部功能及发育者，可考虑做足三关节融合术（即跟距、距舟和跟骰关节）。术后用管型石膏固定，直至融合牢固为止。

【预防与调护】

本病为遗传性疾病，应做好优生优育及优教工作，以预防疾病发生与发展。早期的非手术治疗干预可以减轻畸形程度，最大限度地保留足部正常功能，减少并发症，降低致残率。手术治疗后要指导患儿家长及患者做好术后的功能锻炼、石膏的定期更换，维持良好的固定位置，防止畸形复发。

第四节 脊柱骨关节发育异常

脊柱的异常发育形式多样，原因复杂，除局部症状外，多并发不同程度的神经功能异常，导致严重后果。

一、斜颈

斜颈是指由于特殊原因导致的头颈部偏斜，颈部活动受限，甚至发生头面部畸形的疾病。斜颈可分为原发性和继发性两类，其中原发性斜颈又包括先天性骨性斜颈和先天性肌性斜颈。先天性肌性斜颈又称肌性斜颈；继发性斜颈主要包括神经性斜颈、习惯性斜颈、外伤性斜颈、眼性斜颈等。肌性斜颈是小儿骨科常见疾病，本节主要描述肌性斜颈，骨性斜颈等内容可参考其他章节。

【西医病因病理】

大多数学者认为，肌性斜颈的病因为胎儿在子宫内胎位不正常，胸锁乳突肌缺血性挛缩或者是生产过程中胸锁乳突肌损伤后血肿机化，胸锁乳突肌挛缩所致。肌性斜颈主要病变表现为一侧胸锁乳突肌纤维变性、坏死和机化，继而出现纤维组织增生，导致肌肉挛缩而出现临床症状。随着儿童生长发育的不断进行，由于长期的不良姿势，可导致患儿颜面或者下颌骨的继发性畸形。

【临床表现】

患儿可能在生产前子宫内胎位异常，或者是在生产过程中存在不同程度的产伤。患儿在出生后 2~3 周即可发现头颈部活动受限，习惯性向一侧偏斜，病变侧胸锁乳突肌可触及局限性硬结，无明显压痛，大小不一，硬结可以存在 1 年左右，部分患儿可出现双侧胸锁乳突肌受累。随着患儿年龄增大，胸锁乳突肌纤维化并逐渐挛缩，斜颈程度逐渐加重，出现头向患侧倾斜而颜面转向健侧，逐渐可出现颜面部、颈项部畸形。畸形严重者患侧颈枕部偏斜，面部不对称。

【诊断与鉴别诊断】

（一）诊断

患儿多因家长发现局部畸形而就诊，出生后即可发现畸形。典型患者局部可以表现为头部偏斜、颈部旋转受限、胸锁乳突肌局部可触及包块或条索。X 线检查可排除颈椎畸形等。通过体征及影像资料可以诊断。可以通过头部倾斜程度、头部活动情况、胸锁乳突肌病变的程度来判断病情轻重。

（二）鉴别诊断

1. 骨性斜颈　为颈椎先天性畸形所致，无胸锁乳突肌病变。影像学资料可以显示颈椎畸形。临床上不难鉴别。

2. 寰枢关节半脱位　多由咽部感染诱发，发生颈部活动受限、疼痛。X 线检查开口位或者 CT 可以显示寰枢关节半脱位。

3. 眼性斜颈　患儿由于先天性上斜肌麻痹导致斜视，为了维持双眼单视与外界事物之间的平衡，导致患儿视物时斜颈部倾斜。

4. 耳性斜颈　如果患儿一侧听力有障碍，患儿在聆听的时候就会出现颈部倾斜，没有胸锁乳突肌病变。

【治疗】

（一）非手术治疗

出生后 1 年之内治疗的效果良好，绝大部分患者可以通过保守治疗得到纠正，如果在婴幼儿期对患者施以正确、有效、持续的手法治疗，可以得到确切的疗效。手法操作应缓慢、轻柔，手法首先要对局部挛缩或者痉挛的病变侧胸锁乳突肌进行松解，然后将下颌转向患侧并逐渐抬头，同时将头偏向健侧，保持此位置 5~10 秒。每次治疗重复以上手法 10~15 次，每日至少 1 次，持续时间需 3 个月至半年。如果患者家长能够掌握以上手法，则不必每日到医院就诊，可以减轻家庭治疗负担。

（二）手术治疗

1 岁以后的患者如果胸锁乳突肌挛缩严重，或者经保守治疗无效可以考虑手术治疗。手术治疗的方法是将患侧胸锁乳突肌的胸骨头和锁骨头切断，松解挛缩，过度矫正斜颈畸形。如松解胸骨头和锁骨头后斜颈畸形不能充分矫正，可在乳突下方将胸锁乳突肌的乳突侧切断。1~4岁的患者可以考虑单侧胸锁乳突肌的胸骨头和锁骨头切断，5岁以上的患者则考虑双侧松解。手术时应注意避免损伤局部血管和副神经，术后用头颈胸石膏将颈部固定6~8周。

【预防与调护】

去除外固定后要指导患者维持正常的姿势，适当进行相反方向的功能锻炼，以防止畸形复发。本病预后较好。

二、先天性短颈畸形

先天性短颈畸形是指一种由于颈椎椎体在胚胎发育过程中出现未能正常分节而导致产生一系列临床症状的一种先天性畸形，又称短颈畸形、Klippel-Feil综合征。

【西医病因病理】

短颈畸形是一种先天性的颈椎融合畸形。其产生的原因尚不十分明确，可能是由于遗传基因导致，同时也可能是胚胎发育时期不良致病因素所致。颈椎的分节是在胚胎发育的3~8周完成，在此期间颈椎如未能完全分节，则可以出现多个节段的融合，也可以出现两个节段的融合，两个或者多个椎体融合成一个脊椎块。同时除骨骼系统外，其他系统也可能受到影响，从而出现伴随的其他部位病变。短颈畸形可以分为3个类型：Ⅰ型是全部颈椎与胸椎融合；Ⅱ型是两个或者两对颈椎融合；Ⅲ型是颈椎与下位胸椎融合。

【临床表现】

畸形结构相对稳定的患者或融合椎体数量较少的患者，可以没有临床症状或者临床症状较轻，局部症状主要来源于局部退变。受累节段较多的患者典型表现是短颈、后发际低，局部活动受限，早期会出现眩晕、猝倒，局部疼痛，枕大神经和耳大神经分布区过敏、疼痛，麻木或感觉异常等症状，成年后则因为颈椎失稳、颈椎退变、颈椎间盘退变出现神经功能障碍。其重点退变节段为融合椎体的上下椎间隙，原因是这些节段的代偿性过度活动进而导致较早退变甚至出现局部失稳。而局部失稳、退变将进一步导致脊髓、神经根受压而出现神经功能障碍，表现为肢体麻木、行走无力、遗尿、便秘（括约肌功能障碍）等。部分患者可同时伴有心脏、双肺、肾脏、耳部的发育不良，出现相应系统的临床症状。

【诊断与鉴别诊断】

（一）诊断

1. 病史　患者发病过程长短不一，症状轻重不一，症状时轻时重或进行性加重。部分患者可无症状和体征，仅在体检中发现畸形而就诊。

2. 症状和体征　常因感觉颈部活动受限、疼痛、局部畸形、神经功能异常等症状就诊。病变严重者可出现面部畸形不对称等。专科检查可见短颈、后发际低、颈椎活动度下降、病变局部皮肤感觉减退、肌力下降、括约肌功能下降等表现。

3. 影像学检查　X线检查可以提示颈椎畸形与融合的节段，动力位片可以提示颈椎的稳定性是否改变。X 线片应当包括颈椎正侧位、前屈位、后伸位、左右斜位片，这样才能对病变节段与上下椎体之间的稳定性做出准确评价，判断症状与病变节段之间的关联。CT 扫描可以明确椎体退变、椎管狭窄、神经根管狭窄的情况，三维重建可以进一步明确畸形与融合节段病变情况。MRI 检查可以明确脊髓、神经根受压、变性情况，排除其他可能存在的脊髓病变。

（二）　鉴别诊断

1. 先天性颈枕畸形　二者之间均可以出现类似的局部症状和体征。可以通过 X 线、CT、MRI 等辅助检查，区分具体畸形部位与导致症状的具体原因，进行鉴别。

2. 脊髓型颈椎病　其原因主要为退变的颈椎间盘压迫脊髓出现相应的局部症状与神经系统病变，可以出现下肢行走无力、踩棉花样感觉等表现。X 线、CT 检查可以提示无局部特殊畸形表现。

3. 寰枢关节半脱位　为儿童常见的病变，可以自发产生，也可以由于轻微外伤所致，也可以继发于儿童上呼吸道感染。通过询问病史及影像学检查可以鉴别。

【治疗】

（一）　非手术治疗

局部疼痛，枕大神经、耳大神经分布区过敏、疼痛，麻木或感觉异常等症状可以通过保守治疗得到缓解，如牵引、推拿、针灸、局部理疗、佩戴支具等。药物治疗可以采用缓解肌肉痉挛、镇痛、营养神经的药物。

（二）　手术治疗

对于出现严重的颈椎失稳、保守治疗无法缓解的神经症状，则需要考虑实行外科手术治疗，但是手术治疗之前必须明确症状、体征与病变节段之间的关联，否则手术难以取得预期疗效。对于失稳导致的症状则主要考虑融合稳定手术，对于神经症状明显的患者则考虑减压加融合；如果患者颈部活动受限，则可以采用切除肋骨的方法增加颈椎活动度。

【预防与调护】

平时可以通过功能锻炼，增加颈椎之间的稳定性，以减少症状发作次数，减轻症状发作程度。手术患者术后要佩戴颈托。

三、枢椎齿状突畸形

枢椎齿状突畸形在临床上并不多见，但是可以导致寰枢关节之间的不稳定，引起脊髓受压、椎动脉受压等而出现临床症状。该畸形可以单独存在，也可以伴随其他畸形。

【西医病因病理】

本病可以由于先天或者后天的因素导致。先天性齿状突畸形是由于齿状突在发育过程中未能与枢椎融合所致；后天性齿状突畸形则可能是由于外伤、感染、缺血性坏死所致。齿状突畸形将可能导致寰枢关节丧失正常的生理稳定性，造成寰枢椎关节失稳，进一步发展导致寰枢椎关节代偿失调，不断移位，对脊髓或椎动脉产生压迫和刺激，逐渐出现临床症状和体征。

【临床表现】

本病的临床表现可因为病变程度不同出现较大差异，稳定性较高的患者可没有临床症状，仅在其他疾病摄片或 CT 检查时发现。部分患者症状轻微，体征不明显。症状稍微严重者可出现颈项部疼痛、枕部疼痛、斜颈等表现。更加严重者，或者伴随其他颈部畸形的患者可以因为椎动脉受压导致眩晕等表现；出现脊髓功能障碍的患者，脊髓功能下降程度不一，轻者可仅有部分感觉障碍，进一步发展可出现括约肌功能障碍、运动功能障碍等。本病根据程度不同可分为 5 型：第一型，游离齿突小骨，齿突不与枢椎融为一体，呈游离状；第二型，齿突末端小骨，齿突腰部缺如，但基底部仍存在；第三型，齿突基底部不发育，仅残存齿突尖部并呈游离状；第四型，齿突尖部缺如，仅残存齿突基底部；第五型，齿突完全缺如。又可按照发育情况不同分为未发育、发育不良、齿状骨突 3 类。

【诊断与鉴别诊断】

（一）诊断

1. 病史　患者病程不一，常反复发作，可以进行性加重。可有不同程度的外伤史。

2. 症状和体征　患者可以出现不同程度的局部症状或者神经症状，症状时轻时重。可以出现颈项部疼痛、枕部疼痛、斜颈、眩晕等表现，严重患者出现感觉障碍、肌力下降、括约肌功能障碍等。可因轻度的外伤导致已经存在的局部不稳或者神经损伤加重，出现严重神经功能损害表现。

3. 影像学检查

（1）X 线检查　通过摄常规张口位片可以提示枢椎齿状突畸形。但是同时必须进行颈椎六位片摄片，排除其他的颈椎畸形，与颈枕部畸形进行鉴别，前屈后伸位片可以判断颈椎是否存在失稳。

（2）CT 及 MRI 检查　通过 CT 断层及三维重建可以更加清楚地判断畸形程度，有利于不同诊断的鉴别。MRI 影像可以提示脊髓病变的情况，对疾病的预后有着重要意义。

（二）鉴别诊断

本病需与短颈畸形、颈枕畸形等相鉴别。尽管有着类似的临床表现，但是可以通过影像学检查进行相关鉴别。

【治疗】

对于只有局部症状，如局部疼痛、眩晕的患者可以通过保守治疗的方法缓解，可以如局部支具、牵引、理疗、针灸等，同时可以使用镇痛、营养神经的药物对症治疗；中药可以辨证使用活血化瘀、补益肝肾、强筋健骨的药物治疗。对于出现神经系统病变或明显颈部失稳的患者，以及保守治疗无法缓解症状且症状明显的患者，可以考虑进行手术治疗，手术的目的在于恢复寰枢关节之间的稳定性，减少进一步的神经损害。术前应采取颅骨牵引，以便减少神经刺激，有利于术中复位，根据病情可以采用寰枢椎融合、颈枕融合等手术方法。

【预防与调护】

本病病情的预后取决于患者的不同临床表现，如果没有明显的神经损害表现，则预后较

NOTE

好；如果存在慢性的神经损害，则随着损伤的进一步发展，预后较差。

四、椎弓峡部裂及脊椎滑脱

脊椎上、下关节突之间的结构在解剖学上称为峡部，由于不同原因导致的脊椎一侧或者两侧峡部断裂，进而出现一系列临床症状的疾病称为椎弓峡部裂，又称峡部不连。临床上第五腰椎峡部裂最为多见，其次为第四腰椎。脊椎滑脱是指不同原因导致的脊椎向前或后方滑动移位，导致临床症状者称为脊椎滑脱症。如果只有椎体移位，但椎弓根完整，没有峡部裂的患者，称为假性滑脱；脊椎峡部裂或者椎弓根断裂的患者，则称为真性滑脱。由于峡部裂与脊椎滑脱之间存在一定的因果关系，同时也可以理解为同一疾病的不同时期表现，故在本节内容当中介绍。

【西医病因病理】

椎弓峡部裂可能由于以下两种原因所致：①先天性椎弓峡部裂：为先天发育过程当中峡部未能融合所致。②外伤性椎弓峡部裂：在正常情况下的人体负重集中在下腰部。由于腰椎本身存在生理性前凸，从而椎体尤其是腰四、五椎体向前下方倾斜，故这两个椎体，尤其是第五腰椎体负荷最大，当发生外伤或者劳损时，外伤可导致峡部或者椎弓根崩裂；劳损的患者则可能由于持续劳损力导致局部断裂。一些体育运动如体操等为这一疾病的多发项目。椎弓峡部裂因以纤维软骨连接，关节突外形异常，活动不良，进而关节突关节退变、增生，对前方的神经根产生压迫或刺激，出现神经症状。

脊椎滑脱是由于各种原因，如椎弓峡部裂、关节突关节退变、关节突关节对合不良等，导致脊柱上、下位椎体移位，上位椎体向前滑脱而出现相应病变。关节突关节退变、椎间盘退变导致的脊椎滑脱称为退行性滑脱；由于外伤导致的称为创伤性滑脱；此外还有先天发育异常导致的称为先天性滑脱。随着疾病的不断发展，滑脱节的椎体将产生退变，导致椎管狭窄、椎间孔狭窄、侧隐窝狭窄、马尾和神经根受压，从而产生神经症状；同时由于局部失稳，腰部肌肉、关节囊、韧带劳损，弹性下降，出现局部的疼痛，活动受限。但是脊椎滑脱的严重程度与临床症状的轻重并不完全成正比。

【临床表现】

本病早期常无任何症状，20~30岁以后逐渐产生慢性腰痛，疼痛多为间歇性，一般症状不重，长时间站立、负重及过度活动后症状加重，平卧休息后可缓解，但是疼痛反复发作之后可以逐渐加重。随着病程的不断发展，峡部断裂后腰椎不稳，刺激关节突关节增生，压迫神经根，也可以压迫硬膜囊和马尾神经而产生马尾神经症状，出现鞍区麻木、大小便失禁，甚至不全瘫等表现。

【诊断与鉴别诊断】

（一）诊断

1. 病史　患者可能有腰部外伤或劳损史，发病时间长短不一，症状程度不一，可能由于某种姿势诱发加重。

2. 症状和体征　脊椎滑脱多见于腰四、五节段，单纯椎弓峡部裂早期常无任何症状，20~30 岁以后逐渐产生慢性腰痛，疼痛多为间歇性，一般症状不重，长时间站立、负重及过度活动后症状加重，平卧休息后可缓解，但是疼痛反复发作之后可以逐渐加重，直至保守治疗难以缓解。部分无症状患者仅在体检 X 线检查时偶然发现。随着病程的不断发展，峡部断裂后腰椎不稳刺激关节突关节增生，压迫神经根，也可以由于椎管容积下降、神经根管狭窄，使脊髓、神经根受到刺激产生机械性压迫及水肿，出现一侧或双侧下肢的放射痛。同时患者还可合并腰椎间盘退变、椎体退变，出现腰部畸形、活动受限；刺激马尾神经产生症状，出现鞍区麻木、大小便失禁，甚至不全瘫的表现。临床体检可见局部叩击痛、深压痛，腰部生理前凸加大，臀部后凸，腹部下垂，局部棘突间可触及台阶样变化，棘突及其上下韧带有压痛，压迫马尾神经根产生症状者可出现鞍区感觉减退，下肢肌肉肌力下降，大、小便功能障碍等。

3. 影像学检查

（1）X 线检查　包括前后位、侧位和左右 45°斜位片，其中前后位片可以显示椎间隙的改变，椎弓根区结构紊乱，密度不均；侧位片可清楚显示峡部裂的裂隙并可以观察上位脊椎向前滑脱的程度。根据梅亚丁分型（Meyerding）可以分为 4 度。其方法是将下位椎体上缘分为四等分：上位椎体相对于此向前移动 1/4 者为 Ⅰ°，再向前移动 1/4 者为 Ⅱ°，再向前移动 1/4 者为 Ⅲ°，再向前移动 1/4 者为 Ⅳ°。左、右 45°角斜位 X 线片可以清楚显示椎弓峡部裂隙，正常的斜位片投影，可以见到椎体附件形似猎狗，头为同侧横突，耳部为上关节突，狗眼为椎弓根的横断面，颈部为峡部，狗身为椎板，前、后腿为两侧下关节突，尾部为对侧横突。峡部不连时，"狗颈"部呈现带状裂隙，俗称"狗脖子"戴项链，为脊椎滑脱典型征象之一。

（2）CT 和 MRI 检查　可了解椎间盘退变情况、椎管或侧隐窝狭窄程度、硬膜囊是否受压等情况，有助于选择合理的治疗方法。

（二）鉴别诊断

1. 真性滑脱与假性滑脱　假性滑脱多由于退变引起，患者年龄偏大，老年患者居多。神经根受压症状多由退变导致的骨赘、增生等引起，滑脱一般不超过 Ⅰ°。真性滑脱是由于椎弓峡部裂或者椎弓根断裂导致，症状较为严重。二者通过影像学检查可以鉴别。

2. 腰椎间盘突出症　临床上出现腰痛及一侧或两侧根性坐骨神经痛症状，与椎弓峡部裂、脊椎滑脱很相似。但是通过影像学检查不难鉴别。

【治疗】

（一）非手术治疗

绝大部分椎弓峡部裂的患者采用非手术治疗，临床症状可以得到缓解，可以保证患者腰部的功能和生活质量，具体治疗方法有：卧床；避免剧烈活动或者过度劳累；腰部支具治疗，通过支具，可以辅助固定腰部，预防进一步滑脱，缓解局部症状；局部理疗、热敷、外用中药、手法治疗；口服镇痛药、神经营养药、局部肌松药、强筋健骨药物；腰背肌肉功能锻炼等。

（二）手术治疗

手术的目的在于复位滑脱、减轻神经根及脊髓受压、恢复脊柱稳定。手术适用于经过非手术治疗无效的患者；症状进行性加重者；有明显神经根或马尾受压症状和体征者；滑脱严重的患者；进行性腰痛，严重影响生活工作者。手术方法包括：单纯稳定手术，单纯椎板减压、神经根管减压，减压、复位后椎弓根钉固定，减压、复位后椎弓根钉固定加椎间融合术等。

【预防与调护】

患者平时应避免腰部超负荷及剧烈运动，加强腰背肌的功能锻炼，可达到减轻发作时的症状、减少发作频率、降低手术可能的目的。

五、脊柱侧凸畸形

脊柱侧凸畸形是指脊柱某一节段偏离正常中线，向一侧偏移，同时伴有椎体旋转形成的一侧凸出或者一侧凸出、一侧凹陷的脊柱畸形。脊柱侧凸可以随着患者年龄增长，出现畸形逐渐加重，严重者可并发呼吸、循环、消化系统等一系列症状，严重影响患者的生长发育和生活质量。

【西医病因病理】

（一）病因

本病可由于神经、肌肉功能异常，或继发于全身骨骼疾病、肿瘤、脊柱结核、外伤等病变。具体原因可能有：坐姿不正、腰椎间盘突出症神经根受激惹、脊髓肿瘤、腰肌痉挛、下肢不等长等。脊柱侧凸畸形可以根据病因分类，分为特发性脊柱侧凸和先天性脊柱侧凸，其中特发性脊柱侧凸又可分为幼儿特发性脊柱侧凸、儿童特发性脊柱侧凸、青少年特发性脊柱侧凸。

1. 先天性脊柱侧凸　可能由于胚胎发育过程中，接触到有毒、有害物质，使椎体处于不良发育环境而致病。目前还没有足够的证据证明是否与遗传因素有关。

2. 特发性脊柱侧凸　可能由于遗传因素、继发神经系统疾病、骨骼生长发育异常、力学结构改变、不良生活方式等原因导致。根据 King 分型，可分为 5 型；Ⅰ型为"S"型双弯，腰弯大于胸弯且柔软度较差，胸弯与腰弯曲线均越过中线，双弯在脊柱中线交叉；Ⅱ型为"S"型双弯，胸弯与腰弯曲线均越过中线，双弯在脊柱中线交叉，胸弯大于腰弯，胸弯的柔软度小于腰弯；Ⅲ型为单侧胸弯，腰弯极度柔软且不越过中线；Ⅳ型为长弧度胸弯，顶椎在胸段但下终椎在腰段；Ⅴ型为结构性双胸弯，通常上胸弯凸向左而下胸弯凸向右。

其中，幼儿特发性脊柱侧凸是指 3 岁以下的脊柱向侧方弯曲患者，男性多于女性、胸椎多于颈腰椎。儿童特发性脊柱侧凸是指 4~10 岁的患者，女性多于男性；青少年特发性脊柱侧凸是指 10 岁以后至发育成熟以前发生的脊柱侧凸。

（二）病理

脊柱侧凸程度与旋转程度可以随着患者生长发育的不断完成和侧凸病变的不断进展而发生变化。最终侧弯的严重程度取决于凹侧和凸侧的生长发育能力，凹侧强于凸侧则侧弯减轻，凸侧强于凹侧则侧弯加重，两侧一致则发展趋于停止。

脊柱侧凸是由数个椎体排列形成一条异常的曲线形成侧凸畸形。侧凸畸形是主要病理变化，首先出现的某一部位弯曲称为主曲线，为了维持重心平衡和头部的正中位置，可以出现病变部位上下节段相反方向的代偿性弯曲，称为代偿性曲线。最后脊柱表现为"S"形曲线。曲线范围内的凹侧椎间隙变窄，凸侧椎间隙变宽，同时经常伴有椎体的旋转畸形。旋转畸形是脊柱结构变化的重要表现，也是区分结构性弯曲与非结构性弯曲的主要依据。其中结构性弯曲侧凸存在脊柱结构的畸形，卧位或牵引下侧凸不能完全消失。非结构性弯曲侧凸多为姿势性、代偿性，侧凸不伴有脊柱本身结构的改变，通常在悬吊或反向侧屈姿势下畸形可获矫正。

椎体可在冠状面和矢状面上呈楔形变，造成脊柱侧凸，有时伴有后凸，椎体在凸侧增大，常向凸侧旋转。凸侧椎弓根变长，横突及椎板隆凸，使胸腔凸侧变狭窄。凹侧椎弓根变短变小，椎板较凸侧小，棘突向凹侧倾斜随着椎体旋转转向凸侧，棘突随之转向凹侧，并随患者病情发展，凹侧的椎体、椎弓根和椎板发育均不良，椎体变成楔形椎，导致脊柱的旋转更为严重。胸椎侧凸可以出现一侧肋骨角向后侧突起，形成"剃刀背"畸形，肋骨间隙增宽、另一侧（凹侧）肋骨转向前方，肋骨间隙变窄，导致胸腔内容积变小，胸廓活动度下降，胸腔内脏器受挤压，生理功能受影响，主要表现为心肺功能下降。腹腔内脏器亦可以由于挤压出现功能障碍。随着侧凸畸形的持续发展，凹侧的肌肉、韧带、关节囊等将会发生挛缩，凸侧的肌肉、韧带、关节囊等被牵拉变长。随着脊柱侧凸病变的不断发展，可以继发病变局部退变，椎体边缘增生、脊神经受到牵拉或者压迫，出现神经功能障碍。

畸形节段中最早和首先发现的弯曲称为原发性弯曲。畸形最大的结构性弯曲为主弯。位于主弯的上方或下方，以维持身体的平衡状态，非结构性的弯曲为代偿性弯曲，代偿性弯曲形成的早期较为柔软，可以通过姿势矫正。侧弯中离开脊柱纵轴最远、旋转最重的一节脊椎称为顶椎；侧弯段的上、下两端倾斜度最大，椎间隙一侧宽、一侧窄，而另一椎间隙向反方向一侧窄、一侧宽的脊椎称为终椎，又称中立椎体。

【临床表现】

本病的主要症状是畸形、疼痛和继发性功能障碍。脊柱侧凸引起主要体征是外观畸形，双肩、双髋不等高，严重者可出现"剃刀背"畸形。由于畸形可引起内脏功能障碍，心肺功能不好，全身发育不良，躯干短小，体力弱，甚者出现神经受压症状。对于成年患者，由于脊柱局部功能失代偿，可以逐步出现继发性慢性腰痛，可以反复发作；随着局部退变的加重，逐渐出现程度不一的神经症状。

【诊断与鉴别诊断】

（一）诊断

本病的诊断并不困难，但是由于病变程度差异较大、临床症状轻重不一，应当通过准确的诊断来判断需要采用何种治疗方法。

1. 病史　患者通常以不同程度的脊柱侧凸畸形就诊。在幼儿或者青少年，就诊意愿以矫正畸形为主要诉求；对于中老年患者，大多以解决脊柱侧凸畸形带来的反复慢性腰腿痛等症状为主要诉求。在诊治过程中应当了解患者的发病过程、畸形发展速度、患者发育情况、治疗的经过、家族遗传病史等。

2. 症状和体征　不同的患者有一种或者几种临床症状和体征，应当配合体格检查和相关影像学检查。

3. 脊柱形态检查　直立位观察脊柱大体形态，棘突及椎体有无侧弯、旋转。同时要观察两侧肩胛骨是否在同一水平、形态是否一致；两侧胸廓是否对称；两侧臀部是否大小相等；骨盆两侧高度是否一致；双下肢是否等长。以上因素均有可能导致脊柱形态变化，出现侧凸，从

NOTE

而影响对局部畸形性质的判断。

4. 脊柱活动度检查 患者站立，两足并拢，观察脊柱前屈、后伸、侧屈、旋转的角度；观察在活动过程中脊柱畸形变化的情况，判断脊柱僵硬情况，是否属于结构性侧凸；同时还可以观察胸廓变化的情况及胸廓畸形的严重程度。

5. 影像学检查

（1）**X 线检查** 包括脊柱正侧位脊柱全长片、骨盆片、脊柱左右侧弯片。脊柱全长片观察侧凸的弧度以及椎体旋转情况，包括原发性侧凸及代偿性侧凸；左右侧弯片可以评估脊柱僵硬程度；骨盆片可以通过髂嵴骨骺来判断患者的骨骼发育程度，可以更好地判断脊柱侧凸的进一步发展趋势。

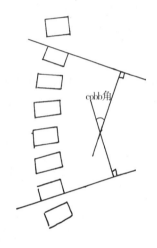

图 8-7 Cobb 角示意图

脊柱侧凸度数的测量通常采用考勃（Cobb）法，首先确定脊椎的终椎，每个曲线有上、下两个终椎，终椎确定后，自上终椎的上缘和下终椎的下缘各划一条关节面线，再在这两线各划一条垂直线，相交之角的度数即为曲线的度数（图 8-7）。脊柱旋转度需要利用棘突与椎体侧缘的关系来判断，共分为 4 度：脊柱无旋转时，两椎弓根对称与椎体边缘的距离相等为 0 度；椎弓根移离凸侧，靠近凹侧的椎体边缘为Ⅰ度；凸侧椎弓根靠近中线，另一椎弓根位于凹侧椎体边缘为Ⅱ度；凸侧椎弓根位于中线，凹侧椎弓根消失，为Ⅲ度；凸侧椎弓根超过中线，凹侧椎弓根消失则为Ⅳ度。骨骼发育成熟程度可以通过 Risser 征来判断，表现为髂嵴的骨化程度不一，发育过程中髂嵴由髂前上棘逐渐移向髂后上嵴骨化，可以将髂嵴分成四等分，骨骺向后发育至 25% 为Ⅰ级；50% 为Ⅱ级，75% 为Ⅲ级，发育到髂后上嵴为Ⅳ级，骨骺与髂骨融合为Ⅴ级，此时标志人体骨骼发育基本成熟。

（2）**CT 检查** 可以评估胸廓畸形程度、椎管变化情况、椎弓根畸形程度等。

（3）**MRI 检查** 可以了解脊髓是否有相关病变。

6. 其他检查 对于需要手术的患者，还需要根据病情进行神经功能的检查。具体包括病变局部皮肤浅表感觉、肌力、腱反射、括约肌功能检查。同时还可以进行神经肌电图检查，以判断神经受损情况。

（二）鉴别诊断

1. 姿势性脊柱侧凸 由于青少年平素不注意脊柱姿态，或者是长期处于特殊的工作姿势，导致脊柱出现侧凸畸形。这一类患者侧凸为柔软性侧凸，通过姿势矫正可以得到纠正。

2. 退变性脊柱侧凸 这一类患者为脊柱退变后，关节突关节松弛，椎间盘退变所致，多见于老年患者。

3. 脊柱结核 脊柱结核出现椎体破坏后，可以出现脊柱侧凸畸形。这一类患者可以有结核病的相关阳性指标。同时影像学征象可以提示脊柱结核。

【治疗】

本病的治疗旨在矫正畸形，预防畸形进展，改善外观和心肺功能，消除心理障碍。

（一）非手术治疗

脊柱侧凸患者当中绝大部分不需要进行特殊的治疗，而有症状的患者当中，又仅有少数需要手术治疗，多数患者可以选择非手术治疗。治疗方法包括功能锻炼、矫形支具、镇痛药物、局部用药、推拿、理疗等。非手术治疗脊柱侧凸需要一个长期的过程，需要患者家长、患者、医生三方密切合作方可达到满意疗效。但是仍需明确，保守治疗后仍有部分患者需要手术治疗。对于保守治疗的患者，需定期复查。

1. 对症治疗 脊柱侧凸可导致局部疼痛及下肢症状，这一部分患者以中老年人为主，经过长期的适应，已经接受了脊柱侧凸的外观畸形。但是随着继发性退变的不断发展，逐渐出现腰腿痛、马尾神经功能障碍等临床症状。这一部分患者多没有手术意愿，治疗的目的在于缓解临床症状。可根据患者情况施与功能锻炼、矫形支具、镇痛药物、神经营养局部用药、推拿、理疗等方法，可以不同程度地缓解临床症状。

2. 功能锻炼 通过有针对性的局部功能锻炼，可以增强局部肌肉力量，延缓因局部肌肉无力、挛缩导致的脊柱侧凸畸形进一步发展，减慢发展速度，降低畸形程度。20°以下的特发性脊柱侧凸的治疗，主要采用功能锻炼和端正不良姿势。

3. 矫形支具治疗 矫形支具可以有效减缓畸形的发展速度，尤其是柔软性脊柱侧凸。支具的使用需要一个长期的坚持过程，在此期间需要家长进行监督，同时与矫形医生保持联系，不断调整支具的形态、大小。即使日后需要手术的患者，通过支具的使用，可以降低手术率及手术难度。

4. 推拿治疗 通过推拿手法的不断调整，可以松解凹侧软组织挛缩，增强肌肉力量，在一定程度上纠正侧凸畸形。

5. 药物治疗 药物治疗的目的是缓解患者疼痛等临床症状，可以选择使用镇痛药及神经营养药。

（二）手术治疗

矫形手术是对脊柱侧凸进行性畸形和严重畸形患者的最终治疗方法，患者骨骼发育成熟后即可采用手术治疗。对于需要手术治疗的患者需要严格掌握手术适应证，通过手术治疗，可以部分矫正畸形，稳定侧弯，减轻畸形程度，重建或保持脊柱力学结构平衡，保护或者改善肺功能，减少疼痛。

1. 手术适应证 对于非手术治疗后症状仍然明显的患者，严重畸形（Cobb 角>50°）、生长期儿童畸形不断发展、胸椎前凸畸形、外观严重畸形的患者，则可以进行手术治疗。

2. 手术方法 最常用的手术入路是脊柱后路入路，手术需要进行凹侧软组织松解，使用特殊的内固定物进行畸形矫正，甚至切除部分椎体，最后通过后路的融合来完成畸形的矫治。脊柱侧凸畸形手术治疗的成功率不断提高、疗效得以保障，主要取决于手术技术的提高、内固定器械的不断成熟。目前常用的矫形内固定器械包括：多钩节段内固定、椎弓根钉内固定两类。融合的方法有椎间融合、关节突关节融合等。

3. 手术并发症 脊柱侧凸手术当中难免并发神经损伤，故在手术当中进行神经功能检测是必需的。此外，还有可能并发感染、肠梗阻、肺不张、气胸等问题。后期甚至可能出现内固定失败导致手术失败的风险。

NOTE

【预防与调护】

脊柱侧凸症患者应当在疾病早期定期观察畸形发展的程度，通过动态观察决定是否需要手术；同时早期的非手术治疗干预，可以减轻畸形程度，最大限度地保留正常功能，减少并发症，降低致残率，应当引起患者及家长的重视。

第五节　全身性骨关节发育异常

全身性骨关节发育异常是指骨和软骨发育代谢紊乱的疾病。患者可以在出生前或者出生后，甚至在生长发育过程中，才逐渐出现症状和体征；这类疾病大多与基因、遗传相关，导致生长发育障碍，由此造成全身性骨关节发育异常。

一、成骨不全症（脆骨病）

成骨不全症是一种较为常见的遗传性骨疾病，在临床上以骨质异常脆弱，常因轻微外伤而发生骨折为特征，也称脆骨病。本病是一种全身性疾病，除骨组织发生病变外，还可以累及内耳、巩膜、肌腱、韧带、皮肤等结缔组织。

【西医病因病理】

本病与家族遗传有关。其发病机制为合成Ⅰ型胶原纤维的基因突变，造成正常胶原的合成量减少，成骨细胞数量不足，软骨内化骨只能正常进行软骨钙化的阶段而不能形成骨质，干骺端钙化的软骨脆弱，特别容易形成骨折，骨折后虽能形成骨痂，但很稀少，多为软骨组织并伴有广泛坏死，容易出现骨折迟缓愈合、不愈合或畸形愈合。

【临床表现】

本病的临床表现复杂多变，患者可因轻微外伤导致骨折就诊，骨折可以反复多次出现。本病在临床当中常分为4型：Ⅰ型典型表现为蓝色巩膜、听力障碍、骨质脆弱，合称"脆骨三联症"；Ⅱ型婴幼儿常见，可在围产期或是出生后1年内死亡；Ⅲ型临床常见，表现为重度骨质疏松，"脆骨三联症"表现不典型；Ⅳ型则无蓝色巩膜表现。

【诊断与鉴别诊断】

（一）诊断

1. 症状和体征　患者表现为脆性骨折，儿童期即可发病，成年后减少，老年后再次发生。

2. X 线检查　表现为骨密度减低、骨皮质变薄、反复骨折等征象。

（二）鉴别诊断

本病需与骨软化症相鉴别。骨软化症患者骨质疏松程度较轻，发病时已成年，无家族病史。

【治疗】

本病可以使用降钙素、二磷酸盐等治疗，其中以二磷酸盐疗效确切，可增加骨密度，降低骨折发生率。如果发生骨折，可按常规骨折治疗方法处理。对于反复骨折的继发畸形，可采用支具保护，稳定局部关节；对于畸形严重的患者，可行截骨矫形后固定。手术需常规配合药物治疗。

【预防与调护】

对于有家族遗传病史的人群，应当进行优生咨询；反复骨折的患者应当高度重视预防创伤导致骨折。

二、软骨发育不全

软骨发育不全是一种较常见的遗传性疾病，典型的临床表现为肢体短小性侏儒。

【西医病因病理】

本病的发病与遗传相关。已经证实，本病属常染色体显性遗传。其主要发病机制是软骨内成骨过程发生障碍，软骨细胞不能正常钙化与骨化，骨纵向生长受限；而膜内成骨则不受影响，骨干横向生长不受限，最终导致四肢长管状骨短而粗。颅底生长迟缓，而颅骨的其他部分发育正常，导致枕骨大孔狭窄。脊柱的高度常在正常范围，但椎体骨化中心较正常小，且软骨成分多，导致胸腰段出现后凸畸形与椎管狭窄。

【临床表现】

本病有典型的症状和体征，患者头大而圆，四肢短粗小，膝部畸形，手指短粗，脊柱的长度正常，腰椎生理前凸加大，腰椎椎管狭窄。成年患者可继发腰椎退变、椎间盘变性等，出现马尾神经或者脊髓受压表现。由于颅底发育迟缓，部分患者还会出现颈部脊髓受压的症状，有时伴有短颈畸形。双膝关节畸形导致患者中年以后骨关节炎症状明显。多数患者的智力正常。

【诊断与鉴别诊断】

（一）诊断

1. 症状和体征　具有典型的面容、身材、姿态及四肢短粗、四肢与躯干发育不呈比例、患者智力正常等临床表现。

2. X线检查　可明确诊断。表现为颅骨额骨突出，而枕骨大孔变小，骨盆较小，四肢长骨骨干短而粗，骨髓腔变窄，干骺端增宽。

3. CT和MRI检查　CT提示腰椎椎管狭窄。MRI可检查颅内情况。

（二）鉴别诊断

1. 克汀病　患儿智力差、愚钝，皮肤可出现黏液水肿；X线显示骨骼发育迟缓。

2. 佝偻病　患者可有方颅、串珠肋、鸡胸、膝内翻等表现，但四肢发育与躯干发育比例正常。

3. 垂体性侏儒症   患者身材矮小，但四肢发育与躯干发育成比例，X 线显示骨干短细，同时常伴有生殖系统发育不良。

【治疗】

目前本病没有根治的办法，临床可根据患者出现的神经症状、骨关节炎症状对症治疗。部分患者可采用肢体延长术纠正身高缺陷。

【预防与调护】

本病为遗传性疾病，怀孕前应当进行优生咨询，怀孕后应当通过产检筛选，做出产前诊断，预防本病的发生。

第九章 其他病症

第一节 异位骨化

异位骨化是指正常情况下非钙化组织发生新骨形成、关节周围软组织中出现成熟板层状骨的现象，包括继发于肌肉、骨骼损伤后的异位骨化，创伤后神经源性异位骨化及原发性进行性骨化性肌炎等。本病最常发生于髋、肘关节周围，尤其是人工关节置换或髋臼骨折术后。其他常见部位包括膝、肩关节周围及肱肌和股四头肌，也可发生于少见部位，如足部。病变位于关节囊外、肌肉纤维间的结缔组织内。脊髓损伤后的异位骨化一般位于神经损伤平面以下，可单侧或双侧发生。

异位骨化是西医学病名。中医学认为，本病是由于肢体损伤或手术后筋脉受损，血溢脉外，血瘀气滞，经脉不通所致。瘀血既是异位骨化发病的重要因素，又是病理产物，贯穿疾病始终。正如薛己在《正体类要》中指出："肢体损于外，则气血伤于内，营卫有所不贯，脏腑由之不和。"

【中医病因病机与西医病因病理】

（一）中医病因病机

损骨能伤筋，伤筋亦能损骨，筋骨的损伤必然累及气血，因经脉受损，气滞血瘀，则为肿为痛。《素问·阴阳应象大论》指出："气伤痛，形伤肿。故先痛而后肿者，气伤形也；先肿而后痛者，形伤气也。"

（二）西医病因病理

本病的病因及发病机制尚不明确，主要分为创伤性、神经源性及原发性3种常见类型和其他一些罕见的原因，如烧伤等。创伤后异位骨化可源于任何形式的肌肉骨骼损伤，如较常见的骨折、脱位、人工关节置换术、肌肉或软组织挫伤、创伤或手术后过早及过度功能锻炼。神经源性异位骨化源于脊髓损伤、闭合性颅脑损伤、中枢神经系统感染、肿瘤及脑血管意外等。原发性异位骨化则特指进行性骨化性肌炎，或称为进行性纤维发育不良性骨化、进行性骨化性纤维增殖症、进行性骨化性蜂窝织炎，为一种常染色体显性遗传病。其他原因的异位骨化可见于烧伤、血友病、镰刀细胞性贫血、破伤风、脊髓灰质炎、多发性硬化、中毒性表皮坏死等。

本病的发生需要成骨诱导物、成骨的前体细胞和允许成骨的组织环境，其形成与否取决于局部和全身多种刺激成骨和抑制成骨因素的平衡结果。异位骨化发生的四要素：①初始事件，最常见的是外伤导致血肿。这些外伤可以是很轻微的，甚至只是肌肉纤维的撕裂。②有信号从受伤部位传出，可能是某种蛋白，它来源于受伤组织的细胞或是到达受伤组织的炎性细胞。③间充质细胞，其可在信号的作用下分化为成骨细胞或成软骨细胞。④局部组织环境，如微血管功能紊乱、氧分压、pH 值和血流的变化。其中信号因子是最重要的环节，而骨形态发生蛋白是目前研究最多的一个。

本病早期的病理表现为局部肌肉组织变性、坏死、出血，伴大量纤维母细胞增生。成熟后出现典型的分层现象：内层包含大量增生未分化的间质细胞；中层为大量骨样组织和丰富的成骨细胞，可见较多的松质骨；外层有大量矿物质沉积，最终发展为致密板样骨，形成外壳，可见成骨细胞和破骨细胞。

【临床表现】

本病一般发生在伤后 1~6 个月，高峰在伤后 2 个月，也可发生在伤后多年。其临床表现最早出现于伤后 3 周，最晚可达伤后 12 周，20%~30% 的患者症状明显，如关节周围肿胀、皮肤发红、皮温升高等，最终出现受累区域疼痛和关节活动度变小，但只有 3%~8% 的患者发生关节强直；除了关节活动障碍，异位骨化的并发症还包括周围神经嵌压和压迫性溃疡。

【诊断与鉴别诊断】

（一）诊断

1. 病史　有外伤史或手术史。

2. 症状和体征　早期表现为关节周围疼痛、关节紧缩感、发热、红肿，逐渐加重出现关节活动受限，晚期可引起关节强直。甚至出现周围神经嵌压和压迫性溃疡的并发症。

3. 影像学检查

（1）X 线检查　可在骨化发生 4~6 周后明确诊断，典型表现为环形的骨化区伴随一个透光中心（图 9-1）。

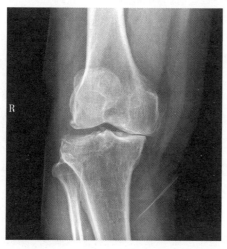 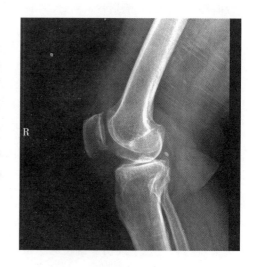

（1）正位片　　　　　　　　　　　　　　（2）侧位片

患者孙某，男，63 岁。诊断：右膝关节骨性关节炎

图 9-1　异位骨化 X 线表现

（2）CT 检查　可明确异位骨化的部位及与周围关节和肌肉的关系。

（3）ECT 检查　可在骨化开始的 2.5 周检测到骨化阳性，并帮助判断骨化的活动性及成熟程度。

（4）MRI 检查　本病在 MRI 上的表现在不同阶段呈现不同特点：①早期：T_1 加权像病变处与肌肉同等信号，T_2 加权像病变中心呈轻到中度不均匀高信号局灶影，密度比脂肪高，其周围组织广泛水肿，有时呈现低信号环状影。②进展期：T_1 加权像病变中心信号等于或高于与周围肌肉、病变周围出现低信号环。T_2 加权像病变中心出现极高信号，周围组织极度水肿并有完整的低信号环。③成熟期：T_1 加权像病变中心高信号，周围存在低信号环。T_2 加权像外周及中央均为低信号。这些特征表现并非在所有病例中均出现，只要 T_2 加权像出现环形低信号带，即可诊断。

4. 实验室检查　测定 24 小时尿前列腺素 E_2、血清碱性磷酸酶、肌酸磷酸激酶、血钙水平。24 小时尿前列腺素 E_2 升高提示应做进一步检查。血清碱性磷酸酶缺乏特异性，一般在伤后 2 周开始升高，10 周达到高峰，18 周后逐渐降至正常。

（二）鉴别诊断

1. 进行性骨化性肌炎　是一种先天性疾病，在纤维组织内有反复的发炎。每次发炎后，在肌腱和肌肉纤维间隔内发生骨化，所有横纹肌均可涉及。异位骨化往往是局限性的。

2. 骨肉瘤　是原发于骨组织的最常见的骨恶性肿瘤，其特点是恶性肿瘤细胞能直接生成肿瘤类骨组织。骨肉瘤在早期可将骨膜自骨面上剥离，并在其下产生反应性新骨。X 线检查表现为日光放射状改变或呈针状骨膜反应性改变，在肿瘤所掀起的骨膜和骨干连接处形成 Codman 三角区。当肿瘤穿破骨皮质进入软组织，X 线检查可显示为梭形、圆形、棉絮状或云片状界限不清的软组织阴影，逐渐在阴影内可出现不规则的肿瘤骨化区。

【治疗】

（一）非手术治疗

1. 中医外治　瘀血既是异位骨化发病的重要因素，又是病理产物，贯穿疾病始终。《素问·至真要大论》云："寒者热之，热者寒之……客者除之，劳者温之，结者散之。"《医宗金鉴·正骨心法要旨》云："消散虚凉肿痛，舒其筋骨，使气血调和，筋骨宽软。"治疗上应以活血化瘀、舒筋通络为治则，可选活血舒筋汤外洗。

2. 西药治疗

（1）非甾体类抗炎药　是目前公认的预防异位骨化形成的药物，其作用机制为通过抑制环氧化酶，阻止前列腺素的合成，从而改变触发骨质重建的局部炎症反应，并抑制间充质细胞向成骨细胞的分化。因为异位骨化的发生与炎症反应有关，故非甾体类抗炎药的应用应在术后第一天开始，对于疗程存在不同的观点，从 1~6 周均有应用。但此类药物主要副作用为胃肠道反应，可导致消化道出血。更重要的是系统用药后会阻止骨折愈合，对身体其他部位骨折的愈合不利。

（2）二磷酸盐类药物　可延迟异位骨化的形成。二磷酸盐是内源性焦磷酸盐类似物，与羟磷灰石有很强的亲和力，不仅能阻止磷酸盐晶体的生长和溶解，还可以调节免疫和抗炎症反应，其机制可能是干扰促炎因子，如 IL-1、IL-6 等。二磷酸盐的主要副作用是长期使用可导致骨质软化，且它只是抑制骨基质矿化，而非抑制骨基质形成，一旦停药，已形成的骨基质可继续矿化，形成"反跳性骨化"。

3. 放射治疗 可以有效防止异位骨化的形成，但不能减少成熟的异位骨体积。它的作用机制是通过改变快速分化细胞的 DNA 结构，阻止多能间充质细胞向成骨细胞的分化，从而抑制异位骨化的发生。大多数学者倾向于术后 24h 内单剂量 600~700cGy 照射来预防异位骨化形成。射线可以损伤细胞包括肌细胞，故影响组织愈合，对生育年龄的患者不适合。

（二）手术治疗

1. 手术指征 手术切除是异位骨化形成后导致严重关节功能障碍患者的唯一治疗手段。

2. 手术时机 手术的成功取决于对于患者和手术时机的选择，关键是对于异位骨化成熟度的判断。传统的办法是尽量延迟手术时机，不同病因的异位骨化手术时间表：创伤后 6 个月；脊髓损伤后 12 个月；脑外伤后 18 个月。理想的手术时机为：①无局部发热、红肿等急性期表现。②碱性磷酸酶正常。③骨扫描显示骨化成熟或接近成熟。

图 9-2 是图 9-1 右膝关节骨性关节炎患者行人工全膝关节置换术后半年膝关节正侧位片。

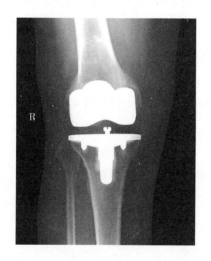
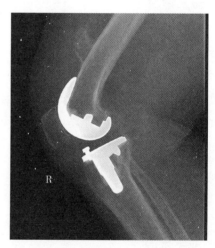

（1）正位片　　　　　　　　　　（2）侧位片

侧位片见股骨假体前上方异位骨化形成

图 9-2　右膝人工全膝关节置换术后半年膝关节正侧位片

【预防与调护】

1. 早期诊断，消除危险因素是防治异位骨化的有效方法。

2. 传统观点认为，一旦怀疑异位骨化，应尽量减少主、被动活动，因为活动有可能加重局部的充血水肿，使骨化加重。但过于严格的制动会诱发许多异位骨化并发症，如关节僵硬、压疮、下肢深静脉血栓等。因此，规律、适当的关节活动可以保持关节囊柔软，防止肌肉挛缩及其他并发症，有利于异位骨化患者的康复。同时动作切忌粗暴，活动应限制在无痛范围内。

3. 对于异位骨化的好发部位如肘关节和髋关节的创伤要早期及时处理。烧伤患者延长伤口闭合时间会增加异位骨化的发生率。

第二节　足部疾患

一、踇外翻

踇外翻是指踇趾偏离中线，向外倾斜超过正常生理性踇趾外翻角度，同时踇趾在纵轴上向外略有旋转畸形，是目前最常见的足病之一。本病女性发病多于男性，男女比例约 1∶40；可发生于任何年龄，尤以中老年妇女多见；可单侧或双侧发病，以双侧居多。本病畸形形成后，难以自行矫正，可在踇趾跖趾关节内侧骨性凸起处形成疼痛性滑囊即踇囊炎，影响穿鞋和行走，经常伴有其余足趾的畸形和前足痛等症状。

中医学无"踇外翻"这一病名，但在中医典籍中有对"骨离缝、筋出槽"疾病的记载。《医宗金鉴·正骨心法要旨》记载："若肿痛已除，伤痕已愈，其中……又或有骨节间微有错落不合缝者，是伤虽平，而气血之流行未畅……惟宜推拿，以通经络气血也。"又载："摸者，用手细细摸其所伤之处，或骨断……筋歪、筋正、筋断、筋走、筋粗、筋翻。"《伤科汇纂》亦云："大抵脊筋离出位，至于骨缝裂开绷，将筋按捺归原处……"

骨离缝在西医学中主要指以下情况：①两关节面之间的解剖关系发生轻度的偏移、旋转等错动移位。②关节内结构的位置发生微小的异常。筋出槽在西医学中指肌腱、韧带等软组织发生滑脱或解剖位置有所变化，是对损伤后肌肉附着点、肌腹、肌筋膜、韧带等软组织病理变化的统称。

【中医病因病机与西医病因病理】

（一）中医病因病机

1. 肾精亏虚　先天之精藏于肾，肾主骨生髓，肾脉起于足下而贯脊，故肾精不足，则不能濡养筋骨，脊骨痿弱，症见身伛偻而不能直立，足痿废而不能行走。

2. 肝血不足　肝主筋，肝血不荣，血不养筋，则筋腱痿弱；或外感邪毒或跌打劳损，致气血运行不畅，则出现局部肿痛，功能障碍，瘀阻经络筋脉，则筋腱挛缩。筋束骨，筋腱痿弱无力束骨，则易发生骨错缝、踇外翻畸形。

（二）西医病因病理

本病的发病原因至今仍未完全明了，有内因和外因两大方面因素，其发病实际是外因通过内因作用于足的一个过程。

1. 遗传因素　很多踇外翻患者都有家族病史，并且在年轻时就出现踇外翻畸形，遗传因素是踇外翻发生最主要的内在病因。

2. 穿鞋因素　穿鞋并不是引起踇外翻的唯一原因，但穿窄小、高跟的鞋被认为是引起踇外翻的重要外部原因之一。

3. 足骨性结构异常　足的某些骨性结构异常，如扁平足、第二跖骨过长、第一趾骨近节过长、第一跖骨内翻等，均可引起踇外翻。

4. 其他原因　外伤后处理不当、第二趾缺损、跖骨骨折畸形愈合、足部肌力不平衡、类风湿关节炎等，也可发生踇外翻畸形。

虽然踇外翻患者的发病原因各不相同，但都会经历一个从踇趾向外偏斜到随后出现各种病理改变的过程。其主要病理表现为：第一跖骨头内收、旋前及抬高；第一跖骨头内侧骨赘形成并发踇囊炎；第一趾外翻、旋前；籽骨外移；跖趾内侧关节囊松弛，外侧关节囊挛缩，踇内收肌腱与踇长屈肌腱外侧头挛缩；前足横弓减弱或消失，足底疼痛性胼胝体，前足增宽等。

【临床表现】

1. 疼痛　踇外翻患者常常是以踇趾的疼痛和踇外翻畸形就诊，约有70%的踇外翻患者合并有疼痛。踇外翻畸形形成后，难以自行矫正，可在踇趾跖趾关节内侧骨性凸起处形成疼痛性滑囊即踇囊炎，影响穿鞋和行走；严重者踇趾的跖趾关节可产生骨关节炎，引起疼痛。

2. 足部畸形　踇趾向足的腓侧倾斜过度，超过正常角度为外翻畸形。踇趾的跖趾关节轻度半脱位，内侧关节囊附着处反复受牵拉，可有骨赘形成。第一跖骨头的突出部分，因长期受到鞋帮的摩擦，局部皮肤增厚，可在该处皮下产生滑囊即踇囊炎。

3. 胼胝体　第二、三跖骨头跖面皮肤因负担加重，形成胼胝体。第二趾近侧趾间关节处背侧皮肤反复与鞋帮摩擦，可形成胼胝体或鸡眼。

【诊断与鉴别诊断】

（一）诊断

1. 病史　询问患者发病年龄、症状加重年龄，有无家族史、外伤史、手术史，踇外翻的形成是否与其他疾病有关。

2. 症状和体征　外观踇趾外展外翻畸形，可有踇囊处红肿、疼痛，胼胝体，穿鞋行走受限（图9-3）。

3. 影像学检查　足正位 X 线检查示：踇外翻角（第一跖骨长轴线与第一趾近节趾骨长轴线相交之锐角）>15°，或伴有第一、二跖骨间角（第一跖骨长轴线与第二跖骨长轴线相交的锐角）>9°（图9-4）。

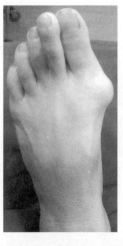

图 9-3　踇外翻畸形临床表现

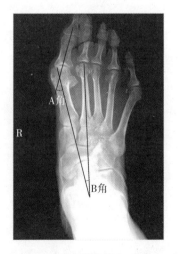

A 角：踇外翻角

B 角：第一、二跖骨间角

图 9-4　踇外翻 X 线表现

目前国内外尚缺乏蹈外翻统一的分型方法，国内学者根据 X 线测量结果及临床表现将蹈外翻畸形分 3 度：①轻度：蹈外翻角<25°或（和）第一、二跖骨间角<13°。蹈趾跖趾关节对合欠佳，蹈囊处疼痛。②中度：蹈外翻角在 25°~35°之间，或（和）第一、二跖骨间角在 13°~16°之间。蹈趾跖趾关节半脱位，可伴有跖骨头下胼胝体疼痛、锤状趾畸形等。③重度：蹈外翻角>35°，或（和）第一、二跖骨间角>16°。蹈趾跖趾关节脱位，可伴有其余趾跖趾关节脱位，伴跖骨头下胼胝体疼痛、锤状趾、叠趾畸形等。

国外学者根据 X 线测量结果及临床表现将蹈外翻畸形分为 3 度：①轻度：第一跖骨头内侧突出并有疼痛。蹈外翻角<30°，一部分畸形可由于趾间关节外翻引起，跖趾关节匹配，第一、二跖骨间角通常<13°，胫侧籽骨一般位于正常位置或有轻度移位。②中度：蹈趾外偏挤压第二趾，蹈趾一般有旋前畸形，蹈外翻角在 30°~40°，第一、二跖骨间角在 13°~16°，胫侧籽骨有明显脱位。③重度：蹈趾外偏挤压第二趾形成骑跨趾，蹈趾有中重度旋前畸形，蹈外翻角>40°，第一、二跖骨间角>16°，第二跖骨头下形成转移性跖骨痛。胫侧籽骨脱位于跖骨头腓侧缘外。

（二）鉴别诊断

1. 痛风　多累及第一跖趾关节，发病时关节可以红肿热痛，缓解时则症状消失，一切恢复正常，不留任何畸形。但晚期 X 线片上，骨端关节面有虫蚀样或穿凿样骨质破坏，并有痛风石形成。此外，痛风者血尿酸浓度增高。

2. 类风湿关节炎　女性多见，发生在前足部，也可出现蹈外翻畸形。类风湿关节炎除蹈外翻畸形外，常侵犯小关节，双侧对称性关节受累，有晨僵，软组织肿胀以关节为中心，呈梭形，30%~40%的患者可出现皮下结节。X 线所见受累关节附近普遍骨质疏松，类风湿因子阳性。

【治疗】

（一）非手术治疗

1. 运动训练　早期病变，疼痛较轻者，可采用非手术治疗，穿着前部宽大、跟高不超过 2.5cm 的鞋，按摩、扳动蹈趾向足内侧，在沙土上赤足行走，锻炼足肌，热敷，休息等。体操矫正蹈外翻也有一定的疗效，即在两侧第一趾上套橡皮带做左右相反方向牵引动作，每天 2 次，每次 5~10 分钟。

2. 矫形支具　减轻对骨突的压力和摩擦，也是行之有效的方法。使用矫形辅具，对于轻度畸形的患者，可用硅胶制作的顺趾垫放置于蹈趾和第二趾之间，减轻蹈外翻，缓解疼痛。也可使用夜间矫形夹板，将蹈趾固定于内翻位。对于较重的畸形，支具不能永久地矫正畸形，只能延缓畸形发展，缓解疼痛。

3. 痛点封闭　如果疼痛局限于蹈囊炎或跖趾关节，可行痛部穿刺排液，局部注入类固醇剂。

4. 中医外治　外用樟脑酊、红花油按摩足趾能改善血液循环，消肿止痛。中药外洗方可选用消肿活血汤、海桐皮汤等煎水熏洗患处。

（二）手术治疗

1. 手术指征　疼痛重者和保守治疗无效或反复发作者可考虑手术。

2. 手术目的　矫正蹈趾近端趾骨的外翻和第一跖骨的内翻畸形。矫正任何合并蹈外翻存在的前足畸形，如鸡眼、胼胝、锤状趾。

3. 手术方法 包括骨赘切除截骨矫形、软组织松解、肌腱移位改变动力。常见术式有：①远端软组织重建术。②跖骨头颈截骨术。③跖骨干截骨术。④跖骨基底截骨术。⑤内侧楔骨截骨术。⑥趾骨截骨术。⑦第一跖趾关节手术（包括关节成形术、关节融合术、人工关节置换术）。⑧微创矫治踇外翻手术等。

【预防与调护】

本病重在预防。

1. 减少行走或站立时间。

2. 穿鞋要宽松、舒适，鞋垫要垫厚，以减少对足的摩擦和刺激。避免长时间穿尖头高跟鞋是预防踇外翻的主要措施。

3. 经常充分活动足趾，可以增强足内肌的肌力，防止关节软骨损伤，延缓骨性关节炎的发生。

4. 一旦发现有轻微的大脚骨，就要及时进行矫正并尽量放弃穿尖头高跟鞋，每天用温水泡脚。

二、扁平足

扁平足是一种常见的足部畸形，又称平足症，是指先天性或姿态性导致足弓扁平，弹性消失，患足外翻，站立、行走时足弓塌陷，出现疲乏或疼痛症状的一种足畸形。平足不等于扁平足，也不是所有的平足都需要治疗。如果平足者合并疼痛等症状时，即被称为扁平足，才可能需要治疗。平足的人很常见，而平足症并不常见。

人体的足弓是由跗骨和跖骨形成拱形堆砌，并通过足底腱膜和韧带等弹性组织的收缩力和韧性共同形成的凸向上方的结构。足弓分为横弓和纵弓，横弓由各跗骨远端和跖骨近端组成，纵弓可分为外侧纵弓和内侧纵弓，外侧纵弓由跟骨、骰骨及第四、五跖骨组成，此弓曲度较小，弹性弱，主要起到承重的作用，以增加负重和支撑稳定；内侧纵弓由跟骨、距骨、足舟骨及内、中、外楔骨和第一、第二、第三跖骨组成，此弓曲度较大，弹性好，适于跳跃并具有缓冲震荡的作用。由于先天骨骼软组织发育不良或后天肌肉韧带力量训练不足，造成足弓塌陷，形成扁平足。

根据扁平足的形成特点，分为可塑性或称生理性扁平足、僵硬性或称病理性扁平足。可塑性扁平足是指在站立时，体重的负荷使跟骨外翻，内侧纵弓降低或消失，而足在非负重状态下足弓正常。这种扁平足多是由于足底脂肪较厚，肌肉韧带力量不足形成的，在婴幼儿较常见。成人后天性扁平足多为病理性扁平足，其特点是患者的足部结构畸形不能复位，故称为僵硬性扁平足。

【西医病因病理】

（一）病因

本病可由于先天遗传或后天因素而发病。

1. 先天因素 由于足骨、韧带或肌肉先天性发育异常所致。包括以下几个方面：①足舟骨结节过大。②足副舟骨或儿童骨骺未融合，致胫后肌附着处变薄弱。③第一跖骨较短，足底负重时，其他跖骨负重过多。④跟骨外翻。⑤垂直距骨。⑥先天性足部韧带、肌肉松弛。⑦跟骨、舟骨之间有骨桥连接。

2. 后天因素　①慢性劳损：双足长期负重站立、体重增加、长途跋涉过度疲劳等，都可导致维持足弓的肌肉、韧带、关节囊、腱膜等软组织慢慢衰弱，后足弓渐渐变得低平。②足部受伤或长期卧床：由于缺乏适当治疗或锻炼，引起小腿和足部的肌肉萎缩、张力减弱，一旦负重时就会导致足弓逐渐下陷。③鞋子不合适：如鞋跟过高，会使身体重心长期前移，而相应的跟骨向前下倾斜，足纵弓遭到破坏。④足部骨病：如类风湿关节炎、骨关节结核等也可导致足骨变形，足弓扁平。⑤脊髓灰质炎后遗症：如胫后肌麻痹引起外翻扁平足，胫前肌麻痹引起尖足合并外翻扁平足。

（二）病理

足是人体负重、行走和吸收震荡的结构。为了行走和吸收震荡，足形成内、外两个纵弓和一个横弓，足弓由足骨、韧带及肌肉维持。疲劳或慢性劳损可以造成后天性平足，患者多为发育尚未完全的青少年，如长期站立、负重过多等，可引起足部韧带的劳损，足内、外在肌萎缩，继之使内侧纵弓降落。常见的是内侧韧带和跟舟韧带劳损，若过度牵拉后可以变长，使跟骨载距突与足舟骨间的距离变宽，导致距骨头下降，足内缘凸起。由于改变了足的正常结构，故引起足部疼痛等症状。此外，足部骨折畸形愈合（如跟骨及跗骨），胫前肌、胫后肌瘫痪，鞋跟过高等，都可以引起扁平足。足骨、韧带或肌肉先天性发育异常可造成先天性扁平足，引起足痛等症状。

【临床表现】

（一）症状和体征

1. 疼痛　通常位于足底内侧（后足后内侧疼痛），且于长期站立或行走后加剧，常可出现进行性加重的现象。偶尔疼痛也可位于踝关节外侧外踝附近。这是由于足弓塌陷造成后足外翻，继而腓骨与跟骨相撞击的结果。

2. 肿胀　关节外肿胀，以足舟骨结节处为甚。

3. 步态异常　患足疼痛及足弓塌陷可造成跑步甚至行走能力下降、步态异常，如外八字步态。可对身体的其他关节造成影响，如因患足的过度外翻及内旋，造成膝关节代偿性外翻及髋关节代偿性外旋等，继而可能引发膝、髋、下背等部位的疼痛和关节炎。

4. 关节僵硬　可见足踝部其他关节受累，如距下关节和跗横关节的柔韧性降低甚至僵硬。

（二）分类

关于扁平足有较多的分类，按不同的分类标准可分为可塑性（生理性）扁平足和僵硬性（病理性）扁平足、症状性和无症状性扁平足、先天性扁平足和获得性扁平足，以及小儿期扁平足、青少年期扁平足和成人期扁平足。还有人分为先天性扁平足和后天性扁平足，而后者又可分为松弛型和痉挛型。

【诊断与鉴别诊断】

（一）诊断

1. 病史　先天性扁平足患者常有家族史、先天性足骨畸形或外伤史。

2. 症状和体征　初期部分患者可无疼痛或不适，但多数患者常感足部酸痛、疲乏，负重时明显，休息后减轻，若病情发展，足弓发生塌陷。检查患足时可发现足纵弓低平，足跟外翻，前足外展，舟骨结节处向内侧凸出并有压痛，第一跖骨头及跟内缘可能有胼胝，患者鞋跟内侧磨损较多，用石膏粉印足底时可见足底完全着地。站立位载重线向内移位，正常双足平齐站立，下肢负重线应通过髌骨中线和踝关节中线，向下止于第一、二跖骨间隙；扁平足患者载重线内移，越出踝关节和足内缘的范围。

3. 影像学检查　站立位足正侧位 X 线检查可见舟骨结节完全塌陷，与载距突的距离增加，自跟骨结节底部至第一跖骨头底部做连线，并从舟骨结节至此连线做垂直线，其长度多小于1cm。主要在足侧位片测量足弓的角度改变。

（1）沿距骨、舟骨、第一楔骨及跖骨长轴中心画一条直线，再于舟骨中央画一条与其前后关节面相平行的直线，并与每一条线相交叉，通常足弓两条线呈直角相交。若病变或韧带松弛发生在距舟关节，舟骨、第一楔骨及跖骨中轴线与距骨中轴线相互不连续，并在足跖侧形成角度，距骨中轴经过舟骨跖侧 1/4 处；如果韧带松弛出现在舟楔关节，距骨中轴线则位于第一楔骨的跖侧，而与舟骨中心的垂线直角相交，当通过舟骨中心的直线向前后延长，均位于距骨和第一跖骨的跖侧时，表明距舟和舟楔关节均有韧带松弛。

（2）距骨跖屈角：沿足跖侧画一条水平线与距骨中轴线相交，正常值为 26.5°±3.5°，当距骨有跖屈畸形时，此角度增大。

（3）距舟背跖角：在负重的正位片上，沿舟骨远端关节画一平行线，再画一条距骨中轴线，两线相交所形成的内侧角称距舟背跖角，正常值为 60°~80°，此角>60°表明有距骨移位。

（二）鉴别诊断

当诊断因韧带松弛所致的原发性扁平足时，应仔细做好鉴别诊断，除外因副舟状骨畸形、第一跖骨短缩、先天性马蹄内翻术后并发的扁平足，还要排除神经肌肉性疾病如脊髓灰质炎所致的麻痹性扁平足及脑性瘫痪所致的痉挛性扁平足。根据发病年龄、详细的病史及体格检查、X线检查，多可做出正确的诊断。

【治疗】

（一）非手术治疗

1. 药物治疗　可服用健步虎潜丸等强壮筋骨药。局部酸痛或僵硬者用海桐皮汤或八仙逍遥汤局部熏洗。

2. 手法治疗　主要恢复距舟关节的正常位置，对畸形明显的扁平足，可用手法予以矫正。患者平卧位，先在踝前部及小腿下部做按摩及轻轻摇晃踝关节，然后术者左手握住足跟部，右手握住足前部，为便于用力，可将患足跟部顶于术者大腿作为支点，尽力将患足内翻，可闻细微的软组织撕裂声，局部有疼痛。此时，术者两手仍需握住跟部及足前部，尽量保持内翻位。同时用硬纸板绷带或石膏将患足固定于内翻位。由于长期处于畸形位置，患足仍有继续外翻的趋势，可教给患者经常用手将足内翻。术后 3 日可再做一次手法矫形。在治疗期间，要严格禁止患足行走，3 周后畸形若有改善，可穿矫形鞋逐步恢复行走。

轻型扁平足不需手法治疗，要避免负重过多或站立过久，症状轻微者可用平足鞋垫，以利于维持正常的足弓。症状较重者可长期穿用平足矫形鞋，矫形鞋内置平足鞋垫。合适的矫形鞋可使跟骨略呈内翻位，使足的负重力线比较正常。

（二）手术治疗

若非手术治疗不能解除疼痛，且影响负重行走和穿鞋的中、重型扁平足，患者年龄 > 10 岁者，则是手术治疗的适应证。

手术治疗方法有肌腱移位、韧带紧缩等软组织手术，也有跗间关节融合、三关节固定和跗骨截骨等骨性手术。但是，单纯软组织手术、单个跗间关节融合术因疗效不好，已被摒弃。目前多倾向于软组织和骨性手术联合应用，其疗效则明显提高。通常依据 X 线片测量，确定足纵弓下降的部位后，选择手术方法。

【预防与调护】

扁平足是可以预防和纠正的，矫正操是行之有效的预防方法。要避免肥胖，合理利用足弓，加强体育锻炼，使足肌及韧带发达，重点训练胫前肌、胫后肌、屈趾长肌和足肌。

1. 经常用足底外缘练习行走和跖屈练功。

2. 双足尖向内足跟分离，经常在温水中泡足，用足趾抓夹放在水中的小卵圆石。

3. 9 个月以内的婴儿不应过早练习走路，因足弓尚未形成，体重压在足部，容易使足弓负荷过重而导致扁平足。

4. 劳累后要及时休息，青少年的运动量要控制，及时避免过久站立、行走，尤其是过多负重行走。

5. 鞋子的形状大小一定要合适、宽松，鞋底不滑，鞋尖不窄，鞋跟宽而不高，以保持足部正确姿势，有利加强足部支持重力。扁平足患者不要穿没有鞋跟的平底鞋，青少年不宜穿鞋底厚的鞋，女孩子不宜穿高跟鞋等。

第三节 大骨节病

大骨节病是一种病因尚不明确的地方性、慢性、变形性骨关节病，又称矮人病、算盘珠病或柳拐病。

本病主要侵害生长发育期的儿童，病变表现为软骨细胞发育停滞、变性、坏死、溶解、消失，进而导致软骨、骨生长发育障碍，关节增粗、疼痛、活动受限等，严重者骨骺早闭、化骨障碍、管状骨长径发育停止，致身材矮小，终身残疾（称为短指肢畸形）。成人大骨节病是儿童发育期大骨节病变晚期修复后遗的畸形关节病，常见受累部位依次为手、腕、踝、膝及髋部，肘、肩、脊柱及骨盆相对少见。在我国，本病主要发生于黑、吉、辽、陕、晋等省，多分布于山区和半山区，平原少见。

【中医病因病机与西医病因病理】

（一）中医病因病机

本病属于中医学"痹证"范畴，但因其病情顽固，久延难愈，且疼痛遍历周身多个关节，与中医古籍所载的"骨痹""骨痿""顽痹""鹤膝风"等病证相似。《济生方·痹》指出：

"皆因体虚，腠里空疏，受风寒湿气而成痹也。"《素问·评热病论》亦云："风雨寒热，不得虚，邪不能独伤人。"这均说明本病是由内外因共同导致。

1. 肝肾亏虚 痹痛之病变部位在筋骨、关节，《中藏经》云："骨痹者，乃嗜欲不节，伤于肾也。"这说明骨痹与肾脏受损有关。肾主骨生髓，肾气不足，骨失所养，骨质痿软，轻微劳作即可引起软骨、软骨下骨的损伤及病变。肝肾同源，肾气虚则肝气亦虚，肝虚则无以养筋以束骨利关节，肝主筋，膝者筋之府，肝气虚则膝痛。肝肾精亏，不能濡养温煦筋骨，使筋挛骨弱；留邪不去，瘀血逐渐形成，使痹证迁延不愈，最终导致关节变形，活动受限而发病。

2. 脾肾阳虚 脾居中焦，主运化、升清和统血，主四肢肌肉，为后天之本，气血生化之源。脾阳不足，则温煦无力，运化失职，不仅影响肾精肝血之补充，使筋骨血脉失于温养，水湿不化，湿浊内聚，痰饮内生，流注四肢关节，引起关节疼痛、重着、肿胀等。

3. 风寒湿邪侵袭 《素问·痹论》云："风寒湿三气杂至，合而为痹。"湿性重而黏腻，"湿盛则肿"，其发为痹，沉着麻木，痹而不仁，蕴而化热，则发为湿热，其病处红肿热痛。若与风寒相结，游走周身，涩滞经脉，则疼痛难忍。《素问·痹论》云："所谓痹者，各以其时，重感于风寒湿之气也。"各以其时指五脏气旺的季节，肾气旺于冬季，寒为冬季主气，冬季感受三邪，肾先应之，故寒气伤肾入骨，使骨重不举，酸楚疼痛，久而关节变形，活动受限，形成骨痹。

4. 邪毒内蕴 王冰注《素问·五常政大论》云："夫毒者，皆五行标盛暴烈之气所为也。"邪毒流注骨节，滞留筋骨经络，邪毒不除，以致气虚血瘀，经络阻滞不通，关节肿大，不通则痛，发为本病。

（二）西医病因病理

1. 病因 本病的病因不明，目前国内外主要有 3 种病因学说。

（1）生物地球化学说 认为本的发生与特定的地理生态环境有关，是由一种或几种元素过多、不足或不平衡所引起。早期曾认为与水及土中钙少、锶多、钡多有关。20 世纪 70 年代，我国学者发现环境低硒与本病关系密切，并逐渐发展为硒缺乏或低硒学说。一些调查表明，病区与非病区人群的发硒界限值为 200ng/g，也有学者认为是 110ng/g。流行病学调查显示，硒与大骨节病 X 线患病率呈负相关，病区补硒后能降低儿童大骨节病的新发率，促进干骺端病变的修复，防止病情恶化。

（2）饮水中有机物中毒学说 认为大骨节病是病区饮用水被植物分解残骸或腐殖质污染，导致人体发生的一种慢性中毒性疾病。其中有机物主要是指自然腐败的分解产物阿魏酸、对羟基桂皮酸、黄腐酸等。

（3）粮食真菌毒素污染及其毒素中毒假说 认为病区谷物被某种镰刀菌及其所产生毒素和代谢产物污染并形成耐热的毒性物质，居民因食用含有此种霉菌与毒素的食物而发生大骨节病。1932～1945 年间苏联学者认识到病区粮食是致病因子进入人体的主要载体，谷物在收割、脱粒、晾晒、储存过程中被真菌污染，在潮湿条件下孳生产毒进入人体导致大骨节病，进而又提出大骨节病是病区的小麦由于尖孢镰刀菌污染及其产生的毒素选择性地损害发育中软骨内化骨型骨骼而导致的一种食物性镰刀菌中毒症。尽管已经表明镰刀菌毒素与大骨节病的发生可能有一定的联系，但仍有许多问题需要进一步研究。

2. 病理　本病主要累及软骨内成骨的骨骼，特别是四肢骨，表现为透明软骨的变性坏死及伴随的吸收、修复性变化，软骨细胞常见凝固性坏死，细胞核固缩、碎裂、溶解消失后，残留红染的细胞影子。骺板软骨的坏死主要发生于肥大细胞层，重者可贯穿骺板全层，骺板深层发生坏死后，该部由干骺端来的血管不能侵入，正常的软骨内成骨活动停止，但坏死灶上方存活的增生层软骨细胞还能继续增生、分化，使骺板的这一局部增厚，最终导致骺板提前骨性闭合，造成短指（趾）或短肢畸形。关节软骨的病变，深层成熟中的软骨细胞受累坏死，形成裂隙或囊腔，在重力和摩擦等机械作用下，其表层软骨组织每易成片剥落，形成关节游离体，而局部关节面则留下大小不等的溃疡。

【临床表现】

本病常在不知不觉中起病，患者初期可能自觉疲乏无力，皮肤感觉异常（如有蚁走感、麻木感等），肌肉酸麻、疼痛等。在关节明显变大、出现短指（趾）畸形之前，其症状、体征多缺乏特征性，如关节疼痛、指末节弯曲、弓状指、杵状指等。后期表现为关节增粗、关节活动障碍、关节摩擦音、关节游离体、骨骼肌萎缩等。

【诊断与鉴别诊断】

（一）诊断

1. 病史　主要见于流行病区的青少年和儿童，而在病区居住过多年的成人也可患本病。

2. 症状和体征　儿童发病者畸形严重，体型矮小，呈侏儒状，有关节疼痛、指末节弯曲、弓状指、杵状指、关节摩擦音等。本病对患者智力、生育力、寿命并无影响，也无遗传。

3. X线检查　通过X线表现，大骨节病可分为4型：干骺型、干骺骨骺型、骨端型和骨关节型。

（1）干骺型　以干骺端改变为主，包括临时钙化带变薄、模糊、中断、消失，干骺端出现凹陷、硬化等。

（2）干骺骨骺型　除上述干骺端变化外，骨骺也有变化，如骨骺常呈锥状或有凹陷。

（3）骨端型　以骨端改变为主，包括骨性关节面模糊不整、变薄、中断、凹陷变形、硬化甚至碎裂等。多发生于学龄儿童至青春期以后年龄段，反映关节软骨深层坏死继发的骨质改变。

（4）骨关节型　见于骺线闭合、骺板软骨消失之后，包括骨关节面的严重破坏、凹凸不平、增生硬化、骨刺形成、骨质碎裂、囊性变、骨端粗大畸形等改变。常累及多关节，X线所见类似退行性（增生性）关节病，是本病的晚期表现。

4. 实验室检查

（1）碱性磷酸酶　在没有明显肝、肾等脏器损害的情况下，活性升高。碱性磷酸酶主要来自骨骼，反映成骨细胞功能。

（2）尿中羟赖氨酸　尿中羟赖氨酸明显增高，且随X线所反映的病情加重而上升。

（3）尿中硫酸软骨素　尿中硫酸软骨素的排泄量升高，反映软骨基质的分解增多。尿中硫酸软骨素的硫酸化程度降低，用醋酸纤维素薄膜电泳法查出患者尿中硫酸软骨素的电泳迁移率明显变大，说明尿中硫酸软骨素的分子量变小。

（二）鉴别诊断

临床上需与本现病鉴别的疾病主要有两类，一类是引起关节粗大、疼痛的疾病；一类是引起软骨内成骨障碍、短肢畸形、身材矮小的疾病。鉴别时主要应掌握各自疾病的特征，以及大骨节病有地区性等特点。

1. 退行性骨关节病　主要指骨关节炎、增生性关节炎。其与晚期大骨节病的相同之处是都有关节软骨的退行性变和破坏脱落，发生关节疼痛、僵硬，关节粗大，活动障碍。和大骨节病不同之处在于：退行性骨关节病青年人少见，几乎不见于儿童；无短指（趾）、短肢畸形；关节受累多为非对称性；肌萎缩不明显。

2. 类风湿关节炎　好发生于青少年，开始累及手指小关节，有多发、对称的指关节肿大、疼痛等方面与大骨节病有些类似。与大骨节病的不同点是：类风湿关节炎发病关节周围软组织有肿、热等炎症表现，关节肿胀呈纺锤形；重症病例关节最终常出现纤维性强直；无短指（趾）畸形；类风湿因子在 70%～80% 患者中阳性；20%～25% 患者皮下有类风湿结节。

3. 痛风　虽然也有多关节受累和手、腕、足、踝等部关节肿痛，但以下各点和大骨节病明显有别：发病年龄大部分在 40 岁以下；多有家族遗传史；受累关节有红、肿、热、痛等急性炎症表现，发病急骤，疼痛剧烈；在关节或其他部位皮下有痛风石，皮肤如有溃疡可排出白色尿酸盐结晶；关节损害为非对称性；急性期有发热、寒战、白细胞升高等全身反应。

4. 软骨发育不全　在短肢畸形、身材矮小方面与大骨节病相类似。与大骨节病的不同点是：软骨发育不全为先天性，出生后即四肢短小，生长缓慢；前额明显突出，鼻梁深度凹陷；X 线表现全身多处有软骨发育不全畸形；骨骺增大呈喇叭形，长骨两侧膨大非常明显；关节不痛或疼痛很轻。

5. 佝偻病　重症者虽然也影响骨骼生长发育，但多见于婴幼儿；有佝偻病特有的囟门关闭迟、方颅、鸡胸、肋骨串珠等表现，这些都和大骨节病明显不同。

【治疗】

本病治疗原则为缓解症状，修复骨质，保持和恢复关节活动功能。尤其对于干骺、骨骺尚未愈合的儿童和少年应以积极修复骨质、控制病变进展为主。

（一）中医辨证论治

1. 肝肾亏虚　关节疼痛，病程缠绵，身材矮小，关节粗大，挛缩畸形，活动不灵，肌肉萎缩，神疲乏力，行走困难，尿频或尿失禁，舌质淡苔白，脉沉细无力。治宜补益肝肾，通络止痛。方药：健步丸加减。

2. 脾肾阳虚　四肢沉重疼痛，四肢发凉，神疲乏力，肌肉瘦弱，步履艰难，小便清长，舌质淡，苔薄白，脉沉迟无力。治宜温补脾阳，补肾通脉。方药：真武汤加减。

3. 风寒湿侵袭　肢节疼痛，活动不灵，遇寒加重，得温可缓，肢体酸冷，舌质淡，苔白，脉细缓。治宜祛风散寒，活血止痛，强壮筋骨。方药：木瓜丸、活络丹、补肾丸加减。

4. 邪毒内蕴　肢节疼痛或肿痛，活动不利，病程日久，肢体萎软，舌质暗，苔白，脉弦细。治宜清热解毒，活血通络。方药：银翘散合补阳还五汤加减。

（二）西药治疗

1. 针对可能的病因与发病机制的药物　这类药物适用于早期患者，旨在阻断病情发展，促进病变修复。常用的有亚硒酸钠、维生素 E、硫酸软骨素片剂、硫酸盐类等。针对患者体内有低硒的改变和膜损伤、硫代谢障碍、硫酸软骨素代谢障碍而使用。

2. 对于关节疼痛、活动障碍可以使用缓解疼痛的药物　水杨酸类肠溶型阿司匹林片或其他水杨酸制剂。据报道，此类药物不仅有止痛作用，还能抑制蛋白质水解酶，促进软骨病变修复。但长期服用应注意其副作用。

（三）　外治法

1. 中药熏洗　如海桐皮汤或八仙逍遥汤熏洗患肢。

2. 推拿按摩　对患处使用理筋手法，以达到舒经活络的目的。

3. 其他　此外，针灸、理疗也是止痛、解痉和改善关节功能的对症疗法。除传统的针灸、拔火罐、按摩之外，还可因地制宜采用泥疗、蜡疗、矿泉浴等疗法，也可使用热电刺激疗法、离子导入疗法等。

（四）　手术治疗

对严重关节畸形、关节挛缩或时有关节绞锁患者可施行矫形外科手术，剔除关节游离体，清理关节内部，矫正畸形，常能收到良好效果。但由于本病多系对称性多关节病变，不宜做关节融合术。

【预防与调护】

本病病因尚不清楚。赞成饮水有机物中毒和生物地球化学说者主张去除水中有机物和增加饮水中矿物质。主张镰刀菌中毒假说者则提出更换粮食的食用方法，这也是生物地球化学者赞成的方法。但更多学者则主张采用综合预防方法，即"吃杂、改水、讲卫生"等。

第四节　脑性瘫痪

脑性瘫痪简称脑瘫，是指大脑受到伤病损害，失去控制脊髓神经的功能，表现为受累部位的肌肉张力增强、反射亢进和运动失调，出现痉挛瘫痪，部分患者伴有智力障碍。病变在脑部，症状在婴儿期出现，可合并智力障碍、感知觉障碍、癫痫等，不包括进行性疾病所致的中枢性运动障碍及正常暂时性的运动发育迟缓。

【中医病因病机与西医病因病理】

（一）　中医病因病机

中医学认为，本病主要为先天不足，与父母体质、年龄、多孕多产有密切关系，其父母精血不充，成胎之时濡养不足，受胎之后，气血难以长成，出生后身体虚弱，肝血肾精不充，筋骨失养而痿弱，导致瘫痪。临床先兆流产、早产、前置胎盘、胎盘早剥、脐带脱垂或脐带绕颈导致胎儿期脑缺血缺氧，出现宫内窒息，皆属先天胎禀不足。

1. 肝肾亏虚　因肝主筋，肾主骨，肝亏损、肾不足，则筋不能束骨而关节屈伸不利，肝为血之藏、筋之宗，血盈养筋；筋失所养，则筋脉拘挛、抽搐，肾亏损，肾气不足，骨空而软。加之感受外来风寒风热，则筋骨不能相互协调，统合失散，表现为"五迟"（立迟、行迟、齿迟、发迟、语迟），即为本病。

2. 脾肾亏虚　脾主全身之肌肉，肾主全身之骨，脾气亏虚则肌肉不长，手足如削；肾气亏则骨软，若受风寒风热侵袭亦成"五软"（头项软、手软、脚软、身软、口软）。或先天阳气不足，不能温暖肢体，如受外来寒气所袭，血液运行滞涩而成"五硬"（小儿头项硬、口硬、手硬、足硬、肌肉硬）。

（二）西医病因病理

西医学认为，本病由出生前后的多种因素引起。

出生前因素：有研究表明，脑性瘫痪至少有 10% 左右存在基因病或染色体病，有 70%～80% 的脑性瘫痪与遗传因素有关；宫内感染可导致胎儿脑损伤，引起脑室周围白质软化。由宫内感染所致脑性瘫痪者占患儿的 5%～10%，其中弓形虫、风疹病毒、巨细胞病毒、单纯疱疹病毒、艾滋病毒、水痘病毒等感染常见；胎盘功能不足也可导致胎儿宫内发育迟缓及神经系统异常。

出生后因素：胆红素脑病、缺氧缺血性脑病也可引起本病。另外，一些炎症因子及细菌毒素也可导致新生儿大脑特别是室周脑白质损伤，使新生儿认知及运动障碍的风险增加。

【临床表现】

1. 运动发育迟缓　抬头、翻身、坐、站、走、手拿物体等运动功能明显落后于正常儿，婴儿期常被认为佝偻病或发育迟缓。

2. 动作异常　如左右肢或上下肢运动不对称、不协调；手指、足趾呈扭曲状运动；取物时上肢呈缓缓背屈、手指张开的特殊姿势；动作不准确，走路不稳，不能走直线等。

3. 异常肌张力　主要表现肌张力增高，少数表现肌张力减低。

4. 异常姿势　如头摇晃不稳或后仰，6 个月以后仍然手紧握并上肢屈曲、下肢伸直，或直立位时两足交叉，肢体软弱，不能支撑身体，维持体位。

【诊断与鉴别诊断】

（一）诊断

1. 三个原则　脑性瘫痪的诊断应该遵守以下 3 项基本原则。

（1）产前、产时或产后 1 个月内，存在有引起脑损伤的原因，即高危因素。

（2）有脑损伤时的发育神经学异常，即姿势异常、反射异常、肌张力异常等。

（3）有脑损伤的症状，即早期症状及临床表现。

2. 四个要素　诊断脑性瘫痪时还必须注意要符合脑性瘫痪的四个要素。

（1）中枢性　即脑性瘫痪是中枢性脑损伤。

（2）发育性　脑组织是在生长发育过程中受到的损伤。

（3）非进行性　脑损伤的病变是非持续发展的。

（4）永久性　脑损伤后的运动障碍是非一过性的。

以上三个原则和四个要素都具备，否则不应当诊断为脑性瘫痪，还需要排除进行性疾病所致的中枢性瘫痪及正常小儿一过性运动发育落后（是指由于某些因素引起小儿在一定时期内出现的体格生长迟缓或运动、智力发育落后，在经过积极治疗后，病情往往能够得到比较好的控制，最终不遗留明显的运动、智力损害）。

（二） 鉴别诊断

脑积水 脑性瘫痪和脑积水是病变经过治疗和预后完全不同的两种疾病。多数脑积水病例呈进行性经过，是脑脊液分流术的指征；脑性瘫痪是一种非进行性疾病，无须行脑脊液分流术。然而，在临床和影像学检查中，脑性瘫痪有时被误诊为脑积水，并错误地进行脑脊液分流术，故必须鉴别。

【治疗】

（一） 中医辨证论治

1. 肝肾亏虚 关节屈伸不利，肌肉瘦削，腰膝酸软，或畏寒肢冷，阳痿，遗精，或骨蒸潮热，心烦口干，舌质淡红，舌苔薄白或少津，脉沉细弱或细数。治宜培补肝肾，舒筋止痛。方药：补血荣筋丸加减。

2. 脾肾亏虚 四肢、腰膝酸软，疲乏无力，浮肿，纳少，胃脘胀满，大便溏，尿频，夜尿多，舌淡红有齿痕，脉沉细。治宜补脾益气，滋补肾精。方药：加味人参汤加减。

（二） 西药治疗

常用的药物有脑神经营养药、肌肉松弛剂等。药物治疗只有在必要时才使用，不能替代功能性训练。大量研究和临床实践已证明，A 型肉毒毒素肌肉注射是一种安全有效治疗痉挛的方法。一般降低痉挛效果可维持 3~8 个月，此时应及时开展个体化的综合性治疗，如功能性肌力训练、软组织牵拉、佩戴矫形器等，充分发挥肌张力减退带来的最大康复机遇。注射后 4~6 个月痉挛会逐渐升高，但通常运动功能改善的效果不会消失，必要时可再次注射。

（三） 外治法

应以最大限度地改善患儿功能并提高其生活质量为目标，尽可能减少继发性关节畸形和软组织挛缩，尽量推迟或避免手术治疗。

1. 针灸治疗 针灸治疗小儿脑瘫是根据中医的整体观念、辨证论治理论，从经络脏腑及其经络腧穴入手，施行循经、远道及邻近取穴。针灸方法很多，有毫针针刺、穴位注射、头针、三棱针、皮肤针、埋线疗法及灸法等。在小儿脑瘫治疗中以毫针针刺、头针、穴位注射为主。常用穴位有肾俞、命门、气海俞、关元俞、足三里。智力低下加百会、四神聪；语言障碍加通里、廉泉、金津、玉液；颈软加天柱、大椎。上肢无力加曲池、外关、合谷；下肢无力加环跳、髀关、伏兔；腰软加肾俞、腰阳关；腕下垂加外关、阳池、阳溪；足内翻加绝骨、昆仑、承山；足下垂加解溪、商丘、丘墟。

2. 物理治疗 通过增加关节活动度，调整肌张力，提高运动控制能力、协调能力、力量和耐力等来改善运动功能，增强生活自理能力。常用的技术包括：体位性治疗、软组织牵伸、调整肌张力技术、功能性主动活动强化训练、肌力和耐力训练、平衡和协调控制、物理因子辅助治疗（理疗）等。

3. 言语治疗 由医师和言语治疗师评定后，根据不同言语障碍类型进行治疗，如下颌、口唇、舌肌、软腭等运动控制训练，以及理解和表达能力训练。

4. 心理行为治疗 脑瘫患儿有时伴发异常的心理行为问题，如自闭、多动、情绪不稳等。

健康的家庭环境，增加与同龄儿交往，以及尽早进行心理行为干预是防治心理行为疾患的关键。

（四）手术治疗

当肌肉严重挛缩和关节畸形时，可选择矫形手术，且应尽量在一次手术中完成所有需要矫形的部位，以便术后更好地改善功能。对于下肢肌肉广泛痉挛且肌力基本正常的患儿，可采用选择性脊神经后根切断术，但远期疗效不确切。无论何种手术，在手术实施的前后，应有规范的康复治疗方案与之配合。

总之，在充分认识患儿的病理性问题和各种方法适应证的基础上，明确治疗目的，正确合理地制定康复治疗计划，这是提高疗效的关键。

【预防与调护】

加强妊娠早期保健，可以避免各种有害因素对胚胎发育的损害；进一步提高产科技术，减少产伤、窒息造成的脑缺血缺氧性损害。此外，加强新生儿护理及新生儿低血糖、酸中毒、黄疸、严重感染等的防治。

第五节　弥漫性特发性骨肥厚症

弥漫性特发性骨肥厚症是以脊柱为集中表现的一种连续多个节段椎体前侧方异位骨化的全身性骨病。主要累及脊柱尤其是颈椎，表现为脊柱连续数个椎体前、外侧钙化和骨化，伴有或不伴神经压迫症，并可表现有外周骨、肌腱和韧带附着处发生骨化。本病常见于中老年人，男女比例约为 2∶1。

【中医病因病机与西医病因病理】

（一）中医病因病机

1. 肝肾亏虚　肝藏血主筋，肾藏精主骨。肝虚则血不养筋，肾虚而髓减，气血不能濡养筋骨，发为此病。

2. 慢性劳损　过度劳累，日积月累，筋骨受损，营卫失调，气血受阻，筋脉凝滞，筋骨失养，致生本病。

（二）西医病因病理

西医学认为，本病可能与退变、遗传、代谢、内分泌和毒素因子等方面有关，如糖尿病、垂体激素分泌增加、肢端肥大症、甲状旁腺功能低下、维生素 A 过多症、氟中毒等。本病的基本病变在肌腱和韧带的附着点处。韧带钙化之前的早期病变为结缔组织的增生，病变处基质和细胞数相对增多，有纤维软骨岛的化生，软骨细胞和蛋白多糖增多而胶原相对减少。随后在软骨处发生不规则的钙盐沉积和临近的骨皮质血管增生和浸润，骨化逐渐向纵深发展，最终韧带深层组织也发生骨化并与椎体融合发为本病。

【临床表现】

本病起病隐袭缓慢，症状较轻，中老年男性多见。疾病早期一般无特殊不适，劳累、受凉或长途乘车后出现脊柱活动受限，甚至颈、腰背和外周关节的僵硬及四肢疼痛。当骨赘形成和后纵韧带、黄韧带骨化压迫脊髓或神经根时，出现感觉及运动异常。

【诊断与鉴别诊断】

（一） 诊断

1. 症状和体征 疾病早期一般没有明显不适，某些诱发因素引起颈、腰背和外周关节的僵硬及四肢疼痛，出现四肢麻木、肌力减退、行走不便、尿失禁、性机能减退及较严重的疼痛。

2. 影像学检查

（1） X 线检查 ①脊柱 X 线表现：椎体前侧方连续骨化；椎体上下缘骨赘形成，但椎间盘维持其相对高度，椎间盘水平骨沉积位置更靠前，骨化块内可见形态不一的低密度影，为椎间盘膨出或突出所致；韧带骨化与椎体前缘之间出现线状或半环状透亮带。颈椎最常见于 C4～C7 椎体；胸椎常见于 T7～T11，上胸椎少见；腰椎是以 L1～L3 为多见，两侧对称。②脊柱外 X 线表现：早期外周异常的改变是在肌腱内的骨化灶，随着骨化扩大可形成一骨化带，可与肌腱附着骨相连，也可有一小间隔。通常累及双侧胫骨干、跟骨、髌骨及尺骨鹰嘴。骨盆髂嵴、坐骨结节、股骨转子等韧带附着部出现胡须样骨沉积。

（2） CT 检查 为前纵韧带及侧方韧带广泛的骨化和钙化，韧带附着部椎体边缘骨质增生；其前纵韧带骨化和钙化表现为连续的致密条状影，厚度为 5～15mm，骨化韧带与椎体间存在透亮间隙，边缘呈波浪状的钙化带。

（二） 鉴别诊断

1. 强直性脊柱炎 临床表现、X 线、病理均与弥漫性特发性骨肥厚症不同。强直性脊柱炎的韧带联合骨赘为菲薄性的，连接相邻椎体的纵行平滑骨桥为纤维环外周部分内的骨化，软骨化生最终可累及纤维环和髓核的大部分，但前纵韧带和相邻的结缔组织不发生骨化，易与弥漫性特发性骨肥厚症的骨肥厚和骨赘相鉴别。此外，强直性脊柱炎患者血清 HLA-B27 因子多为阳性。

2. 椎体骨软骨病 与生理性和病理性椎间盘退变有关，髓核变脆、褪色、裂隙形成并延及纤维环。X 线可见椎间盘真空征和椎间盘狭窄，严重者出现软骨终板下的骨硬化，椎间盘突出导致许莫氏结节和骨边缘的小骨赘形成，这些均与弥漫性特发性骨肥厚症的韧带骨化、广泛骨赘及椎间隙相对完整的特征明显不同。

【治疗】

（一） 中医辨证论治

1. 肝肾亏虚 腰背部疼痛，脊柱活动不利，面色无华，精神疲倦，或耳鸣耳聋，小便频数，舌淡，苔薄，脉沉细而弱。治宜滋补肝肾，通络止痛。方药：左归丸加减。

2. 慢性劳损 体质素虚，脊柱疼痛，劳累后加重，神情倦怠，面色苍白，少气懒言，舌淡白，苔薄，脉细。治宜调补气血，舒筋活络。方药：八珍汤或十全大补汤加减。若伴肝肾不足者可加用左归丸加减。

（二） 外治法

1. 针刀治疗 对于脊柱僵硬、疼痛、活动障碍者，可用针刀纵切横剥松解脊柱关节突关节、各肌肉韧带起止点部位，以达到力的平衡而缓解疼痛、矫正关节活动功能。

2. 推拿治疗 可用揉法、拿捏、滚法、点按等手法施术于疼痛部位，手法轻重适宜，不宜暴力施法。

3. 物理治疗 可用蜡疗、中频及微波治疗、磁疗等作用于病变部位，以缓解脊柱僵硬、疼痛。

4. 中药熏蒸及热敷治疗 采用舒筋活络类中药熏蒸或热敷。

（三） 手术治疗

1. 本病造成椎管狭窄压迫脊髓和神经根时，按照椎管狭窄症进行治疗，必要时进行手术减压及相应节段稳定术。

2. 本病发生病变节段外伤性骨折时，则应按骨折治疗原则处理。

【预防与调护】

消除和减少或避免发病因素（如肥胖等），改善生活环境，养成良好的生活习惯，防止感染，注意饮食卫生，合理膳食调配；注意锻炼身体，增加机体抗病能力，不要过度疲劳、过度消耗，戒烟戒酒；早发现、早诊断、早治疗，树立战胜疾病的信心，坚持治疗。

第六节　石骨症

石骨症是一种少见的遗传性骨发育障碍性疾病，又称泛发性脆性骨硬化症、粉笔样骨、周身性骨硬化症、硬化性骨增生性骨病、大理石骨等。特征是骨组织中钙化的软骨持续存在，骨质再吸收速度减慢，引起广泛的骨质硬化、骨质异常增生、骨密度增高、骨髓腔缩小，重者骨髓腔封闭，造成严重贫血，甚至消失而引起相应的症状及体征。

【中医病因病机与西医病因病理】

（一） 中医病因病机

中医学认为，本病多因父母先天不足，精血亏损，则使胎体先天肾精不足，气血两虚。骨髓不充，则骨骼发育障碍而致本病。

1. 肾精亏虚 肾藏精，主骨生髓，肾精不足则无以化血荣养筋脉，骨质脆弱容易骨折，筋骨失滋养而成病。

2. 气血亏虚 气虚不能生血，血虚则无以化气，气血两虚，五脏、六腑、四肢、百骸失养，则骨骼硬脆而发为本病。

（二） 西医病因病理

目前尚不清楚本病的确切病因。石骨症幼儿恶性型是常染色体隐性遗传，成年良性型是常染色体显性遗传性骨病，病变在胎内形成，可在出生后任何年龄发病。从动物实验和治疗实践中发现，本病与免疫缺陷有关。Milhard 和 Copp 等认为遗传性石骨症大鼠的骨髓中缺乏某种物质，这种物质能启动胸腺使之发挥制造免疫细胞的功能，破骨细胞可能是免疫系统中的一个组成部分。亦有人认为可能与甲状旁腺降钙素分泌异常有关。病变可波及全身骨骼，由于骨形成正常进行，而骨吸收及骨改造发生障碍，导致皮质骨增厚，松质骨致密，两者分界不清，形成弥漫性骨硬化，骨骼失去弹性，又硬又脆，故易折断；干骺端增宽，骨髓腔狭窄，骨骼功能性结构丧失。膜化骨及软骨化骨功能障碍，高度钙化的软骨及钙化的原始骨均不能改造成正常的骨组织。

本病病理学变化表现在光镜下可见长骨干骺端柱状排列的软骨层排列紊乱，柱体加宽、扭曲。在软骨成骨的过程中，由于软骨组织不能及时被吸收，而成为无细胞成分的软骨岛，被包裹在钙化的骨基质中。骨基质中的胶原纤维成分减少，不能把各个骨单位紧密联系起来，新生骨小梁粗糙不整，骨皮质分化不良，排列不整。这是本病患者骨质脆弱、易发生骨折的一个原因。由于成骨速度正常而骨再吸收速度减慢，其结果是骨髓腔被软组织增生填充而缩小，以致消失。骨组织中的哈氏系统残缺变形，哈佛管扩大，管腔中充满造血的骨髓成分。破骨细胞不只是数量减少，电镜下还可见到细胞膜的褶皱缘消失。

【临床表现】

1. 良性型　良性型者多见于成年人，为常染色体显性遗传，在儿童期及青年期多无明显症状，成年后因某些原因进行 X 线检查时发现有弥漫性骨质密度增高，硬化，因轻微外伤即可引起病理性骨折，骨折后仍能正常愈合，如果引起茎乳孔狭窄时，可出现面神经麻痹。

2. 恶性型　亦称为幼儿型，出生后早期即出现进行性贫血，血小板减少，肝脾和全身淋巴结肿大，继而发展为严重贫血，并因此导致患儿对感染的抵抗力下降，且病势急剧，患儿往往因严重贫血、脑积水、自发性骨折和反复发生感染等原因而最终导致死亡。少数存活者，亦有生长迟缓、智力低下等表现。

此外，石骨症患者常合并各种炎症，如上呼吸道感染、中耳炎、鼻窦炎、骨髓炎等。其炎症非常顽固，且反复发作。病变的晚期由于颅底孔道窄，压迫颅神经及颈静脉，出现颅神经受压症状，常见耳聋、失明及面神经麻痹等。

【诊断与鉴别诊断】

（一）诊断

1. 症状和体征　青年及儿童患者的骨质密度虽高，但甚脆且容易发生病理骨折。骨折多为横断或多发性。成年患者的骨质坚硬如石，骨折并非突出现象。由于骨髓量减少，常并发消耗性、进行性贫血。

2. X 线检查　X 线最重要的改变是全身骨骼密度普遍增高，造成广泛性骨硬化，皮质增厚，髓腔变窄或闭塞，可累及全身或大部分骨组织，病变呈双侧对称性分布。髂骨常最先显示异常，长骨和椎骨其次，指骨和颅骨较轻。骨小梁影像消失，骨髓腔变窄，干骺端增宽。颅骨受累见内外骨板增厚，板障大部分消失，以颅顶最为明显，颞骨及枕骨硬化，乳突及副鼻窦的空腔变小或不发育，视神经孔变窄及边缘模糊。颅骨气窦消失，垂体窝变浅，颅腔变窄，颅孔缩小。长管状骨骨质上出现横行的波浪状纹理，在各骨突部均有异常致密，在全身的其他部位骨骼中也可看到同样的现象。骨盆除密度增高外，髂骨翼有晕轮样、同心性扇形或圆形致密带。椎骨的变化有骨质明显增厚、加宽，上下两层密度增高，中间较疏松呈"夹心蛋糕"样三层结构。良性型和恶性型 X 线表现在严重程度上有明显差异。由于骨硬化过程可变缓或暂停，故出现深浅不同的硬化骨带。骨髓可呈同心圆状。

3. 实验室检查　血液碱性磷酸酶正常，而酸性磷酸酶常偏高。血清钙正常或轻度增高。恶性型患者钙平衡试验呈现异常正平衡，尿钙极少，并有严重贫血。

（二）鉴别诊断

1. 铅、磷、铋或氟中毒　根据病史及其他中毒症状、体征和化验可鉴别。大骨病与氟中毒所致的氟骨症最易混淆。但氟骨症为一地方性疾病，因饮水内含氟量增高所致。疼痛与变形为主要症状，以腰痛、驼背、脊柱强直、功能受限、椎管狭窄最为明显。有骨间膜骨化及关节周围软组织钙化，手足短管状骨一般不被累及。斑釉齿出现，特别是门齿，表面粗糙，无光泽，呈棕黄色，并有散在的褐色斑点是主要区别点。

2. 致密性成骨不全症　是第 22 对常染色体短臂丢失所致的隐性遗传病。X 线表现为骨硬化，常合并锁骨肩峰端发育不良。患者的外形特点有身材矮小、头大、钩鼻、下颌小、下颌角变钝、牙错位、末节指骨很短和指甲退化等；小儿前囟门闭合晚；一般不发生贫血及颅神经受压迫症状。

3. 进行性骨干发育异常症　肢体疼痛，肌肉萎缩，常合并神经或内分泌系统的轻度功能障碍。也可因贫血死亡。X 线下可见长骨中段进行性内膜及外膜下骨质增生，髓腔狭窄。本病不侵犯骨骺和干骺端。

【治疗】

（一）中医辨证论治

1. 肾精亏虚　腰膝酸软，活动不利，精神呆钝，面色无华，耳鸣眩晕，四肢麻木，步履蹒跚，小便正常或见频数，舌红少津，脉沉细。治宜补肾益精，滋阴补肝。方药：补肾地黄丸加减。

2. 气血亏虚　头晕目眩，少气懒言，神疲乏力，自汗，面色淡白或萎黄，唇甲淡白，心悸失眠，形体消瘦，舌淡而嫩，脉细弱。治宜补气生血。方药：八珍汤或理气补血汤加减。

（二）西医治疗

西医对本病的治疗目前尚无特效疗法，一般仅给予对症治疗，如控制感染，增加营养，必要时输血，防止外伤性骨折等。

另外，石骨症可试用输注正常骨髓的方法治疗。

由于石骨症的主要表现为骨质密度增厚，髓腔缩小，骨髓量减少，其最常见的并发症为消耗性、进行性贫血。一旦明确有严重贫血，且有肝脾肿大者，可切除增大的脾脏以治疗脾功能亢进引起的贫血或全血减少，个别病例治疗后骨髓腔也可增大。如合并病理性骨折时，可根据骨折的部位、程度，及时妥善按照骨折的治疗原则进行治疗。若骨折有移位，可行手法复位，复位后给予夹板外固定，必要时配合牵引治疗，其骨折多可愈合，但固定治疗时间要长于正常人。在具体操作时不能与非石骨症骨折患者一样对待，因石骨症患者的骨又硬又脆，在行骨牵引钻孔时极为困难，需要花费比平常骨折多几倍的时间来进行操作，故此时更需耐心，切忌使用过强的力量，甚至使用暴力，防止发生医源性骨折给患者带来不良后果。

合并感染或并发骨髓炎者，首先控制炎症，给予抗炎治疗，但不易彻底治愈。

【预防与调护】

由于本病的发病原因与遗传有关，故对有家族遗传史的已结婚并怀孕者，应进行出生前检查，对胎儿进行超声（必要时进行 X 线摄片）和有关的生化检查，·若能明确诊断为患病胎儿，应立即终止妊娠，避免本病延续。对明确诊断为石骨症的已出生的患者，应加强各种护理措施，密切观察患者贫血的发生进程，防止发生各种感染。恶性型石骨症患者大多预后不良。

第七节 氟骨症

氟骨症是由于长期生活在高氟环境中，人体长期摄入过量氟化物，以致骨质异常致密、硬化，出现斑釉牙、躯干及四肢大关节疼痛，颈、腰、肘、膝等关节活动功能障碍的一种慢性骨骼疾患。

本病在古代早有记载，晋代学者嵇康的《养生论》中有"齿居晋而黄"的记载。在《吕氏春秋·尽数》篇中就有"苦水所，多尪（突胸）与伛人（曲背）"的记录。该病分布具有区域性，主要分布在云南、贵州、青海、西藏、陕西、四川等西南和西北省份，是我国目前危害最严重的地方病，多发生于青壮年。

【中医病因病机与西医病因病理】

（一） 中医病因病机

中医学认为，本病属"痹症""骨痹"的范畴。本病病机主要是本虚标实。肾藏精，主骨生髓，为先天之本。肾气亏虚为本，外感风寒湿，瘀血阻络为标。正气不足，风、寒、湿等外邪侵袭人体，痹阻经络，气血运行不畅导致肌肉、筋骨、关节发生疼痛、麻木、重着、屈伸不利，甚至关节肿大变形。

（二） 西医病因病理

西医学认为，本病多由于长期饮用或食用含氟量高的水或食物而引起的慢性骨组织氟中毒所致。现在研究表明，氟对钙有很强的亲和能力，氟进入机体后与体内的钙形成氟化钙，沉积于骨组织中，引起血中钙离子浓度下降、骨质密度增加、骨质变硬、骨质增生。同时氟也是一种很强的骨形成促进剂，对成骨细胞、破骨细胞都有影响，可增加成骨作用。氟在体内长期大量蓄积，可引起骨代谢紊乱，引起全身性骨骼病变，发生氟骨症。

【临床表现】

1. 疼痛 脊柱和四肢关节持续性疼痛，静止时加重，活动后可缓解，关节无红、肿、热等炎症表现。骨组织的病理改变继发神经根或脊髓受压，使四肢或双下肢感觉麻木，躯干有被束缚感，受压重者疼痛加剧，如刀割或闪电样剧痛，拒触碰或扶持，可伴肢体截瘫，以致蜷曲在床，咳嗽和翻身引起剧烈疼痛。

2. 活动障碍　四肢僵直、变形，运动受限。

3. 畸形　关节脊柱强直、脊柱侧弯，佝偻驼背畸形。

4. 斑釉　牙门齿最明显，牙釉质表面粗糙，无光泽，呈黄褐色。

【诊断与鉴别诊断】

（一）诊断

1. 症状和体征　本病主要表现为四肢关节疼痛、僵直、活动障碍、全身骨骼变形及神经根、脊髓受压迫。

2. X 线检查

（1）硬化型　表现为骨质密度增高，骨小梁增粗、融合，骨皮质增厚，髓腔变窄或消失，骨间膜及周围韧带钙化，骨纹理呈纱布或网眼状，严重时骨纹理融合而消失，代之以骨质硬化（图 9-6）。

（2）疏松型　骨密度减低，骨小梁稀疏、模糊，骨质有不同程度的吸收、脱钙，甚至椎体及骨盆变形，但仍可见到骨间膜及骨的周围韧带钙化。

（3）混合型　骨疏松和骨硬化同时存在，在不同的部位有的硬化，有的疏松。

（二）鉴别诊断

1. 石骨症　为先天性病变，以全身骨质致密硬化为特征。骨质致密，如大理石样。全身骨骼均匀致密，骨纹消失，髓腔闭塞。而氟骨症是由于慢性氟中毒引起的，在硬化的骨质中可以见到粗大骨纹，相互融合，而且密度不甚均匀。重要的是石骨症并非生活于高氟流行病区，无斑釉牙或骨间膜骨化表现。

2. 强直性脊柱炎　可出现厌食、低热、乏力、消瘦和贫血等全身症状，表现为腰骶疼痛，常为隐痛，有时也发生在劳累或损伤之后。骶髂关节与脊柱 X 线表现为骶髂关节边缘模糊，有硬化和侵蚀病变，关节腔轻度变窄。脊柱呈最有特征的"竹节样脊柱"。而氟骨症表现为骨硬化或兼有骨质疏松，X 线表现为骨密度增高，骨小梁增粗融合，骨皮质增厚。有明显的地区性、流行性，有氟中毒史。

3. 硬化性骨髓炎　本病多发生于较大的儿童及成人，慢性发病，主要累及胫骨、腓骨、尺骨等长管状骨。全身症状轻，主要是局部胀痛，常反复发作。体征可有局部疼痛、压痛及皮肤温度高，使用抗生素后症状可以缓解，多次发作后可以触摸到骨干增粗。

【治疗】

（一）中医辨证论治

1. 肾虚痹痛　腰困身痛，形弱神疲，疼痛剧烈，四肢拘急，项背强直，屈伸不利，难以转侧，舌淡苔白，脉弦紧。治宜填精补肾，通络止痛。方药：苁蓉丸加减。

2. 血瘀阻络　关节疼痛，形弱神疲，手足麻木，腰脊刺痛，舌淡暗，脉细或涩。治宜活血化瘀，通络止痛。方药：身痛逐瘀汤加减。

3. 邪毒内蕴　肢节疼痛，活动不利，病程日久，肢体萎软，腰膝酸软，舌质暗，苔白，脉弦细。治宜清热解毒，佐以补肝肾。方药：银翘散合肾气丸加减。

（二） 外治法

1. 针灸治疗 脊柱部位选大椎、脾俞、肾俞、肝俞、命门、腰阳关、八髎等穴。上肢选肩髎、尺泽、阳池、曲池、手三里、外关、合谷等穴。下肢选用环跳、居髎、梁丘、犊鼻、阳陵泉、阴陵泉、足三里、太溪、解溪、悬钟、太冲等穴。

2. 推拿治疗 可用揉法、拿捏、滚法、点按等手法施术于疼痛部位，四肢关节活动障碍者，配合摇法、抖法、扳法等手法。

3. 针刀治疗 对于四肢关节疼痛、活动障碍者，可用针刀纵切横剥松解四肢关节肌肉粘连部位，以达到力的平衡而缓解疼痛，矫正关节活动功能。

4. 物理治疗 可用蜡疗、中频及微波治疗、磁疗等方法。

5. 中药外用 可用中药外敷、熏蒸，药膏或膏药外贴，酊剂涂搽等方法。

（三） 手术治疗

对于骨骼变形压迫神经导致麻木严重者，可行神经松解术。对于部分畸形者，可用手术矫正畸形。对于发生椎管狭窄并引发截瘫者，可施行椎板切除减压术。

【预防与调护】

本病主要以预防为主，高氟流行区应采取相应措施减少水或空气中的氟含量，达到国家规定的卫生标准。对于接触氟化物的人员，严格执行职业劳动保健措施；轻症患者可杜绝饮用高氟水，避免接触氟化物，多可恢复正常；重症患者除改善饮食与居住环境外，要加强营养，补足蛋白质，补充多种维生素（特别是维生素 D），并采用按摩、主动功能锻炼等措施，改善肢体的活动能力。